Heyll · Risikofaktor Medizin

D1865544

DER AUTOR:

Dr. med. Uwe Heyll, Jahrgang 1959, ist Facharzt für Innere Medizin. Er studierte von 1977 bis 1983 Medizin an der Heinrich-Heine-Universität in Düsseldorf. Danach arbeitete er als wissenschaftlicher Assistent an der Universitätsklinik in Düsseldorf auf den Gebieten Hämatologie, Onkologie, Rheumatologie und Endokrinologie.

Einsichten aus seiner praktischen ärztlichen Tätigkeit und theoretischen Untersuchungen veranlaßten ihn, dieses Buch als Warnung vor weiteren Schäden ärztlicher Übertherapie zu schreiben. Er fordert ein selbstkritisches Verhalten der Ärzte und besser informierte Patienten.

Dr. med. Uwe Heyll

Risikofaktor Medizin

Gesundheitsschäden und
Kostenexplosion als Folgen
ärztlicher Übertherapie

Ullstein

Ullstein Report
Ullstein Buch Nr. 36623
im Verlag Ullstein GmbH,
Frankfurt/Main – Berlin

Originalausgabe

© 1993 by Verlag Ullstein GmbH,
Frankfurt/Main – Berlin
Alle Rechte vorbehalten
Umschlagentwurf:
Theodor Bayer-Eynck
Herstellung: Ditmar Bernhardt
Gesamtherstellung:
Ebner Ulm
Printed in Germany 1993
ISBN 3 548 36623 6

Juli 1993
Gedruckt auf alterungsbeständigem
Papier mit chlorfrei
gebleichtem Zellstoff

Die Deutsche Bibliothek –
CIP-Einheitsaufnahme

Heyll, Uwe:
Risikofaktor Medizin: Gesundheitsschäden
und Kostenexplosion als Folgen ärztlicher
Übertherapie / Uwe Heyll. – Orig.-Ausg. –
Frankfurt/Main; Berlin: Ullstein, 1993
(Ullstein-Buch; Nr. 36623:
Ullstein-Report)
ISBN 3-548-36623-6
NE: GT

Inhalt

Vorwort

Viele junge Ärzte stellen nach Abschluß ihres Medizinstudiums und zu Beginn ihrer beruflichen Laufbahn fest, daß ihr theoretisches Rüstzeug unzureichend ist, um die Probleme, mit denen sie überwiegend befaßt sind, lösen zu können. Sie müssen erkennen, daß mit den Methoden der naturwissenschaftlichen Medizin nur ein geringer Prozentsatz der vorherrschenden Krankheiten und Störungen des Befindens effektiv gebessert oder sogar geheilt werden kann. Dennoch erwarten der Patient und die Gesellschaft auch in diesen Situationen medizinische Betreuung und Behandlung. In einer säkularen Gesellschaft, in der die traditionellen Formen der Auseinandersetzung mit Krankheit und Tod sinnlos geworden sind, ist die Medizin die Instanz, die bei *allen* Formen körperlichen und seelischen Leidens Hilfe leisten muß. Um diesem Auftrag zu entsprechen, müssen junge Ärzte lernen, auch dann Therapiemaßnahmen durchzuführen, wenn es dafür keine rationalen oder wissenschaftlich haltbaren Argumente mehr gibt. Der junge Arzt erfährt auf diese Weise, daß er eine Rolle spielen muß, die von den Grundsätzen wissenschaftlichen Arbeitens, so wie sie an der Universität gelehrt werden, weit entfernt ist. Diese Einsicht zerstört das bisherige Selbstverständnis des naturwissenschaftlichen Mediziners und bewirkt bei vielen Ärzten eine emotionelle Distanzierung von ihrer beruflichen Arbeit. Gleichzeitig lernen junge Ärzte, daß sie dann am meisten Anerkennung und Entlohnung erhalten, wenn sie die gesellschaftlich vorgeschriebene Rolle akzeptieren und sich auch dort als Helfer anbieten, wo dies aller Voraussicht nach keinen Erfolg haben kann. Das Resultat ist eine Übertherapie von Krankheiten und Gesundheitsstörungen, die eigentlich nicht behandelbar sind. Diese Übertherapie hat außerordentlich schädliche Konsequenzen, da in der modernen Medizin immer eingreifendere, nebenwirkungsreichere und aufwendigere Therapieverfahren entwickelt werden. Ein unbegründeter Einsatz dieser Methoden kann vermeidbare Gesundheitsschäden verursachen und trägt darüber hinaus zur Kostensteigerung im Gesundheitswesen bei.

Innerhalb der Bevölkerung und der Öffentlichkeit wird die medizinische Übertherapie nicht als Bedrohung empfunden. Hier herrscht eher die Meinung vor, daß es zu wenig Medizin oder zumindest zu wenig ausreichend qualifizierte Ärzte gibt. Jeder Kranke, der einen Arzt aufsucht, hat den verständlichen Wunsch, daß seine Leiden beseitigt oder wenigstens gelindert werden. Häufig ist diese Erwartung aber völlig unrealistisch, und entsprechend groß ist die Enttäuschung, die sich nach mißglückten Therapieversuchen einstellt. Ein solcher Fehlschlag führt aber in der Regel nicht dazu, daß der Betroffene weitere medizinische Behandlungen ablehnt. Er wird vielmehr seine Suche nach ärztlicher Hilfe intensivieren und weitere Ärzte, Spezialisten, Professoren oder allgemein anerkannte Kapazitäten aufsuchen und um Rat fragen. Zusätzliche Untersuchungen und Behandlungen werden veranlaßt, die oft genauso erfolglos bleiben wie die vorausgegangenen. Diese Erfahrung vieler Patienten hat zu einer »Medizinverdrossenheit« geführt, die von Ärzten mit zunehmender Besorgnis registriert wird.

Eine pauschale Ablehnung der Medizin ist aber genauso falsch wie ihr überzogener Einsatz. Notwendig ist eine *kritische Medizin* , die Nutzen und Risiken ihrer Methoden analysiert und ihren Einsatz an diesen Erkenntnissen orientiert. Eine Medizin, die ihre Möglichkeiten und Grenzen offen darstellt, kann den Vertrauensverlust, der durch falsche Versprechungen notwendig entstehen muß, vermeiden. Weiterhin können durch einen kritischeren Einsatz moderner Therapieverfahren unnötige Gesundheitsrisiken verhindert und die Geldverschwendung durch wirkungslose Therapiemaßnahmen beendet werden.

Das vorliegende Buch ist das Resultat klinischer Arbeit in Krankenhäusern und Praxen. Ausgangspunkt meiner Untersuchung waren nicht theoretisch-statistische Analysen, sondern die praktische Arbeit als Arzt und der unmittelbare Kontakt mit kranken Menschen. Erst die Widersprüche und Konflikte bei dieser Arbeit führten dazu, daß ich mich intensiver mit den theoretischen Grundlagen der gegenwärtigen ärztlichen Praxis beschäftigte. Dabei zog ich die Studien und Untersuchungen zu Rate, die von der universitären Schulmedizin selbst entwickelt und durchgeführt werden, um den Erfolg ihrer Methoden zu überprüfen. Die Ergebnisse vieler solcher Studien, allesamt in den angesehensten medizinischen Zeitschriften publiziert, demonstrieren mit überwältigender Deutlichkeit die Wirkungslosigkeit oder sogar Schädlichkeit vieler etablierter und allgemein anerkannter Therapieverfahren. Im vorliegenden Buch habe ich versucht, die Bereiche der Medizin, in denen die Übertherapie besonders erschreckende Ausmaße erreicht hat, zusammenhängend darzustellen. Durch dieses Verfahren kann leicht der Eindruck entstehen, als sollte die naturwissenschaftliche Medizin insgesamt als unwirksam oder schädlich beschrieben werden. Dies ist nicht der Fall. Es ist unbezweifelbar, daß die moderne Medizin für zahllose Kranke eine große Hilfe oder sogar die Rettung vor dem sonst sicheren Tod bedeuten kann. Die Erfolge der Medizin finden aber weitaus größere Aufmerksamkeit und Beachtung als ihre Mißerfolge und sind dementsprechend in zahllosen Veröffentlichungen dargestellt und kommentiert. Dieses Buch soll einen Ausgleich schaffen und auch auf Mißerfolge der Medizin hinweisen, auf ihre Schattenseiten und dunklen Stellen, die wahrzunehmen sich viele Kollegen und Laien beharrlich weigern.

Die Frage, welche Form von Medizin praktiziert werden sollte, ist eine politische und darf deshalb nicht nur von wenigen Experten entschieden werden. Sie muß von der Bevölkerung insgesamt beantwortet werden. Dazu ist eine bessere Information über Medizin erforderlich. Dieses Buch liefert Informationen, die in den üblichen Gesundheitsratgebern und Laienpublikationen bisher nicht berücksichtigt wurden. Dabei habe ich mich bemüht, eine Sprache zu verwenden, die allgemeinverständlich ist. Nach meiner Überzeugung können auch wissenschaftliche Zusammenhänge so diskutiert werden, daß der Nichtfachmann in der Lage ist, sich ein eigenes Urteil zu bilden.

Danken möchte ich allen, die mich zu diesem Buch ermutigt haben und mich mit Hinweisen, Ratschlägen und Korrekturen unterstützt haben. Mit besonderer Dankbarkeit denke ich an viele Kollegen und Patienten zurück, denen ich während meiner ärztlichen Arbeit begegnet bin, und von denen ich viel gelernt habe.

Düsseldorf, im April 1993. Uwe Heyll

Einleitung – Ist eine Rationierung von Medizin notwendig?

Die Gesundheit wird allgemein als das höchste und wichtigste Gut angesehen. Noch vor Geld, Freizeit, Arbeit oder Freundschaft ist Gesundheit der große Wunsch aller Menschen. Dementsprechend aufwendig sind die Bemühungen, dieses Ziel zu erreichen. Mit gewaltigen Geldmitteln wird in den reichen Industrieländern eine Gesundheitsindustrie unterhalten, die ein Wachstum wie keine andere Branche aufweist. Im vereinigten Deutschland werden mehr als 300 Milliarden Mark für Gesundheit ausgegeben. Das ist mehr Geld, als im Maschinenbau, der elektrotechnischen Industrie oder der Autoindustrie erwirtschaftet werden. Mehr als zwei Millionen Menschen arbeiten im Gesundheitswesen.

Dennoch herrscht Knappheit bei der Versorgung kranker Menschen. Ununterbrochen werden Mängel und Lücken im Gesundheitssektor aufgedeckt. Das Geld reicht nicht. Selbst das grundlegendste Bedürfnis eines jeden Patienten, die Pflege, ist nicht ausreichend garantiert. Unaufhörlich wird über personelle, räumliche oder apparative Mißstände berichtet, die für Engpässe verantwortlich sind. Wartelisten für Operationen und überbelegte Krankenzimmer sind die tägliche Realität. Neue, kostspielige technologische Entwicklungen und Behandlungsmethoden lassen zudem ständig einen weiteren Finanzierungsbedarf entstehen. Jede Neuerung schafft neue Nachfrage. Die Geldsummen, die in Zukunft benötigt werden, lassen sich heute noch gar nicht schätzen. Wohin man sieht, tun sich Lücken auf, die notdürftig geflickt werden müssen. Diese Kostenexplosion scheint ähnlich unbeeinflußbar zu sein wie eine Naturkatastrophe. Eine Tatsache wird dabei immer deutlicher: Falls keine Änderung eintritt, kann das Gesundheitssystem in der gegenwärtigen Form nur noch kurzfristig funktionieren.

Die bisherigen Versuche der Politiker, eine Kostendämpfung zu erreichen, haben allenfalls kurzfristige Wirkung gezeigt. In dieser Hinsicht wird sich auch das neue Gesundheitsstrukturgesetz nicht von den vorausgegangenen Reformversuchen unterscheiden. Effektive Strukturveränderungen sind zur Zeit politisch kaum durchsetzbar und stoßen in der Industrie, bei Ärzten und der Bevölkerung auf heftigen Widerstand. Die Kostenexplosion wird jedoch in Zukunft drastische Sparmaßnahmen erfordern. Nach Ansicht von Experten ist ein Verteilungskampf um medizinische Güter und Dienstleistungen unvermeidbar. Unter der Überschrift »Wer soll leben?« schreibt Professor Walter Krämer, Inhaber des Lehrstuhls für Wirtschafts- und Sozialstatistik an der Universität Dortmund, in der Zeitschrift »Klinikarzt«, daß »der medizinisch-technische Fortschritt die Grenzen des Finanzierbaren längst überschritten hat.« Er führt aus:

»Das Kardinalproblem der künftigen Gesundheitspolitik wird also sein, wie wir verhindern, daß es in der Medizin der Zukunft wie auf der Titanic Rettungsboote nur noch für die erste Klasse gibt. Verglichen mit den Spannungen und Verteilungskämpfen, die aus dieser Ecke auf den Medizinbetrieb zukommen, ist das aktuelle Gerangel um Ärzteschwemme und Gesundheitsreform ein freundschaftlicher Kaffeeplausch.«[1]

Nach Ansicht von Krämer ist eine Rationierung medizinischer Leistungen nicht mehr zu vermeiden:

»Die Konsequenz dieser Knappheit heißt Rationierung. Ich benutze mit Absicht diesen provozierenden Begriff, statt auf weniger eindeutige Weise um diesen in der Tat sehr heißen Brei herumzureden. Rationierung bedeutet: Die Produktion von Gesundheitsgütern wird nicht bis zur Sättigungsmenge ausgedehnt, oder in normalem Deutsch: Es werden sinnvolle und erfolgversprechende Diagnosen und Therapien aus Kostengründen unterbleiben. Das gab es auch früher schon – man denke an die Warteschlangen in der Herzchirurgie oder an die Verteilung knapper Dialyseplätze in den 60er Jahren –, aber im Gegensatz zu früher sehe ich heute keine Möglichkeit, diese Zwänge durch zusätzlichen Mitteleinsatz grundsätzlich abzuschaffen. Sie werden im Gegenteil von Jahr zu Jahr an Schärfe zunehmen. Nicht ›Gesundheit für alle‹, sondern ›Management des Mangels‹ heißt das neue Motto der Medizin.«[2]

Auch über die Art und Weise, wie diese Rationierung verwirklicht werden kann, hat sich Krämer bereits Gedanken gemacht. So erwähnt er unter anderem die Möglichkeit einer Altersgrenze bei bestimmten kostspieligen Therapien oder ein generelles Verbot extrem teurer Behandlungsverfahren. Wie solche Bestimmungen allerdings realisierbar sein sollen, ist völlig unklar. Kann man einem Patienten eine Therapie verweigern, nur weil er vor zwei Tagen das 75. Lebensjahr erreicht hat? Wer bestimmt, welche Behandlungen durchgeführt werden dürfen? Wer verhindert, daß sich Begüterte und Reiche »verbotene« Therapien im Ausland kaufen? Weiterhin schlägt Krämer eine Kostenbeteiligung für Patienten vor, eine Forderung, die immer populärer wird. Dadurch wird natürlich eine gewisse Kostendämpfung erreicht, weil der Patient weiß, daß jede Behandlung auch für ihn selbst teuer wird. Wiederum sind Menschen mit niedrigem Einkommen härter betroffen.

Die Einsicht, daß eine Rationierung medizinischer Leistungen unvermeidbar sein wird, setzt sich zunehmend auch bei den politisch Verantwortlichen durch. Etwas verklausuliert und vorsichtig heißt es im Jahresgutachten 1991 des Sachverständigenrates für die Konzertierte Aktion im Gesundheitswesen, daß »dem einzelnen Arzt mit keiner Entscheidung auf der Ebene der Politik und Selbstverwaltung das Dilemma einer unter Umständen erforderlichen Rationierung zu ersparen« sei.

Rationierung würde aber bedeuten, daß kranke Menschen trotz bestehender Therapiemöglichkeiten unnötige Schmerzen und Beschwerden erleiden oder sogar sterben müssen, weil für ihre Behandlung kein Geld übrig ist. Ein solcher Sachverhalt ist in anderen Teilen der Welt durchaus tägliche Realität. Daß die Forderung nach Rationierung ausgerechnet in einem reichen Land wie Deutschland erhoben wird, ist allerdings schwer verständlich. Eine Bevölkerung, die Luxusgüter in einem bisher nie erreichten Ausmaß produziert und konsumiert, die sich teure Fernreisen und aufwendige Freizeitvergnügungen gönnt, diese Bevölkerung soll gezwungen sein, Kranke sterben zu lassen, weil angeblich kein Geld da ist? Bevor eine Rationierung medizinischer Hilfe gefordert werden darf, müßte erst einmal eine Rationierung in anderen Bereichen durchgesetzt werden.

Die Überlegungen der Ökonomen und Politiker basieren zudem auf einer Annahme, deren Richtigkeit nicht überprüft wurde. Es wird einfach vorausgesetzt, daß die bisher praktizierte Medizin insgesamt sinnvoll, wirksam und nützlich ist. Nach Auffassung von Krämer ist es ja gerade die Effektivität der Medizin, die in eine »Fortschrittsfalle« geführt hat. Es bleibt allerdings unklar, woher dieses Wissen von der segensreichen Medizin kommt. Welche Tatsachen belegen denn überhaupt die Großartigkeit unserer modernen Medizin? Ist es nicht möglich, daß ein großer Teil ärztlicher

Maßnahmen überflüssig, unwirksam oder sogar schädlich ist?

Solche Fragen werden viele Menschen als absurd empfinden, und die meisten Ärzte werden entrüstet ablehnen, darauf zu antworten. Die Medizin genießt allgemein eine große Wertschätzung, Kritik wird selten geäußert und wird kaum beachtet. In vergangenen Jahrhunderten war das anders. So schrieb beispielwseise im 16. Jahrhundert der französische Philosoph Montaigne in seinen berühmten Essays:

»Die Künste, welche versprechen, unseren Körper und unsere Seele gesund zu halten, versprechen sehr viel. Dafür wüßte ich aber auch nichts, was weniger sein Versprechen hielte.«[3]

In seinem 1673 erschienenen Theaterstück »Der eingebildete Kranke« hat Molière nur Hohn und Spott für die Medizin übrig. Eine seiner Figuren äußert über das Können der Ärzte: »Du ziehst die Tracht an, du setzt den Hut auf, und schon beherrschst du alles und bist viel gelehrter, als dir lieb ist. Denn durch die Tracht und den Hut wirkt jeder Unsinn gelehrter und jede Dummheit vernünftig.«[4]

Tatsächlich gab es für die Menschen jener Zeit auch wenig Anlaß, der Medizin zu vertrauen. Noch im Jahr 1840 berichtete der amerikanische Gynäkologe M. Sims:

»Die Praxis jener Zeit war heroisch; sie war mörderisch. Ich verstand nichts von Medizin, aber ich hatte genug Menschenverstand, um zu sehen, daß die Ärzte ihre Patienten umbrachten, daß die Medizin keine exakte Wissenschaft war, daß sie völlig empirisch vorging, und daß es viel besser wäre, vollständig der Natur zu vertrauen als dem gefährlichen Geschick der Ärzte.«[5]

Im 18. Jahrhundert änderte sich die Einstellung zur Medizin grundlegend. Die Medizingeschichte beschreibt diesen Umschwung in der Regel als Resultat des wissenschaftlichen Fortschritts und zunehmender Therapieerfolge. Tatsächlich dürfte es sich aber eher um das Ergebnis kultureller Veränderungen handeln, denn die entscheidenden Entdeckungen der naturwissenschaftlichen Medizin ereigneten sich erst im 19. und 20. Jahrhundert. Heute werden zahlreiche Menschen dank moderner Therapieverfahren vor Schmerzen, Leiden oder einem vorzeitigen Tod bewahrt. Patienten mit Nierenkrankheiten können durch eine Dialysebehandlung überleben, Zuckerkranke haben die Chance, ein nahezu normales Leben zu führen, und einem Patienten mit Herzrhythmusstörungen kann durch die Implantation eines Herzschrittmachers geholfen werden. Die Liste solcher Beispiele könnte fast beliebig verlängert werden.

Die Ärzte weisen auf diesen Fortschritt hin und erklären weitere Fragen nach dem Nutzen der Medizin für überflüssig. Dennoch ist es ein Fehlschluß, aus den bisherigen Erfolgen abzuleiten, daß auf allen Gebieten der Medizin ähnliche Fortschritte möglich sind. Der englische Epidemiologe A. L. Cochrane vertritt in seinem Buch »Effectiveness and Efficiency« die These, daß die moderne Medizin zahlreiche in ihrer Wirkung ungeprüfte Therapieverfahren verwendet, deren Nutzen erheblich überschätzt wird. Im Einleitungskapitel seines Buchs schildert Cochrane ein persönliches Erlebnis als junger Arzt in einem deutschen Kriegsgefangenenlager:

»Ich war gewöhnlich der leitende medizinische Offizier und Arzt. In dem Lager gab es ungefähr 20000 Kriegsgefangene, von denen ein Viertel Briten waren. Die Verpflegung enthielt 600 Kalorien pro Tag, und wir alle hatten Durchfälle. Zusätzlich gab es schwere Epidemien von Typhus, Diphtherie, Infektionen, Gelbsucht und Pappatacifieber. (. . .) Unter diesen Umständen hätte man eine beträchtliche Sterblichkeit erwarten können; dort in dem Lager rechnete ich mit Hunderten von Toten allein durch die Diphtherie, da eine spezifische Therapie nicht möglich war. In Wirklichkeit gab es lediglich vier Tote, wovon drei durch Schußverletzungen verstarben, die ihnen die Deutschen beibrachten. Diese exzellenten Ergebnisse hatten natürlich nichts mit meiner Behandlung oder meiner klinischen Erfahrung zu tun. Es zeigt andererseits ziemlich klar die Bedeutungslosigkeit der Therapie im Vergleich zu den Selbstheilungskräften des menschlichen Körpers. Bei einer Gelegenheit, als ich der einzige Arzt dort war, bat ich den deutschen Stabsarzt um Unterstützung durch weitere Ärzte, um mit den gigantischen Problemen fertig zu werden. Er antwortete: ›Nein! Ärzte sind überflüssig!‹ Ich war wütend und schrieb sogar ein Gedicht darüber; später fragte ich mich, ob er grausam oder weise gewesen war; auf jeden Fall hatte er recht.«[6]

Cochrane berichtet hier von einer durch den Krieg erzwungenen Situation, in der sich herausstellt, daß das Fehlen einer effektiven medizinischen Betreuung nicht die dramatischen Auswirkungen hatte, die zunächst befürchtet wurden. Dieses Beispiel führt, wenn es auf unsere Zeit übertragen wird, unausweichlich zu einer wichtigen Frage. Was würde in unserer Gesellschaft passieren, wenn auf jede medizinische Hilfe verzichtet würde? Eine solche Vorstellung wäre wahrscheinlich für die meisten Zeitgenossen ein undenkbarer Horror und würde starke Angstgefühle auslösen. Dennoch wäre dieses Experiment die einzige Möglichkeit, unmittelbar zu erfahren, wie nützlich Medizin ist. Vielleicht würden wir feststellen, daß Gesundheit relativ unabhängig vom Ausmaß medizinischer Interventionen ist, und daß die meisten Menschen in den reichen Industrienationen auch ohne Ärzte keine Angst um ihr Wohlbefinden haben müßten.

Seit Jahrtausenden leben Menschen auf dieser Welt, haben sich gegen alle Widrigkeiten behauptet, neue Lebensbereiche erschlossen, die Grundlagen unserer modernen Gesellschaft erarbeitet und dabei Leiden, Schmerz, Krankheit und Tod ohne die Hilfe einer technologischen Medizin bewältigen müssen. Erst seit dem 20. Jahrhundert sehen sich die Menschen absolut abhängig von der Existenz einer hochgerüsteten Medizin und fühlen sich schutzlos ohne die ständige Präsenz ihrer Institutionen und Vertreter. Ist dieses Vertrauen tatsächlich gerechtfertigt, brauchen wir so viel Medizin? Oder dient die Medizin mehr zu unserer Beruhigung, zur Betäubung unserer Ängste und zur Schaffung der Illusion von Sicherheit in einer leidvollen Welt?

Falls wir uns nicht von Wunschvorstellungen und Hoffnungen täuschen lassen wollen, dürfen wir die gegenwärtig praktizierte Medizin nicht einfach als segensreich und nützlich akzeptieren. Ihre tatsächlichen oder vermeintlichen Erfolge müssen kritisch überprüft und analysiert werden. Hier ergibt sich die Frage, wie eine solche Kontrolle möglich sein kann, welche Kriterien eine Beurteilung ärztlicher Maßnahmen erlauben. Gibt es Parameter oder Methoden, mit deren Hilfe eine verläßliche Aussage über Effektivität, Wirksamkeit und Nutzen von Medizin möglich ist? Wie kann gute Medizin von schlechter Medizin unterschieden werden?

Die Beantwortung dieser Fragen erscheint auf den ersten Blick leicht, denn alle Medizin, die heilt, ist gut. Wer jedoch genauer hinsieht, wird entdecken, daß eine solche Beurteilung unzulässig ist. Die Genesung des Patienten kann das Ergebnis der Behandlung sein, sie kann aber genauso gut völlig unabhängig von den ärztlichen Handlungen oder trotz schädlicher Therapiemaßnahmen eingetreten sein. Der Ausgang einer Erkrankung darf nicht als alleiniges Resultat der Behandlung aufgefaßt werden. In der Regel werden die Maßnahmen des Arztes als nützlich angesehen. Wird der Patient geheilt, ist es das Verdienst des Arztes, verstirbt er, hat der Arzt immerhin alles getan, was in seiner Macht stand. Der Augenschein kann aber täuschen. Das ist die Schwäche der Erfahrungsmedizin. Ein Arzt, der mit einer Behandlung mehrfach Erfolg gehabt hat, akzeptiert diese Therapie als wirksam und effektiv. Ein Beweis ist dies allerdings nicht. Zahlreiche Therapieverfahren wurden lange Zeit für nützlich gehalten, bis sich das Gegenteil herausstellte. Ein typisches Beispiel ist der Aderlaß, der im 17. und 18. Jahrhundert massenweise praktiziert wurde und wahrscheinlich für den Tod Tausender unglücklicher Menschen verantwortlich ist. Wenn eine Unterscheidung wirksamer und schädlicher Behandlungen allein durch unmittelbare Beobachtung und Erfahrung möglich wäre, dann hätten auch die Ärzte der damaligen Zeit die Schädlichkeit ihrer Methoden erkennen können. Die Geschichte der Medizin ist eher eine Geschichte wirkungsloser Behandlungen als effektiver Therapieverfahren. Der Züricher Psychiater Eugen Bleuler schrieb im Jahr 1919:

»Von einem unserer größten modernen Kliniker zirkuliert der Ausspruch, eine Pneumonie gehe mit einem guten Arzt gewöhnlich 21 Tage, ohne Arzt drei Wochen, und mit einem schlechten Arzt könne sie erheblich länger dauern. Das ist ein Satz, der mehr wert ist als 10 Bände der besten therapeutischen Zeitschrift; nur schade, daß man ihn, wie ich sehe, nicht ernst genug nimmt oder doch nicht in seiner ganzen Bedeutung und seinem Wahrheitswert erfaßt hat. (...) Daß man oft gar nicht weiß, was man therapeutisch tut, zeigt am besten der Vergleich der Vorschriften zu verschiedenen Zeiten und an verschiedenen Orten. Massenhaft, jedenfalls in der großen Mehrzahl, sind die Anwendungen, die vor nicht zu langer Zeit empfohlen und oft als geradezu notwendig vorgeschrieben worden, jetzt aber vergessen sind – und mit Recht vergessen. Es wäre eine verdienstvolle Arbeit, nur etwa 50 Bände Therapie aus wenig zurückliegenden Jahrzehnten durchzusehen und zu zeigen, wie wenig Prozent jeweiliger neuer Entdeckungen sich bewährt haben; dabei würde sich herausstellen, daß im großen und ganzen nicht die Fortschritte der Wissenschaft an die Stelle des Wirksamen etwas noch Wirksameres gesetzt haben, sondern daß das jeweilen Empfohlene vergessen wurde, weil es überhaupt nicht wirksam oder weil es schädlich war. Wir haben allen Grund anzunehmen, daß es morgen mit den meisten Vorschriften von heute ebenso sein werde; denn begründeter sind nur relativ wenige.«[7]

Auch bei den modernen Therapieverfahren können wir die Wirksamkeit nicht einfach voraussetzen oder von subjektiven Eindrücken abhängig machen. Es müssen andere, objektive Methoden verwendet werden, die den Erfolg beweisen. Auf welche Weise dies möglich ist, wird im Kapitel »Die Wirksamkeit von Medizin« dargestellt werden. In den nachfolgenden Kapiteln soll dann gezeigt werden, zu welchen Ergebnissen man gelangt, wenn die gegenwärtig praktizierte Medizin mit Hilfe der gewonnenen Kriterien hinsichtlich ihrer Wirksamkeit überprüft wird. Dabei wird auf die Therapie von Krankheiten, die Behandlung von Beschwerden, denen keine organischen Veränderungen zugrunde liegen, und die Vorbeugung und Früherkennung von Krankheiten eingegangen.

Aus begreiflichen Gründen ist eine umfassende Darstellung aller Bereiche der modernen Medizin nicht möglich. Es muß eine Auswahl erfolgen, die allerdings nicht willkürlich ist, sondern die Häufigkeit und Bedeutung medzinischer Eingriffe berücksichtigt. Im Kapitel »Die Übertherapie von Krankheiten« werden beispielhaft Therapieverfahren bei Gefäß- und Krebserkrankungen behandelt. Diese Krankheiten sind für ungefähr drei Viertel aller Todesfälle in den Industrieländern verantwortlich. Zahlreiche weitere Menschen erleiden Symptome dieser Krankheiten, ohne an ihnen zu versterben. Das bedeutet, daß nahezu jeder Mensch, sofern er ein höheres Lebensalter erreicht, im Verlauf seines Lebens ärztliche Hilfe wegen einer solchen Erkrankung in Anspruch nimmt. Die Auswahl dieser Krankheiten zur exemplarischen Darstellung moderner Therapieverfahren erscheint deshalb gerechtfertigt. In den Kapiteln »Der Umgang mit funktionellen Störungen«, »Die Präventionsmedizin« und »Die Krebsvorsorge« soll dargestellt werden, welche Vor- und Nachteile medizinische Eingriffe für Menschen, die Beschwerden haben, aber organisch gesund sind, und für vollständig gesunde Menschen bringen. Die Darstellung dieser Bereiche der Medizin ist deshalb besonders wichtig, weil außerordentlich viele Menschen davon betroffen sind.

Die naturwissenschaftliche Medizin muß sich bei allen Maßnahmen zur Krankheitsbehandlung und -vorbeugung stets um den einwandfreien Nachweis ihrer Wirksamkeit und Effektivität bemühen. Diese Anstrengung ist eine unabdingbare Voraussetzung, wenn die Medizin ihrem Leitsatz, dem Patienten niemals Schaden zuzufügen, gerecht werden will. Die Methoden der modernen Medizin werden immer eingreifender, invasiver und belastender. Wenn nebenwirkungsreiche Therapieverfahren unkritisch eingesetzt werden, besteht die große Gefahr, daß den Betroffenen unnötige Risiken zugemutet werden und iatrogene – das heißt durch den Arzt verursachte – Gesundheitsschäden entstehen. Die Folgen sind zusätzliche, vermeidbare Schmerzen, Ängste und Todesfälle unter den Patienten, die vertrauensvoll ihr Schicksal in die Hände des Arztes gelegt haben. Eine unkritische Medizin ist ein Risikofaktor für die Gesundheit der Menschen, die sie behandelt.

Neben der Gefährdung des körperlichen und seelischen Wohlbefindens bedeutet die Verwendung wirkungsloser oder ineffektiver Therapieverfahren eine unnötige Geldverschwendung. In Zeiten, in denen die Ressourcen immer knapper werden, könnte dies dazu führen, daß für tatsächlich sinnvolle Maßnahmen kein Geld mehr zur Verfügung steht. Vor einer Forderung nach pauschaler Rationierung der Medizin müßte deshalb die Frage stehen, ob es nicht überflüssige, unwirksame Aktivitäten der Medizin gibt, auf die verzichtet werden kann, ohne daß dadurch irgend jemand einen Verlust erleidet.

Eine wichtige Forderung an die Medizin muß die Beseitigung jeder Form unnützer und wirkungsloser ärztlicher Behandlungen sein. Ich werde versuchen zu zeigen, in welchem Ausmaß Übertherapie in der gegenwärtigen medizinischen Praxis stattfindet. Es ist klar, daß ein solches Unternehmen auf Widerstände bei den medizinischen Experten und der Bevölkerung stoßen muß, da es schmerzhaft und unangenehm ist einzugestehen, daß zahlreiche Hoffnungen trügerisch waren. Dennoch ist die kritische Überprüfung der Medizin mit dem Ziel der Elimination gefährlicher und kostspieliger Übertherapie unverzichtbar, da eine vernünftige und gerechte Alternative nicht vorhanden ist.

Die Wirksamkeit von Medizin

Warum leben wir länger als unsere Vorfahren?

Besonders eine Tatsache wird häufig als schlagender Beweis für den enormen Nutzen der modernen Medizin genannt: Wir leben länger als unsere Vorfahren. Tatsächlich lag die durchschnittliche Lebenserwartung vor 300 Jahren bei ungefähr 30 bis 40 Jahren und beträgt jetzt deutlich mehr als 70 Jahre. Diesen Erfolg sehen Ärzte gern als Resultat ihrer Arbeit an und rechtfertigen so die Ausgaben im Gesundheitssektor.

Mit der Frage, ob die Medizin tatsächlich die Hauptursache für die Verlängerung der Lebenserwartung ist, hat sich der englische Sozialmediziner Thomas McKeown in seinem Buch »Die Bedeutung der Medizin« beschäftigt.[1] Er fand heraus, daß die Zunahme der Lebenszeit in den fortgeschrittenen Industrieländern hauptsächlich eine Folge der Abnahme tödlicher Infektionserkrankungen ist. Nach seinen Berechnungen ist diese Entwicklung für 86 % des gesamten Rückgangs der Sterblichkeit seit Beginn des 18. Jahrhunderts verantwortlich. Nun könnte man natürlich meinen, daß die Medizin durch die Entwicklung von Antibiotika und die Einführung von Impfungen an diesem Erfolg einen beträchtlichen Anteil hatte. Bei genauerer Betrachtung zeigt sich aber, daß diese Therapiemöglichkeiten erst seit der Mitte des 20. Jahrhunderts zur Verfügung standen, zu einem Zeitpunkt, an dem der Rückgang der Infektionssterblichkeit bereits weitgehend abgeschlossen war.

Das Sulfonamid Prontosil, das erste gegen Bakterien wirksame Antibiotikum, kam 1935 in den Handel. Penicillin stand ab 1944 den alliierten Invasionstruppen zur Verfügung. Das erste gegen Tuberkuloseerreger wirksame Antibiotikum, Streptomycin, war 1947 auf dem Markt erhältlich. Eine Impfung gegen Kinderlähmung war ab 1954 möglich. Die allgemeine Verwendung der BCG-Impfung gegen Tuberkulose begann ebenfalls 1954. Impfungen gegen Masern und Hepatitis sind erst seit kurzer Zeit möglich.

Der Rückgang der Sterblichkeit durch Infektionserkrankungen hatte jedoch bereits deutlich früher zu einem Zeitpunkt eingesetzt, als die genannten Therapiemöglichkeiten noch nicht zur Verfügung standen. McKeown errechnete am Beispiel der Tuberkulose, daß seit 1848, dem Zeitpunkt der ersten Aufzeichnungen von Todesursachen in England und Wales, lediglich 3,2 % des Rückgangs der Sterblichkeit als Erfolg medizinischer Behandlungen gewertet werden kann. Er folgert:

»Die Geschichte der Tuberkulose verdeutlicht vielleicht besser als die irgendeiner anderen Infektion einen allgemeinen Gesichtspunkt über den Beitrag medizinischer Behandlung. Wirkungsvolles klinisches Eingreifen fand spät in der Geschichte einer Krankheit statt. Während des gesamten Zeitraums, in der sie zurückging, war dessen Beitrag klein, verglichen mit dem anderer Einflüsse.«[2]

Die Verlängerung der Lebenserwartung ist hauptsächlich das Resultat eines Rückgangs der Säuglings- und Kindersterblichkeit. Die Lebenserwartung der erwachsenen Bevölkerung hat sich nur wenig verändert. Dabei hatten nach den Untersuchungen von McKeown folgende Faktoren den entscheidenden Einfluß: die bessere Versorgung mit Nahrungsmitteln, die Fortschritte in der Hygiene und der Rückgang der Geburtenrate. Im Vergleich dazu waren die Auswirkungen medizinischer Interventionen marginal.

Die genaue Analyse zeigt demnach, daß die Medizin nur eine untergeordnete Bedeutung für die Lebenserwartung hat. Weitaus wichtigere Faktoren sind die materiellen und sozialen Lebenbedingungen. Dies entspricht den Erfahrungen aus den armen Ländern dieser Welt. Die Verbreitung der Cholera in Südamerika oder die hohe Rate von tödlichen Tuberkuloseinfektionen in Afrika sind nicht etwa Folge der Unfähigkeit der Ärzte, sondern der katastrophalen Lebensbedingungen. Auch in den reichen Industrieländern sind Unterschiede in der Lebenserwartung in Abhängigkeit von der sozialen Stellung festzustellen. Man kann vereinfachend sagen, daß Armut die Menschen früher sterben läßt.

Die Lebenserwartung ist demnach ein schlechter Parameter zur Beurteilung des Nutzens medizinischer Maßnahmen, da sie wesentlich durch nichtmedizinische Einflüsse bestimmt wird. Als Argument für die Unverzichtbarkeit von Medizin darf sie keinesfalls verwendet werden. Ebenfalls ist es nicht möglich, damit den ungeheuren Geldbedarf der Medizin zu rechtfertigen, wie dies oft geschieht. Wenn es einen Zusammenhang zwischen der Intensität der ärztlichen Versorgung und der Lebenserwartung geben würde, dann müßten die Deutschen auch Spitzenreiter in Langlebigkeit sein. Tatsächlich haben aber in Europa die Italiener und weltweit die Japaner die höchste Lebenserwartung, obwohl in beiden Ländern weniger Geld für Gesundheit ausgegeben wird als in Deutschland. Solche Berechnungen können demnach Forderungen nach weiteren Geldmitteln für die Medizin keinesfalls begründen. Im Gegenteil, man wäre eher berechtigt zu fordern, die Gesundheitsausgaben auf das Niveau von Italien oder Japan zu senken.

Die einfache Formel »je mehr Geld für Medizin, desto länger dauert das Leben« ist eine Milchmädchenrechnung.

Müllabfuhr, Klärwerke, Abwasserkanäle, trockene Wohnungen, warme Kleidung und eine ausreichende Ernährung sind entscheidender für unsere Lebenserwartung als die Existenz eines teuren und hochgerüsteten Gesundheitswesens. Wenn die Bemühungen der Gesundheitspolitiker eine gleichmäßig hohe Lebenserwartung in allen Bevölkerungsschichten zum Ziel hätten, wäre es möglicherweise effektiver, das vorhandene Geld für die Verbesserung der Lebensbedingungen armer und sozial schwacher Menschen zu verwenden statt für den Bau neuer Krankenhäuser oder für die Anschaffung hochmoderner Medizintechnik.

Wieviel Gesundheit produziert die Medizin?

Da die Lebenserwartung keinen sicheren Rückschluß auf die Qualität der medizinischen Versorgung gestattet, stellt sich die Frage, ob es andere Parameter gibt, die zur Messung des Nutzens der gegenwärtig praktizierten Medizin geeignet sind. In diesem Zusammenhang wäre die Bestimmung der allgemeinen Gesundheit, die als das »Produkt« der Medizin angesehen werden kann, naheliegend. Die »Produktivität« der Ärzte könnte somit an der vorhandenen »Menge« von Gesundheit festgestellt werden. Allerdings müßten Meßwerte vorhanden sein, die das Ausmaß der bestehenden Gesundheit exakt wiedergeben.

Im genannten Fall treten erhebliche Probleme auf. Was ist denn überhaupt »*Gesundheit*«? Nach der Definition der Weltgesundheitsorganisation WHO ist Gesundheit der Zustand des »*völligen körperlichen, seelischen und sozialen Wohlbefindens*«. Wendet man diese Definition konsequent an, ist es kaum möglich, jemanden zu finden, der gesund ist. Gesundheit ist die Ausnahme, Krankheit die Regel. Wer morgens in aller Frühe durch das Klingeln des Weckers aus dem Schlaf gerissen wird, befindet sich in diesem Augenblick höchstwahrscheinlich nicht in einem »Zustand des völligen körperlichen, seelischen und sozialen Wohlbefindens«. Dennoch würden die Arbeitskollegen kaum Verständnis haben, wenn man sich deshalb krank melden würde. Die Kollegen wären jedoch einsichtig und mitfühlend, wenn man ihnen erzählt, daß man hohes Fieber habe, starke Halsschmerzen oder heftigen Husten. Trotzdem gibt es ohne Zweifel auch Krankheiten, bei denen kein Fieber, keine Halsschmerzen und auch kein Husten feststellbar ist, bei denen sogar alle meßbaren physikalischen und chemischen Parameter normal sind und die Menschen dennoch in ihrem Wohlbefinden schwer beeinträchtigt sind.

Es wird klar, daß der Begriff Gesundheit unterschiedliche Zustände bezeichnet, abhängig von der Einstellung und Ansicht desjenigen, der ihn benutzt. Eine allgemeingültige Definition für Gesundheit zu finden ist unmöglich. Gesundheit ist das, was als Gesundheit definiert wird. Ansichten von Gesundheit gibt es so viele, wie es Menschen gibt. Noch deutlicher werden die Unterschiede, wenn man die Gesundheitsbegriffe in unterschiedlichen Kulturen oder im Verlauf der Geschichte untersucht. Früher wurden Krankheiten als Einwirkungen böser Geister oder Dämonen gedeutet. In unserer heutigen Gesellschaft werden Störungen der biochemischen und physikalischen Prozesse des Organismus als Krankheitsursache angesehen. Abweichungen, die heute ganz selbstverständlich als Krankheiten erkannt werden, waren früher bedeutungslos oder wurden überhaupt nicht registriert. Wenn jemand berichtet, daß sein Arzt einen Bluthochdruck festgestellt habe, werden die meisten akzeptieren, daß der Betreffende tatsächlich krank ist. So eine Krankheit macht jedoch nur Sinn für eine Medizin, die in abnormen physikalischen Meßwerten eine Krankheitsursache sieht. Das Verständnis von Gesundheit ist ein Produkt der gesellschaftlichen und kulturellen Zusammenhänge. Der Philosoph und Theologe Ivan Illich hat dazu festgestellt:

»Jede Kultur definiert ihre eigenen Krankheiten. Was in der einen eine Mißbildung der Chromosomen ist, gilt in der anderen als Verbrechen, Heiligkeit oder Sünde. Jede Kultur entwickelt ihre spezifische Reaktion auf die Krankheit. Für das gleiche Symptom der Kleptomanie kann der Betreffende hingerichtet, zu Tode therapiert, exiliert, hospitalisiert oder mit Almosen und Steuergeldern unterstützt werden. Hier müssen die Diebe ein besonderes Kleid tragen, dort sollen sie Buße tun; anderswo büßen sie einen Finger ein, dann wieder werden sie durch Magie oder Elektroschock umerzogen. Es ist immerhin ein riskantes Unterfangen, für alle Gesellschaften eine spezifische ›kranke‹ Form der Abweichung unter Berücksichtigung auch nur minimaler gemeinsamer Merkmale zu postulieren.«[1]

Wenn wir akzeptieren, daß der Begriff Gesundheit nicht allgemeingültig definierbar ist, werden wir verstehen, warum es schwierig ist, Parameter zu finden, mit deren Hilfe Gesundheit quantifizierbar ist. Man könnte beispielsweise durch eine Umfrage feststellen, wie zahlreich bestimmte Beschwerden sind und welche subjektive Einschätzung der einzelne über seine Gesundheit angibt. Eine andere Möglichkeit wäre, die objektiven Daten der Krankenversicherungen über die Häufigkeit von Diagnosen, Krankschreibungen, Arbeitsunfähigkeiten oder die Zeitdauer von stationären und ambulanten Behandlungen auszuwerten. Wer dies tut, wird eine Überraschung erleben; in der Bevölkerung Deutschlands wird kaum jemand als gesund durchgehen können. Der Dortmunder Sozialstatistiker Walter Krämer hat ausgerechnet:

»Wir Deutsche sind ein Volk von Kranken. An einem beliebigen Stichtag liegen mehr als eine halbe Million Bundesbürger im Krankenhaus. Insgesamt müssen sich heute nach Angaben der Gesellschaft Deutscher Krankenhaustag jährlich mehr als 12 Millionen Bundesbürger stationär behandeln lassen. (...) Das Statistische Bundesamt meldet seit Anfang der 70er Jahre regelmäßig rund zehn Millionen Menschen, die wegen angeschlagener Gesundheit ihre ›übliche Tätigkeit nicht voll ausüben können‹, wie es im Amtsdeutsch unserer Statistiker heißt. Am häufigsten sind Krankheiten des Kreislaufsystems, der Atmungsorgane oder des Skeletts (jeweils rund zwei Millionen Fälle), gefolgt von Drüsen-, Ernährungs- und Stoffwechselkrankheiten (850000), Krankheiten der Verdauungsorgane (800000), der Harn- und Geschlechtsorgane (300000) sowie der Haut (120000), und genau 129000 Bundesbürger waren bei der letzten Erhebung an Krebs erkrankt. Diese amtliche Statistik mißt aber nur die Spitze des klinischen Eisbergs. (...) Jeder elfte Bundesbürger ist heute schwerbehindert. Rund 400000, meist jüngere Frauen, leiden an Muskel-, mehr als zwei Millionen an Knochenschwund. (...) Rund 10 Prozent aller Schulkinder unter 14 Jahren haben Asthma. Mehr als drei Millionen Bundesbürger nehmen krankheitshalber Diätkost ein, 10 Millionen haben Rheuma (und mindestens drei Millionen davon solche Schmerzen, daß sie nach Angaben der Deutschen Rheumaliga in Bonn ständiger Behandlung bedürfen), weitere 10 Millionen überhöhten Blutdruck, wenn man entsprechenden Ärzteverlautbarungen glauben darf, vier Millionen haben Leberschäden, drei Millionen chronische Bronchitis, fünf Millionen haben Gallensteine, 14 Millionen sind zu dick, rund 25 Millionen nach Auskunft des Allergiker- und Asthmatikerbundes an einer Allergie erkrankt, an einer psychischen Störung leiden weitere fünf bis zehn Millionen Menschen, und als ›venenkrank‹, d. h. mit dem Risiko einer lebensgefährdenden Thrombose behaftet, stufen Ärzte nochmals vier Millionen Menschen ein. Insgesamt weisen fast drei Viertel der erwachsenen Bevölkerung irgendwelche Venenveränderungen auf. Hätten nicht viele Betroffene mehrere Krankheiten auf einmal (sogenannte ›Multimorbidität‹), es gäbe in ganz Westdeutschland keinen Gesunden mehr.«[2]

Bei den genannten Zahlen muß berücksichtigt werden, daß sie sich nur auf Westdeutschland mit seinen 60 Millionen Einwohnern beziehen. Trotz aller Gesundheitsausgaben scheint demnach das Kranksein weit verbreitet zu sein. Dennoch wäre es falsch, dies als Indiz für ein Versagen der Medizin zu werten. Heute werden durch genauere Diagnoseverfahren weit mehr Krankheiten festgestellt als früher. Außerdem können viele chronisch kranke Menschen weiterleben, die früher unrettbar verloren gewesen und gar nicht in der Statistik aufgetaucht wären. Krämer sieht in den genannten Zahlen daher eher einen Beweis für die Wirksamkeit und die Effektivität der modernen Medizin. Aber ganz gleich, von welcher Seite man die Statistiken betrachtet: Gesundheit messen ist unmöglich!

Wenn die Lebenserwartung nur minimal durch ärztliche Behandlungen beeinflußt wird, Gesundheit nicht statistisch erfaßbar ist und vorausgesetzt wird, daß geeignetere Parameter zur Überprüfung des Nutzens unseres Medizinbetriebs nicht vorhanden sind,
ergibt sich eine verblüffende Schlußfolgerung:

Die guten oder schlechten Auswirkungen der Medizin insgesamt sind nicht exakt meßbar. Eine Bilanz der modernen Medizin in Form einer genauen statistischen Analyse ist nicht möglich.

Die Auswirkungen der Medizin könnten nur durch ein Bevölkerungsexperiment zweifelsfrei bestimmt werden, bei dem nach einem Zufallsprinzip zwei Gruppen gebildet werden, wovon eine absolut ohne ärztliche Betreuung bleibt. Da ein solches Experiment aus begreiflichen Gründen nicht stattfinden kann, haben wir keine Beweise dafür, daß unser Gesundheitswesen nützlich ist. Natürlich kennt jeder von uns zahlreiche Personen, die einer ärztlichen Behandlung ihre Gesundheit oder sogar ihr Leben verdanken, einen Rückschluß auf die Gesamtheit der Medizin gestattet dies aber nicht. Immerhin gibt es auch Fälle, wo Therapiemaßnahmen für anhaltende Gesundheitsschäden oder den Tod eines Menschen verantwortlich sind. Wenn eine exakte Bilanz unmöglich ist, dann ist unsere Einstellung zur Medizin eher das Resultat einer gefühlsbestimmten Voreingenommenheit als einer kühlen, mathematischen Kalkulation. Je strahlender die Erfolge der Medizin dargestellt werden, desto günstiger erscheint die Bilanz, und je mehr die schädlichen Folgen betont werden, desto schlechter wird sie. Wer die bestehende Form der Medizin pauschal verurteilt, bezieht eine weltanschauliche und keine wissenschaftliche Position. Gleiches gilt aber auch für denjenigen, der unser Gesundheitssystem insgesamt als Wohltat und Segen darstellt.

Im Gegensatz zur Gesamtheit der Medizin ist die Messung der Wirksamkeit und Effektivität einzelner Behandlungsmethoden durchaus möglich. Je mehr wirkungslose Behandlungen stattfinden, desto ineffektiver muß die Gesamtheit aller ärztlichen Maßnahmen sein und desto schlechter daher die Gesamtbilanz der Medizin. Natürlich ist auch dieser Zusammenhang nicht mathematisch berechenbar. Dennoch sollte seine Kenntnis die Forderung nach konsequenter Überprüfung der Wirksamkeit aller medizinischen Behandlungsverfahren unterstützen. Nur die Medizin, die den Nutzen jeder einzelnen Therapiemaßnahme kennt, kann auch mit einiger Wahrscheinlichkeit als insgesamt nützlich angesehen werden. Eine Medizin, die massenweise ungeprüfte Behandlungen verwendet, ist insgesamt möglicherweise eher schädlich als nützlich.

Das medizinische Experiment

Die Wirksamkeit eines Therapieverfahrens kann nur durch einen Versuch in der Klinik oder ärztlichen Praxis überprüft werden, bei dem der Krankheitsverlauf von Patienten beobachtet und aufgezeichnet wird. Alle anderen Methoden, beispielsweise chemische Analysen, mikroskopische Untersuchungen oder physikalische Messungen, können möglicherweise die Wirkungsweise erklären oder einen Therapieerfolg plausibel machen, beweisen tun sie ihn nicht. Ein klinischer Versuch ist aber besonders problematisch, da die Eliminierung aller störenden Einflüsse zur Schaffung einer Idealsituation wie im wissenschaftlichen Labor aus einem Grund unmöglich ist: Es handelt sich um ein Experiment am lebendigen Menschen. Insbesondere stören die Auswirkungen eines Phänomens, das den Versuchsausgang erheblich beeinflussen kann, die menschliche Psyche. Wer in der Medizin kranke Menschen behandelt, wird feststellen, daß auch ein tröstendes Wort, Aufmunterung, Zuspruch oder die Beichte beim Priester eine Besserung der Krankheit bewirken können. Eigentlich unwirksame Substanzen wie Wasser oder Zuckerbonbons können eine heilende Wirkung haben, wenn sie mit ein paar optimistischen Worten dem Kranken verabreicht werden. Der Dichter und Arzt Gottfried Benn hat diese Tatsache so beschrieben:

»Der Körper ist offenbar etwas Flüchtiges, nicht der chemisch-physikalische Morast des neunzehnten Jahrhunderts mit den

Absätzen des Positivismus im Gesicht, sondern er ist nichts wie ein inneres Prinzip, und wenn man daran rührt, bewegt sich alles. Wenn der geeignete Mann daran rührt mit dem geeigneten Wort, das allerdings scheint die Bedingung zu sein. Aber dieser geeignete Mann kann der Tlinkitschamane sein, der um den Kranken tanzt, auf dem Kopf eine Krone aus Holzstäben, die den Hörnern der Bergziege gleichen und die aneinander schlagen wie zu einem Fest. Es kann der Zauberer sein mit siderischem Pendel, der Schäfer, der Lehmpriester, der Masseur mit der mystischen Apparatur, er kann in Lourdes sein und in der Christian science. Er muß nur an dieses innere Prinzip rühren, an dieses Herz aus Seele, an dem man sterben kann wie an einem Fels, der auf einen niederschlägt.«[1]

Heilen kann also auch der Schamane, der Priester oder jeder beliebige andere Mensch, er muß nur das »Herz aus Seele« erreichen. Solch ein »inneres Prinzip« kann von einem Naturwissenschaftler unmöglich akzeptiert werden, da es weder sichtbar, meßbar noch erklärbar ist. Der Wissenschaftler muß dieses Problem ignorieren. Da er aber nicht den Einfluß auf das Experiment vernachlässigen kann, verleiht er diesem Wirkprinzip einen Namen, der wissenschaftlich anmutet, in Wirklichkeit aber nur die Wissenslücke verdeckt.

Alle Heilmittel, deren Wirkung nicht direkt durch die physikalischen oder chemischen Einflüsse auf den Organismus erklärbar sind, werden als *»Plazebos«* bezeichnet. Im engeren Sinn wird in der Medizin unter einem Plazebo eine im menschlichen Organismus chemisch unwirksame Substanz verstanden, beispielsweise Wasser, Zucker usw., die ausschließlich durch ihre psychologische Wirkung zu einer Verbesserung des Gesundheitszustandes des Patienten führt. Dies ist jedoch keine zufriedenstellende Definition, da natürlich auch chemisch definierte pharmakologische

Substanzen zusätzlich Plazebowirkung haben, genau so wie Operationen und alle anderen Eingriffe. Wichtig für die Effektivität des Plazebos ist der Glaube des behandelnden Arztes und das Vertrauen des Patienten in die Wirksamkeit der Heilmethode. Sind beide von dem Erfolg überzeugt, ist das Plazebo eine außerordentlich wirksame Methode. Plazebos sind, wie es in einem Artikel des »Deutschen Ärzteblatts« heißt, materialisierte Trost- und Fürsorgeversprechen.

Wenn ein Patient im Rahmen eines klinischen Experiments versuchsweise mit einem Medikament behandelt wird, läßt der Ausgang der Krankheit, Genesung oder Tod, keinen Rückschluß auf die Wirksamkeit des Präparats zu. Der Patient kann trotz Behandlung, wegen der Behandlung oder völlig unabhängig davon überlebt haben oder verstorben sein. Aus diesem Grund ist bei einem klinischen Versuch ein Vergleich der behandelten Patienten mit einer Kontrollgruppe, die unbehandelt bleibt, erforderlich. Bei einer solchen Versuchsanordnung spricht man von einer »kontrollierten Therapiestudie«. Die Zuordnung der Patienten zur Behandlungs- bzw. Kontrollgruppe muß nach einem Zufallsprinzip stattfinden, da sonst Ungenauigkeiten auftreten. Wenn beispielsweise die Patienten in der Kontrollgruppe insgesamt deutlich älter oder schwerer krank sind, könnte dies zu einem besseren Abschneiden der Therapiegruppe führen und einen scheinbaren Behandlungserfolg vortäuschen. Die zufallsmäßige Verteilung der Patienten, die beispielsweise mit einem Losverfahren oder einem Computerprogramm bewirkt werden kann, wird nach dem englischen Wort für zufällig, »random«, als *»Randomisation«* bezeichnet.

Eine randomisierte Aufteilung in Therapie- und Kontrollgruppe ist jedoch nicht ausreichend, um exakte Ergebnisse über die Wirksamkeit eines bestimmten Therapieverfahrens zu produzieren. Falls die Therapiegruppe besser als die Kontrollgruppe abschneidet, bleibt die Unsicherheit bestehen, ob dieser Unterschied nicht ausschließlich Folge des mit der Behandlung unausweichlich verbundenen Plazeboeffekts ist. Aus diesem Grund müssen Therapie- und Kontrollgruppe scheinbar völlig gleichartig behandelt werden. Dazu erhalten die Patienten der Kontrollgruppe statt des zu untersuchenden Medikaments ein unwirksames Plazebopräparat, das möglichst genauso aussehen muß und verabreicht wird wie das Wirkpräparat, aber natürlich nicht die Wirksubstanz enthält. Damit ist aber noch keine gleichartige Plazebowirkung in Therapie- und Kontrollgruppe garantiert. Auch die behandelnden Ärzte dürfen bei einem klinischen Versuch nicht wissen, ob sie ihren Patienten das Wirkpräparat oder ein Plazebo verabreichen. Andernfalls besteht die Gefahr, daß sich die Ärzte bewußt oder unbewußt intensiver um die Patienten der Therapiegruppe kümmern und die Kontrollpatienten, die ja ohnehin »nicht richtig« behandelt werden, vernachlässigen. Die unterschiedliche Zuwendung der Ärzte zu den Versuchsgruppen würde nicht ohne Auswirkungen auf den Therapieerfolg bleiben, denn auch die Gesten, Worte und Handlungen des Arztes besitzen Plazebowirkung. Häufig ist die Persönlichkeit des Arztes sogar ausschlaggebend für das Behandlungsergebnis. Jeder Arzt ist ein personifiziertes Plazebo, und der Erfolg vieler Modeärzte oder Spezialisten dürfte eher Folge dieser Eigenschaft als Ausdruck ihrer herausragenden wissenschaftlichen Fähigkeiten sein.

Das klinische Experiment muß deshalb so angelegt sein, daß weder Arzt noch Patient wissen, welche Substanz verabreicht wird. Nur so kann gewährleistet werden, daß der vermutliche Einfluß von Plazebowirkungen in der Therapie-

und Kontrollgruppe gleich hoch ist und deshalb bei der gegenseitigen Aufrechnung keine Differenzen produziert. Wenn weder Arzt noch Patient wissen dürfen, ob im Einzelfall das Wirkpräparat oder ein Plazebo verwendet wird, ist die Verteilung und Zuordnung der Medikamente im Verlauf des Versuchs Aufgabe einer überwachenden Studienleitung. Experimente, die so angelegt sind, werden als »doppelblind« bezeichnet.

Die geschilderten Regeln eines klinischen Versuchs sind kompliziert und verlangen einen hohen organisatorischen Aufwand. Ihre genaue Einhaltung ist aber erforderlich, um exakte Ergebnisse zu erhalten. Wenn die gewonnenen Daten eine Differenz zwischen Therapie- und Kontrollgruppe zeigen, kann noch nicht unmittelbar entschieden werden, ob dies Ausdruck eines Behandlungserfolgs oder eines Zufalls ist. Die Statistiker müssen erst verschiedene mathematische Tests durchführen, um zu entscheiden, ob die gemessenen Unterschiede »signifikant« sind, das heißt mit hoher Wahrscheinlichkeit Ausdruck eines – positiven oder negativen – Therapieeffekts, oder ob sie »nichtsignifikant« sind und so mit hoher Wahrscheinlichkeit die Wirkungslosigkeit der Therapie belegen. Es muß betont werden, daß die statistischen Berechnungen nur Wahrscheinlichkeiten wiedergeben. Auch bei einem Versuch, wo signifikante Unterschiede zwischen Therapie- und Kontrollgruppe gemessen werden, kann dies Ausdruck eines (unwahrscheinlichen) Zufalls sein.

Es zeigt sich, daß der klinische Versuch eine komplizierte und aufwendige Angelegenheit ist. Zudem entstehen gerade bei medizinischen Experimenten schwerwiegende ethische Probleme. Ein klinischer Versuch ist nur dann zulässig, wenn tatsächlich unbekannt ist, welche Wirkung die fragliche Therapie hat. Eine nachgewiesen wirksame Behandlung darf einer Kontrollgruppe nicht vorenthalten werden. Außerdem müssen sämtliche teilnehmenden Patienten aus Therapie- und Kontrollgruppe über die Art des Versuchs vollständig aufgeklärt werden und ihr schriftliches Einverständnis geben.

Die Überprüfung der Wirksamkeit medizinischer Behandlungen ist nur unter erheblichen Schwierigkeiten möglich und erfordert einen großen Aufwand an Zeit, Geld und Personal. Zudem ist ein doppelblindes Verfahren teilweise gar nicht möglich, da die hochwirksamen pharmakologischen Substanzen der modernen Medizin so deutliche Wirkungen und Nebenwirkungen aufweisen, daß der behandelnde Arzt und der Patient schnell erraten, was für eine Art von Tabletten sie erhalten. Bei Operationen ist aus begreiflichen Gründen eine doppelblinde Therapiekontrolle völlig ausgeschlossen. Manchmal verweigern die Patienten eine Teilnahme an einer kontrollierten Studie, weil sie nicht der Kontrollgruppe zugeteilt und dadurch von einer neuen Behandlungsmethode ausgeschlossen werden möchten. Bei der Untersuchung von Behandlungen, die nur geringe Vorteile bieten, sind hohe Untersuchungszahlen notwendig, damit ein statistisch signifikanter Unterschied in Erscheinung tritt. Für einen exakten Vergleich werden dann einige hundert oder einige tausend Patienten benötigt, was besondere Probleme macht, wenn es sich um seltene Krankheiten handelt. Um den Versuch trotzdem durchführen zu können, arbeiten mehrere Krankenhäuser zusammen, was als »multizentrische Studie« bezeichnet wird. Die zufällige Aufteilung der Patienten erfolgt dann in der Regel telefonisch über eine gemeinsame Studienzentrale. Problematisch ist auch die Überprüfung des Nutzens einer vorbeugenden Behandlung, da zwischen dem Eingriff und dem möglichen Auftreten der Erkrankung ein jahre- oder jahrzehntelanger Zeitraum liegen kann, der eine extrem lange Studiendauer erforderlich macht.

Trotz der geschilderten Probleme sollte nach Möglichkeit versucht werden, die Wirksamkeit jedes neuentwickelten Therapieverfahrens durch einen klinischen Versuch zu überprüfen, außer der Erfolg ist bereits bei unsichereren Tests so überzeugend, daß es nicht gerechtfertigt ist, einer Kontrollgruppe die neue Behandlungsmöglichkeit vorzuenthalten. Das Auftauchen derartiger »Wundermittel« ist allerdings eine seltene Ausnahme. Bei den meisten in der theoretischen Forschung entwickelten Behandlungen sind die Vor- oder Nachteile nicht auf den ersten Blick erkennbar. In diesen Fällen ist die Durchführung eines randomisierten, kontrollierten und doppelblinden klinischen Versuchs das beste und zuverlässigste Verfahren, die Wirksamkeit zweifelsfrei zu belegen. Alle anderen Messungen gestatten lediglich indirekte und unsichere Rückschlüsse.

Das Verfahren der randomisierten klinischen Studie (Randomized Clinical Trial, RCT) wurde in den fünfziger Jahren entwickelt. Damals herrschte großer Optimismus, daß es jetzt möglich sei, die Medizin auf eine objektive Grundlage zu stellen. Insbesondere der englische Sozialmediziner A. L. Cochrane forderte sehr nachdrücklich, daß jedes neue Therapieverfahren, soweit dies finanziell und organisatorisch möglich sei, *vor* Einführung in die klinische Routine durch einen kontrollierten klinischen Versuch überprüft werden sollte. Er wies darauf hin, daß eine Mißachtung dieser Regel dazu führen kann, unwirksame oder sogar schädliche Methoden in breitem Umfang zu verwenden und Patienten zu gefährden.

Die Appelle von Cochrane sind jedoch ungehört geblieben und werden fortgesetzt mißachtet. Meist sind es gar nicht die organisatorischen Probleme, die verhindern, daß eine regelmäßige Kontrolle neuer Behandlungsverfahren stattfindet. Neu entwickelte Therapien werden anfänglich in der Regel überoptimistisch beurteilt und wecken unrealistische Erwartungen. Dies fördert ein Wunschdenken unter Ärzten und Patienten, das eine umständliche, aufwendige und vor allem langdauernde Prüfung überflüssig erscheinen läßt. In der Zwischenzeit, so wird in dieser Situation argumentiert, könnten zahlreiche Patienten erkranken und sterben, denen man mit der neuen Behandlungsmethode hätte helfen können. Zusätzlich macht das Profitinteresse der Industrie eine schnelle Einführung in die klinische Praxis erforderlich, weil die Entwicklung neuer Präparate und Technologie mit immer höheren Kosten verbunden ist. Alle diese Faktoren zusammen bewirken, daß neue Therapieverfahren in der Regel ohne Kontrolle in die klinische Praxis übernommen werden. Falls später kontrollierte Studien stattfinden, die keine Wirksamkeit bestätigen, werden die Resultate ignoriert oder durch statistische Rechentricks verschleiert. Die nachfolgenden Kapitel enthalten zahlreiche Beispiele für ein solches Vorgehen.

Die Übertherapie von Krankheiten

Die modernen Seuchen

In den letzten 300 Jahren hat sich ein dramatischer Rückgang tödlicher Infektionserkrankungen ereignet. Schwere Infektionen mit möglicher Todesfolge sind mittlerweile selten geworden. Bestimmte Krankheiten sind absolute Raritäten: Diphtherie, Ruhr, Cholera, Pest und Pocken werden in den reichen Industrieländern so gut wie gar nicht mehr diagnostiziert. Auch die Häufigkeit von Tuberkulose, Typhus oder Syphilis hat deutlich abgenommen. An die Stelle der Infektionen sind die Gefäß- und Krebserkrankungen getreten. Die Hälfte aller Todesfälle in Deutschland wird durch Gefäßerkrankungen verursacht, ein weiteres Viertel durch Krebs. Herzinfarkt, Schlaganfall, Lungenkrebs und Brustkrebs sind die Namen der modernen Seuchen.

Sowohl die Gefäß- als auch die Krebskrankheiten werden mit zunehmendem Lebensalter häufiger. Ihre Entstehung scheint eng mit dem normalen Alterungsprozeß verknüpft zu sein. Im Fall des Gefäßsystems betrifft dieser Vorgang hauptsächlich die Schlagadern oder Arterien, die das Blut vom Herzen zu den Körperzellen leiten. Dies hängt möglicherweise mit ihrer kontinuierlichen und starken mechanischen Beanspruchung zusammen. Das Herz pumpt das Blut mit rhythmischen Kontraktionen unter hohem Druck durch die Arterien, wodurch permanente Spannungsänderungen in der Gefäßwand verursacht werden. Die Arterienerkrankung beginnt zunächst mit einer Fetteinlagerung in die Gefäßwand. Im weiteren Verlauf kommt es zu einer Gefäßverhärtung, zu Verquellungen und plaqueartigen Auflagerungen der Innenwand und der Ausbildung von Gerinnseln. Im

Spätstadium kann eine Verkalkung des Gefäßes eintreten. Diese Erkrankung wird als Arterienverkalkung oder Arteriosklerose bezeichnet. Als deren Folge treten Gefäßverengungen auf, sogenannte Stenosen, die zu Durchblutungsstörungen führen.

Je nach Schweregrad der Stenose und in Abhängigkeit von deren Lokalisation können eine Beeinträchtigung von Organfunktionen oder Mißempfindungen und Schmerzen eintreten. Die Schmerzen, die der Patient bei Durchblutungsstörungen des Herzens spürt, werden als Angina pectoris bezeichnet. Bei einem vollständigen Gefäßverschluß stirbt das Gewebe, das nicht mehr mit Sauerstoff und Nährstoffen versorgt wird, ab. Man bezeichnet dies als Infarkt. Wenn das Herz betroffen ist, resultiert ein Herzinfarkt; ein Infarkt des Gehirns verursacht einen Schlaganfall. Große Infarkte, die zu schweren Organzerstörungen führen, können tödlich sein. Die Arteriosklerose manifestiert sich bevorzugt in bestimmten Gefäßgebieten. Dazu gehören die Arterien, die das Herz mit Blut versorgen, die Herzkranz- oder Koronargefäße, und die hirnversorgenden Arterien. Eine Arteriosklerose der Koronargefäße wird als koronare Herzkrankheit (KHK) bezeichnet. Entsprechend ihrer bevorzugten Lokalisation sind Herzinfarkte und Schlaganfälle die häufigsten Todesursachen bei Arteriosklerose.

Das Funktionieren des Organismus ist nur möglich durch eine genaue Koordinierung aller Bestandteile. Die Teilung und Differenzierung jeder Körperzelle richtet sich nach einem hochkomplizierten Mechanismus, der durch bestimmte Genstrukturen gesteuert wird. Zellen, die infolge einer Schädigung nicht mehr diesen Steuerungsprozessen folgen, werden bösartig. Sie teilen sich autonom, das heißt unabhängig von den übergeordneten Regulationssystemen, und bilden Tumore, die als Krebs bezeichnet we

Kennzeichen bösartiger Tumore ist die Infiltration und Zerstörung benachbarter Organe und die Streuung in andere Körperregionen mit Bildung von Tochtergeschwülsten, sogenannten Metastasen. Die Zerstörung lebenswichtiger Organe führt zum Tod des Krebskranken.

Der Wechsel der vorherrschenden Krankheiten schafft für die moderne Medizin besondere Probleme. Bei den Infektionskrankheiten war es der Wissenschaft erstmalig gelungen, ein schlüssiges Konzept von Krankheitsursache und Krankheitsentstehung zu entwickeln. Dies war die Voraussetzung für eine effektive Therapie. Die Kenntnis der Krankheitsursache setzte die Wissenschaftler in die Lage, chemische Substanzen zur Bekämpfung der Krankheitserreger zu entwickeln. Bei den Krankheiten, mit denen sich heute hauptsächlich die Mediziner beschäftigen, sind die Ursachen weitgehend unklar. Es sind zwar eine Reihe von Schädigungen bekannt, in deren Folge eine Krebs- oder Gefäßkrankheit möglicherweise auftreten kann. Eine eindeutig identifizierbare Krankheitsursache, die regelmäßig und vorhersagbar eine solche Erkrankung auslöst, gibt es aber nicht. In den Lehrbüchern wird von einer »multifaktoriellen« Verursachung der Gefäß- und Krebserkrankungen gesprochen, eine Bezeichnung, die nicht viel mehr als eine wohlklingende Umschreibung der Tatsache ist, daß die wirkliche Krankheitsursache unbekannt ist. Diese Unkenntnis bedeutet, daß im Fall der Gefäß- und Krebskrankheiten eine Beseitigung der Krankheitsursache, das heißt eine kausale Therapie, nicht möglich ist. Die Behandlung kann lediglich bestimmte Symptome beseitigen, der Krankheitsprozeß insgesamt bleibt unbeeinflußt.

Bei Infektionskrankheiten liegt zwischen dem Zeitpunkt der Ansteckung und dem Ausbruch der Erkrankung meist nur eine kurze Zeitspanne, in der Regel wenige Tage. Es handelt sich also um akute Krankheiten, die schnell diagnostiziert werden können. Bei den Gefäß- und Krebserkrankungen ist dies anders. Arterienveränderungen lassen sich bereits bei Jugendlichen und jungen Erwachsenen feststellen. Bis diese Gefäßveränderungen so weit fortgeschritten sind, daß Symptome auftreten und der Betreffende krank wird, vergehen mehrere Jahrzehnte. Ähnliches gilt für die Krebserkrankungen. Jeder Tumor durchläuft von seiner Entstehung bis zu dem Zeitpunkt, an dem er diagnostizierbar wird, eine jahrelange Wachstumsphase. Die Gefäß- und Krebserkrankungen sind demnach chronische Krankheiten, die erst in einem fortgeschrittenen Krankheitsstadium erkannt werden. Schwerwiegende Organschäden sind in diesem Stadium häufig bereits eingetreten und können dann in der Regel nicht mehr beseitigt werden.

Vereinfachend läßt sich der Wandel der vorherrschenden Krankheiten als eine *Verschiebung von akuten, heilbaren Erkrankungen mit bekannter Ursache zu chronischen, unheilbaren Krankheiten mit unbekannter Krankheitsursache* beschreiben. Eine solche Veränderung muß natürlich Auswirkungen auf die Effektivität und Wirksamkeit der medizinischen Behandlungsmöglichkeiten haben. Hinzu kommt, daß die Häufigkeit von Gefäß- und Krebskrankheiten mit zunehmendem Lebensalter exponentiell ansteigt. Die Ärzte behandeln meist ältere Patienten, bei denen die schlechtere körperliche Verfassung, die geringere Widerstandskraft und die Tatsache, daß oft eine Vielzahl von Erkrankungen gleichzeitig vorliegen, die Chancen einer Genesung deutlich verschlechtern.

Diese Ausführungen zeigen, daß die modernen Seuchen die Ärzte vor Probleme stellen, die sich grundsätzlich von denen vergangener Zeiten unterscheiden. Durch die Verschiebung der Krankheitshäufigkeiten haben die Erfolge der

Vergangenheit teilweise ihre Bedeutung verloren. Die großartigen Entdeckungen von Robert Koch und Alexander Fleming kamen zu spät, um die Geschichte der Krankheiten zu verändern. Der Rückgang der Infektionskrankheiten gelang in erster Linie durch die Beseitigung des Elends der armen Stadtbevölkerung. Für die Menschen unserer Zeit spielten die Infektionskrankheiten bisher keine entscheidende Rolle. Dies hat sich allerdings durch das Auftreten von AIDS geändert, einer Infektionskrankheit, bei der die vorhandenen Therapiemöglichkeiten erfolglos sind.

Zweifel an der Wirksamkeit und dem Nutzen der modernen Medizin werden durch die Erfolge der Vergangenheit nicht überflüssig. An die Stelle der Infektionskrankheiten sind heute weitaus komplexere Erkrankungen getreten, deren besondere Eigenschaften verhindern werden, daß zu ihrer Behandlung in absehbarer Zeit ebenso wirksame Mittel zur Verfügung stehen werden, wie es sie zur Therapie bakterieller Infekte gibt. Die Erfahrungen aus der Medizingeschichte besagen zudem, daß Krankheiten nicht verschwinden und einer allgemeinen Gesundheit Platz machen, sondern daß Krankheiten durch andere Krankheiten abgelöst werden. Selbst wenn es gelingen könnte, ein wirksames Medikament gegen Krebs zu finden, würde dies nur bedeuten, daß die Krebskrankheiten in der Todesursachenstatistik durch eine andere Gruppe von Krankheiten ersetzt würden. Seitdem Aufzeichnungen über die Lebenserwartung vorhanden sind, hat sie sich nur unwesentlich verändert. Bereits im Jahr 1825 errechnete der englische Lebensversicherungsfachmann Gompertz, daß sich die Wahrscheinlichkeit zu versterben nach Erreichen des Erwachsenenalters alle acht Jahre verdoppelt. Diese Regel ist noch heute gültig, und wir haben wenig Grund zur Annahme, daß dies in der Zukunft anders sein wird.

Mit dem Skalpell gegen den Herztod

Im Jahr 1768 berichtete der bekannte englische Arzt William Heberden vor dem »Royal College of Physicians« von einer neuen Krankheit, die er bei seinen Patienten beobachtet hatte:

»Es gibt eine Erkrankung im Brustkorb. Diejenigen, die davon betroffen sind, werden beim Laufen, insbesondere in der Zeit unmittelbar nach dem Essen, von einer schmerzhaften und außerordentlich unangenehmen Empfindung ergriffen, die so heftig ist, daß es scheint, als würde sie dem Leben augenblicklich ein Ende setzen, wenn sie weiter andauert oder sich verstärkt: aber in dem Moment, wo die Patienten stehen bleiben, verschwindet alles Unbehagen augenblicklich.«[1]

Bei der von Heberden beschriebenen Erkrankung handelt es sich um die typischen Symptome einer Angina pectoris. Es vergingen jedoch noch einige Jahrzehnte, bis allgemein anerkannt war, daß die Ursache dieser Krankheit Durchblutungsstörungen des Herzmuskels infolge einer Arteriosklerose der Herzkranzgefäße sind. Ausgehend von dieser Erkenntnis wurden Versuche unternommen, die Durchblutung des Herzens durch chirurgische Eingriffe zu verbessern. Zu diesem Zweck entwickelte der amerikanische Chirurg Claude S. Beck vor dem Zweiten Weltkrieg eine Operation, bei der der Herzbeutel eröffnet wurde und oberflächliche Verletzungen auf der Herzoberfläche herbeigeführt wurden. Diese Maßnahme sollte eine Entzündung mit einer nachfolgenden Verstärkung der Blutzufuhr hervorrufen. Zur Förderung des Entzündungsprozesses streute Beck verschiedene Substanzen in den eröffneten Herzbeutel, u.a. Knochenstaub, Talkum, Magnesiumsilikat, Sand und Asbeststaub. Trotz äußerst bescheidener Erfolge, was aus heutiger Sicht nicht verwundern kann, und einer Operationssterblichkeit von bis zu 50 % blieb Beck von dem Nutzen seiner Operationsmethode überzeugt.

Nach dem Krieg wurde in Kanada ein Operationsverfahren entwickelt, bei dem die Schlagader, die an der Innenseite des Brustkorbs verläuft, in den Herzmuskel umgeleitet wurde. Da damals noch keine gefäßchirurgischen Techniken zur Verfügung standen, wurde das Gefäß nicht an die Herzkranzgefäße angeschlossen, sondern einfach in einen zuvor in den Herzmuskel gestochenen Kanal gesteckt und dort vernäht. Eine einfachere Operation entstand 1954 in Italien. Dort ging man von der Überlegung aus, daß eine beidseitige Unterbindung der beiden Arterien an der Brustkorbinnenseite zu einem Blutstau führen würde, der das Blut in die Herzkranzgefäße umleiten könnte. Tatsächlich berichteten die meisten Patienten von einem Nachlassen der Schmerzen nach der Operation. Der Glaube an den Nutzen des Eingriffs wurde jedoch erschüttert, nachdem 1959 eine kontrollierte Studie publiziert wurde, die keinen positiven Effekt der Operation nachweisen konnte. Die Erleichterung der Patienten war ausschließlich Ausdruck einer Plazebowirkung, die auch bei einer Scheinoperation eintrat. Dieses Beispiel verdeutlicht den Nutzen, aber auch die Probleme kontrollierter Studien. Einerseits konnte durch die Untersuchung die Wirkungslosigkeit der Operation nachgewiesen werden, was wahrscheinlich zahlreichen nachfolgenden Patienten einen gleichartigen Eingriff ersparte. Andererseits ist es natürlich berechtigt zu fragen, ob es ethisch vertretbar ist, aus wissenschaftlichen Gründen eine Operation vorzutäuschen, die für die Betroffenen immerhin eine überflüssige Narkose und eine oberflächliche Hautverletzung bedeutete. Der Rückblick in die Geschichte zeigt zudem, daß bis in die jüngste Gegenwart Operationsverfahren durchgeführt und propagiert wurden, die wahrscheinlich mehr geschadet als geholfen haben. Dies sollte uns vorsichtiger bei der Beurteilung der gegenwärtig praktizierten Medizin machen. Die Chancen, daß zahlreiche Therapieverfahren, die heute mit Stolz und Zuversicht betrieben werden, bei den nachfolgenden Medizinergenerationen unverständliches Kopfschütteln auslösen könnten, ist nicht gering.

Im Jahr 1967 führte der argentinische Chirurg René G. Favaloro an der Cleveland Clinic in Ohio erstmalig eine Operation durch, bei der die Verengungen der Herzkranzgefäße durch ein Venenstück, das vorher am Bein entnommen wurde, überbrückt werden. Dieses Verfahren, das als *Bypassoperation* bekannt wurde, war in den Augen der Herzspezialisten und Chirurgen der endgültige Durchbruch in der Behandlung der Angina pectoris. Innerhalb eines Zeitraums von zehn Jahren, von 1971 bis 1981, stieg in den Vereinigten Staaten die Zahl der jährlich durchgeführten Bypassoperationen von 24 000 auf 160 000, 1985 betrug die Anzahl der Bypassoperationen 200 000, 1990 ungefähr 300 000. Bei durchschnittlichen Kosten von 15 000 Dollar je Operation ergibt sich eine Gesamtsumme von 4,5 Milliarden Dollar, die in einem Jahr in den USA für die Bypasschirurgie ausgegeben wird. In dieser Summe sind die Kosten der vorbereitenden Diagnostik, einschließlich der Herzkatheteruntersuchungen und der Nachbetreuung nicht enthalten. Auch in Deutschland erlebte die Bypasschirurgie eine ähnlich stürmische Entwicklung. Hier werden pro Jahr etwa 40 000 Operationen durchgeführt.

Die Etablierung der Bypassoperation als Standardverfahren zur Behandlung arteriosklerotisch veränderter Herzkranzgefäße fand statt, bevor Zahlen über den Langzeiterfolg der Methode vorlagen. Lediglich die unmittelbare operationsbedingte Sterblichkeit oder kurzzeitige Krankheitsverläufe waren bekannt. Insbesondere Daten zur Frage, ob eine Lebensverlängerung für den Patienten durch die aufwendige Operation erreicht werden kann, lagen nicht vor. Der Wunsch der Ärzte, den Patienten ein erfolgversprechendes Therapieverfahren anbieten zu können, und die theoretischen Überlegungen über den Nutzen des Eingriffs reichten aus, um der Operation zum Durchbruch zu verhelfen.

Um die Wirksamkeit der Koronarchirurgie nachträglich zu dokumentieren, wurden in den siebziger Jahren mehrere große kontrollierte Therapiestudien durchgeführt. Die wichtigsten sind die »Veterans Administration Cooperative Study (VACS)«[2], die »Coronary Artery Surgery Study (CASS)«[3] und die »European Coronary Surgery Study (ECSS)«[4, 5]. In diese Studien wurden mehr als 2000 Patienten mit einer Arteriosklerose der Herzkranzgefäße aufgenommen, die entweder operiert oder ausschließlich medikamentös behandelt wurden. Bei Auswertung der VACS-Studie konnte innerhalb eines Zeitraums von 11 Jahren kein Unterschied zwischen den operierten und nichtoperierten Patienten in bezug auf die Überlebensrate gefunden werden. Lediglich bei bestimmten Untergruppen (Patienten mit fortgeschrittenen Gefäßveränderungen und schlechter Pumpfunktion des Herzens sowie bei einer Verengung des Hauptstamms der linken Kranzarterie) erwies sich das chirurgische Verfahren in den ersten Jahren nach Operation als überlegen. Auch in der CASS-Studie war während einer Beobachtungsdauer von fünf Jahren keine höhere Überlebensrate der operierten Patienten festzustellen. Lediglich in der ECSS-Studie zeigte sich innerhalb von fünf Jahren eine höhere Sterblichkeit der medikamentös behandelten Patienten. Dies glich sich jedoch im weiteren Verlauf teilweise wieder aus, da bei den operierten Patienten nach dem fünften Beobachtungsjahr eine höhere Sterberate als bei der Kontrollgruppe gemessen wurde.

Natürlich wäre eine Operation auch dann gerechtfertigt, wenn sich eine deutliche Verbesserung der Krankheitssymptome erreichen ließe, ohne daß dies gleichzeitig eine Lebensverlängerung bedeuten würde. In der VACS-Studie konnte bei den operierten Patienten ein und fünf Jahre nach Operation eine etwas größere Schmerzreduktion und eine bessere Belastbarkeit als bei den nur medikamentös behandelten Patienten festgestellt werden. Dieser positive Effekt war jedoch nur kurzfristig und konnte bei einer erneuten Kontrolle nach 10 Jahren nicht mehr nachgewiesen werden.[6] In einer schwedischen Untersuchung wurde festgestellt, daß nach Bypassoperation weniger als die Hälfte aller Patienten bei normalen Belastungen des Alltags beschwerdefrei waren.[7]

Diese Ergebnisse sind für ein eingreifendes und teures Therapieverfahren absolut niederschmetternd und ernüchternd. Der Aufwand steht in keinem Verhältnis zum Nutzen der Operation. Was können die Gründe dafür sein, daß die Bypasschirurgie nicht die Erwartungen der Ärzte erfüllen konnte? Folgende mögliche Erklärungen bieten sich an:

- Bei der Bypassoperation besteht eine nicht unerhebliche Operationssterblichkeit. Unmittelbar während der Operation oder in den ersten Tagen danach sterben zwischen 1,4 % (CASS) und 5,8 % (VACS) der Patienten. Dies sind Patienten, die ohne Operation noch einen gewissen Zeitraum gelebt hätten.
- Während der Bypassoperation kann es infolge der Manipulation an den Kranzgefäßen zur Auslösung eines Herzinfarktes kommen. Untersuchungen unmittelbar nach der

Operation ergeben bei 6,4 % (CASS) bzw. 9,9 % (VACS) der Patienten Hinweise für ein Infarktereignis während des Eingriffs.

- Durch die Anlage eines Bypasses kommt es in den überbrückten Gefäßen zu einer Beschleunigung der Arteriosklerose. Katheteruntersuchungen von operierten Patienten zeigen, daß in den durch die Überbrückung entlasteten Gefäßen etwa 10mal häufiger ein Fortschreiten der Wandveränderungen beobachtet werden kann als in Vergleichsgefäßen.[8]
- In einem nicht unerheblichen Teil der Bypassgefäße tritt ein Verschluß ein. Allgemein wird eine jährliche Verschlußrate von 5 % angenommen.
- Die Chirurgie der Herzkranzgefäße ist keine Behandlung der Krankheitsursache, sondern nur der Symptome. Ein weiteres Fortschreiten der Gefäßveränderungen ist daher zu erwarten. Da die Arteriosklerose das ganze Gefäßsystem betrifft, bestehen häufig gleichzeitig Durchblutungsstörungen anderer Organe. Durch eine Änderung der Lebensgewohnheiten und eine Behandlung sogenannter Risikofaktoren kann allenfalls die Geschwindigkeit, mit der die Gefäßerkrankung abläuft, verringert werden.

Neben den genannten Faktoren, die das Operationsergebnis negativ beeinflussen, sind weitere unerwünschte Nebenwirkungen einer Bypassoperation bekannt:

- Ungefähr die Hälfte der operierten Patienten klagt nach dem Eingriff über stärkere rheumatische Schmerzen im Bereich des Brustkorbs, die teilweise länger anhalten können.[9]
- Nach Bypassoperationen kommt es in mehr als 16 % der Fälle zu vorübergehenden und in rund 6 % zu bleibenden

Störungen der Denkfunktion. Dies erklärt sich möglicherweise durch Blutgerinnsel, die sich während der Operation bilden und über die Blutbahn in die Gefäße gelangen, die das Gehirn mit Blut versorgen.[10]

Die krasse Diskrepanz zwischen dem enormen finanziellen, personellen und technischen Aufwand und dem marginalen Nutzen von Bypassoperationen hätte eigentlich, wenn die Ärzte die Ergebnisse ihrer eigenen Untersuchungen ernst genommen hätten, zu einem weitgehenden Stopp der Koronarchirurgie führen müssen. Lediglich bei wenigen, besonders definierten Fällen läßt sich der Eingriff weiterhin rechtfertigen. Der Boom der Bypasschirurgie blieb jedoch völlig unbeeinflußt von den Ergebnissen der Therapiestudien. Mediziner und Politiker propagieren das Operationsverfahren unverändert als unbedingt notwendig und segensreich. Wie ist dies zu erklären?

In einem Artikel der Zeitschrift »Social Science and Medicine« wird ausgeführt:

»Die Entwicklung und die unveränderte Anwendung der Bypasschirurgie zeigt, daß die medizinische und chirurgische Praxis in den USA mehr durch soziologische, politische und ökonomische Kräfte geformt wird als durch unbeeinflußte, wertfreie ›wissenschaftliche Daten‹ oder die Sorge für die Gesundheit und das Wohlergehen der amerikanischen Bevölkerung«[11].

Als Gründe für das Festhalten der Gesellschaft an dem Behandlungsverfahren werden der gesellschaftliche Stellenwert der Medizin, der Wunsch der Bevölkerung nach effektiver Behandlung und das ökonomische Interesse der Ärzte, Kliniken und der medizinischen Industrie genannt.[11] Ein weiterer Grund könnte sein, daß die verantwortlichen Politiker ausgerechnet zu der Bevölkerungsgruppe gehören, die von einer koronaren Herzkrankheit besonders häufig betroffen ist, nämlich Männer in einem Alter über 50 Jahren. Das Engagement der Politiker für die Herzchirurgie könnte somit Ausdruck des bewußten oder unbewußten Wunsches sein, möglichst viel für die Sicherung der eigenen Gesundheit zu tun.

Die Bypasschirurgie befriedigt keinen objektiv feststellbaren Bedarf. Sie schafft sich den Bedarf selbst und führt durch ihre alleinige Existenz zu weiterer Nachfrage. Dies läßt sich durch ein Beispiel aus Kanada belegen. Nach Errichtung des hochmodernen »Ottawa Heart Institute« lag die Häufigkeit von Bypassoperationen in den umliegenden Regionen um 20% höher als in anderen Gegenden Kanadas[12], was natürlich nicht dadurch erklärt werden kann, daß die Menschen in Ottawa häufiger herzkrank sind als die Bewohner von Toronto oder Montreal. Das Beispiel zeigt vielmehr, daß vorhandene Kapazitäten auch benutzt werden, unabhängig davon, wie häufig die Erkrankung ist. Die Nachfrage kann nahezu unendlich ausgedehnt werden, weil sich die Notwendigkeit zu einer Operation nicht aus objektiven Kriterien ergibt. Wenn man fordern würde, daß nur die Patienten operiert werden, bei denen nach den Ergebnissen der vorliegenden Therapiestudien die berechtigte Hoffnung auf eine erhebliche Besserung der Krankheitssymptome oder einer Lebensverlängerung besteht, dann wäre die Mehrzahl der gegenwärtig durchgeführten Eingriffe überflüssig.

Die Entscheidung zur Bypassoperation wird demnach maßgeblich vom Wunschdenken der Ärzte und Patienten bestimmt. Die Ärzte möchten ein effektives Therapieverfahren in der Hand haben, das ihnen eine Behandlung der Erkrankung erlaubt und die Kompetenz der Medizin belegt.

Die Patienten erwarten, daß »alles« für sie getan wird. Dabei versprechen sie sich von einem chirurgischen Eingriff weitaus mehr als von der Verordnung eines Medikaments. Die meisten Patienten sind daher hocherfreut, wenn ihnen mitgeteilt wird, daß sie für eine Bypassoperation vorgesehen sind.

In Deutschland fordern Mediziner, Politiker und Öffentlichkeit den weiteren Ausbau der Kapazitäten der Herzchirurgie. Professor Dr. Peter Kalmar, Direktor der Klinik für Herz- und Gefäßchirurgie der Universitätsklinik Hamburg-Eppendorf, erklärte im »Deutschen Ärzteblatt« vom Mai 1990, daß eine Erhöhung der Operationsfrequenz von gegenwärtig 530 Operationen je Jahr und eine Million Einwohner auf 900 bis 1000 unbedingt erforderlich sei. Wenn dies nicht gelänge, stehe die Herzchirurgie »mit dem Rücken zur Wand«.[13] Es stellt sich allerdings die Frage, was die dramatischen Appelle rechtfertigt und wie der hypothetische Bedarf an Operationen errechnet wurde. Da es keine Daten aus Therapiestudien gibt, die eine derart breite Anwendung der Herzchirurgie rechtfertigen, handelt es sich wohl eher um reine Spekulationen. Es entsteht der Eindruck, als ob ein Plansoll aus politischen Gründen festgelegt werden soll, völlig unabhängig von medizinischen Erfordernissen.

Die Vereinigung Deutschlands hat der Herzchirurgie im Osten einen neuen Markt beschert. In ihrem Bericht zur »Situation der Herzchirurgie 1991 in Deutschland« erklärt die »Arbeitsgemeinschaft der leitenden Medizinalbeamten (AGLMB)«, daß der herzchirurgische Versorgungsgrad in Deutschland zwischen den alten und neuen Bundesländern weit auseinanderklaffe. Deshalb sei es unbedingt erforderlich, vor einem Ausbau herzchirurgischer Zentren im Westen den Nachholbedarf im Osten zu befriedigen. Dazu müßten zu den bestehenden sechs Zentren acht bis zehn zusätzliche Herzkliniken zwischen Elbe und Oder gebaut werden.[14] Auffallend an diesem Bericht ist, daß überhaupt nicht begründet wird, warum ein »Nachholbedarf« in den neuen Bundesländern besteht. Der Leser muß den Eindruck gewinnen, als ob die Bürger der ehemaligen DDR massenweise an einem vorzeitigen Herztod verstorben sind. Tatsächlich gibt es aber im Fall der Herzkranzgefäßerkrankungen keine ausgeprägten Unterschiede in der Gesundheit und Lebenserwartung zwischen beiden Teilen Deutschlands. Der »Nachholbedarf« der neuen Länder wird ganz anders begründet. Es wird als selbstverständlich vorausgesetzt, daß eine hohe Anzahl von Operationen fortschrittlich und erfreulich ist. Deshalb muß die herzchirurgische Kapazität der Ostländer an die der Westländer angepaßt werden und nicht umgekehrt. Dabei spielt es überhaupt keine Rolle, welche Beweise dafür vorliegen, daß dies tatsächlich nützlich sein könnte. Über eines brauchen sich die Planer der neuen Herzzentren im Osten jedenfalls keine Gedanken zu machen: Ausreichend Patienten, die sich dort operieren lassen wollen, werden auf jeden Fall vorhanden sein.

Seit 1977 steht neben der Chirurgie ein weiteres Verfahren zur Beseitigung von Verengungen der Koronararterien zur Verfügung. Es handelt sich um die *Ballondilatation* oder PTCA (Percutane Transluminale Coronarangioplastie), die von dem Deutschen Andreas Grüntzig erstmalig erfolgreich durchgeführt wurde. Der Vorteil der Ballondilatation gegenüber einer Bypassoperation besteht darin, daß sie im Rahmen einer Herzkatheterisierung vorgenommen werden kann und ein operativer Eingriff mit Eröffnung des Brustkorbs nicht erforderlich ist. Bei dem Verfahren wird ein Katheter durch die verengte Gefäßstelle hindurchgeführt, anschließend wird ein Ballon an der Katheterspitze unter Druck mit Flüssigkeit gefüllt, so daß die Gefäßverengung aufgeweitet wird. Es ist klar, daß die Gefäßwand in dem gedehnten Anteil in Mitleidenschaft gezogen wird und einreißen kann. In der verletzten Region können sich Blutgerinnsel bilden, die erneute Verengungen oder komplette Gefäßverschlüsse auslösen können. Nachdem sich jedoch zumindest ein kurzfristiger Therapieeffekt belegen ließ, wurde auch diese Methode innerhalb kürzester Zeit in die klinische Routine eingeführt und wird mittlerweile häufiger verwendet als eine Bypassoperation.

Obwohl die Notwendigkeit einer Narkose und eines operativen Zugangs entfallen, ist die Ballondilatation kein ungefährlicher Eingriff. Bei den ersten 1500 Patienten, die zwischen 1977 und 1981 im PTCA-Register des amerikanischen »National Heart Lung and Blood Institute« erfaßt wurden, kam es in nahezu 10% zu schweren Komplikationen wie akuten Gefäßverschlüssen, Infarkten oder Notoperationen: 1,1% der Patienten verstarben infolge der Behandlung.[15] Bei 25 bis 35% der Patienten kommt es innerhalb eines Zeitraums von 6 Monaten nach dem Eingriff zu erneuten Beschwerden.[16] Die hohe Rate an Rückfällen bedingt, daß die Ballondilatation in der Regel mehrfach vorgenommen werden muß. Auf der 65. Jahrestagung der »American Heart Association« 1991 in New Orleans berichtete der Bostoner Professor Dr. David P. Faxon, daß bei einem Drittel der Patienten, die mit einer Ballondilatation behandelt wurden, der Eingriff bereits innerhalb von 6 Monaten wiederholt werden müsse.[17] Dadurch erhöht sich natürlich die Wahrscheinlichkeit für das Auftreten weiterer Komplikationen. Auch wenn sich durch eine Verbesserung der Technik und eine größere Routine der Ärzte in Zukunft die Komplikationsrate deutlich reduzieren läßt, bleibt ein beträchtliches Risiko bestehen.

Darüber hinaus wird von den Kardiologen nicht ausreichend berücksichtigt, daß die Ballondilatation für die meisten Patienten ein beängstigendes und traumatisierendes Ereignis ist. Die Abhängigkeit von der Technologie und der Kompetenz des Arztes wird als Hilflosigkeit erlebt. Das Vertrauen in die eigene Gesundheit wird erschüttert. Die Patienten werden ausrücklich darauf hingewiesen, daß es zu einem Rückfall durch eine erneute Verengung des Gefäßes kommen kann. Nach Entlassung aus der Klinik achten sie daher auf jede Störung der Befindlichkeit. Jeder Brustschmerz wird angstvoll registriert und führt zu neuen Klinikeinweisungen, erneuten Katheteruntersuchungen und weiteren Ballondilatationen. Auf diese Weise leben die Patienten in ständiger Abhängigkeit von medizinischer Betreuung, entwickeln hypochondrische Tendenzen und verlieren ihr Selbstbewußtsein. Bei Verlaufsbeobachtungen nach Ballondilatation der Herzkranzgefäße konnte festgestellt werden, daß viele Patienten auch dann ihre gewohnte Arbeit nicht wieder aufnehmen, wenn sie körperlich dazu bereits in der Lage sind. Als wichtigste Ursache dafür konnte ein Verlust des Selbstvertrauens nachgewiesen werden, den Patienten mit geringer Schulbildung oder niedrigem Sozialstatus besonders intensiv empfinden.[18]

Die Häufigkeit von körperlichen und seelischen Komplikationen lassen es als höchst fragwürdig erscheinen, ob die schnelle Einführung der Ballondilatation als Standardmethode gerechtfertigt war. Auch in diesem Fall ist anzumerken, daß bis zum gegenwärtigen Zeitpunkt keine Daten über langfristige Therapieergebnisse vorliegen. Entsprechende Studien werden vorbereitet, ihre Ergebnisse sind erst in einigen Jahren verfügbar. Aber selbst wenn die Ballondilatation in den Untersuchungen genauso schlecht abschneidet wie die Bypassoperation, ist damit zu rechnen, daß sie weiter verwendet wird. Allenfalls könnten andere Methoden an die

Stelle der PTCA treten, von denen sich die Ärzte mehr versprechen. Zahlreiche neue Verfahren werden entwickelt. Dazu gehört beispielsweise die Verwendung selbstaufweitender Gefäßstützen, sogenannter Stents, die durch einen Katheter in das Herzkranzgefäß eingebracht werden können. Andere Methoden sind die sogenannte direktionale Atherektomie, die Hochfrequenz-Rotationsatherektomie oder die Laserangioplastie. Ob damit allerdings mehr erreicht werden kann als mit den herkömmlichen Methoden, erscheint fraglich. Die Überprüfung der Verfahren in klinischen Studien bedeutet einen gigantischen Aufwand, der, falls überhaupt realisierbar, noch Jahre in Anspruch nehmen wird.

Es zeigt sich, daß bisher der Nachweis fehlt, ob die zur Verfügung stehenden operativen und mechanischen Verfahren zur Verbesserung der Herzdurchblutung einen dauerhaften Erfolg aufweisen. Die häufige Durchführung von Bypassoperationen und Ballondilatationen erklärt sich nicht durch deren Effektivität, sondern durch den Wunsch von Ärzten und Patienten nach erfolgversprechenden Therapiemöglichkeiten. Die Bypassoperation ist ein sehr eindrucksvolles Beispiel ärztlicher Übertherapie. Es handelt sich um ein eingreifendes, für den Patienten belastendes Verfahren mit einer hohen Komplikationsrate. Demgegenüber zeigen die bisher durchgeführten kontrollierten Therapiestudien, daß der Nutzen der Behandlung marginal ist. Für die Betroffenen ist diese Übertherapie keine Hilfe. Sie bedeutet vielmehr zusätzliche, unnötige Belastungen, Schmerzen und gesundheitliche Schäden. Wegen der Häufigkeit einer Koronarsklerose beansprucht die Bypasschirurgie den größten Teil der herzchirurgischen Kapazitäten. Ende 1990 standen in Deutschland 12 288 Patienten auf der Warteliste für eine Herzoperation.[19] Die Konzentration der Kräfte auf ein weitgehend unwirksames Verfahren bedeutet, daß Patienten mit angeborenen Herzfehlern oder Herzklappenfehlern, für die eine Operation häufig eine überaus effektive und lebensrettende Therapiemaßnahme darstellt, nicht ausreichend betreut werden können und unter den Engpässen leiden müssen.

Gehört ein Infarktpatient in das Krankenhaus?

Für Patienten, die an einer koronaren Herzkrankheit leiden, ist der Herzinfarkt die bedrohlichste und beängstigendste Komplikation. Mehr als 90000 Menschen sterben in Deutschland jedes Jahr unmittelbar an den Folgen eines Herzinfarktes. Ein Infarkt tritt dann auf, wenn sich ein Herzkranzgefäß verschließt und der davon abhängige Teil des Herzmuskels durch die Unterbrechung der Sauerstoffversorgung abstirbt. Der Patient bemerkt in der Regel heftigste Brustschmerzen, Schweißausbrüche, Luftnot und Todesangst.

Die Ärzte waren lange Zeit völlig machtlos, wenn ein solches Ereignis eingetreten war. Man beschränkte sich auf die Verordnung von strenger Bettruhe und versorgte den Patienten mit Schmerzmitteln und Eisbeuteln. Es stellte sich heraus, daß die Patienten in den ersten 48 Stunden nach dem Infarktereignis besonders durch das Auftreten von schweren Herzrhythmusstörungen bedroht waren. Als der Amerikaner Bernhard Lown 1962 über die erfolgreiche Behandlung von Rhythmusstörungen durch elektrische Stromentladungen berichtete, schien sich erstmalig ein erfolgversprechender Therapieansatz zu ergeben. Voraussetzung für den Einsatz der Methode war jedoch, daß das Eintreten solcher Herzrhythmusstörungen sofort registriert werden konnte. Dazu war eine lückenlose Überwachung des Patienten erforderlich. Diese Überlegungen führten zur Einführung sogenannter »Coronary Care Units (CCU)«, die im deutschen Sprachraum als Intensiv- oder Überwachungsstationen bezeichnet werden. Trotz des enormen technischen Aufwands, der mit der Einrichtung solcher Spezialstationen verbunden war, konnten sie sich relativ schnell ausbreiten.

Der Engländer A.L. Cochrane hat die damalige Situation wie folgt beschrieben:

»Die Coronary Care Unit war ursprünglich ein amerikanisches Produkt. Die moderne Technologie machte es leicht, die Herzfunktion eines Patienten zu überwachen und der Nachweis, daß eine Defibrillation bei vielen Formen des Herzstillstands wirksam war, konnte leicht erbracht werden. Die Kombination in einer Überwachungsstation war unaufhaltsam, und es war lediglich unsere Armut und die Existenz des britischen staatlichen Gesundheitswesens mit seinem Grundsatz der Gleichbehandlung, die verhinderten, daß die Entwicklung auch Großbritannien überschwemmen konnte. Zur Unterstützung der CCU's wurde ein großer Berg Daten produziert, bei denen hauptsächlich Krankheitsverläufe vor und nach Einrichten der CCU's verglichen wurden. Es gab nur wenig oder gar keine Aufschlüsse darüber, ob die beiden Gruppen vergleichbar waren, aber es schien so, als ob die CCU's die Schlacht durch das Fehlen anderer Untersuchungen gewinnen könnten. Es war deshalb das große Verdienst von Mather und seinen Kollegen (und von Lord Platt, der zu dem Komitee gehörte, das den Versuch empfahl), daß sie einen Versuch vorschlugen und durchführten, in dem die Behandlung des Herzinfarkts in der Klinik und zu Haus verglichen wurde.«[1]

An diesem Beispiel zeigt sich erneut, wie groß die Widerstände sind, mit denen bei der Planung und Durchführung kontrollierter Therapiestudien gerechnet werden muß. Die Befürworter von Überwachungsstationen waren von dem Nutzen derartiger Einrichtungen so überzeugt, daß sie es für unverantwortlich halten mußten, die Hälfte der Patienten zu Hause zu behandeln. Es ist deshalb erstaunlich, daß der Versuch überhaupt stattfinden konnte. Bei Auswertung der Ergebnisse stellte sich heraus, daß bei den Patienten, die zu Hause behandelt worden waren, keine erhöhte Sterblichkeit festgestellt werden konnte.[2] Dies hätte bedeutet, daß die Einrichtung von Überwachungsstationen überflüssig ist. Zumindest hätte es weiterer, sorgfältiger Analysen bedurft, um zu einem abschließenden Urteil zu kommen. Das ökonomische Interesse der Produzenten medizintechnischer Anlagen, der Glaube der Ärzte an die Richtigkeit ihrer Überzeugungen und die Hoffnung der Bevölkerung auf effektivere Behandlungsmöglichkeiten verhinderten aber, daß die beschriebene Studie einen nachhaltigen Einfluß auf die weitere Entwicklung haben konnte. Cochrane schildert folgende Anekdote:

»Die Vorurteile, die im Spiel waren, werden sehr schön durch eine Geschichte aus der Anfangszeit von Mathers Versuch vedeutlicht. Der erste Bericht nach einigen Monaten des Versuchs zeigte eine leicht erhöhte Todesrate bei den Patienten, die im Krankenhaus behandelt wurden gegenüber denjenigen, die zu Hause behandelt wurden. Jemand vertauschte die Zahlen und zeigte sie einem Enthusiasten der Überwachungsstationen, der sofort erklärte, daß der Versuch unethisch sei und sofort gestoppt werden müsse. Als ihm allerdings die Zahlen in der richtigen Zuordnung gezeigt wurden, konnte er nicht davon überzeugt werden, die CCU's für unethisch zu erklären.«[3]

Es stellt sich die Frage, warum die Einrichtung von Überwachungsstationen nicht unbedingt zu einer Verbesserung der Aussichten von Infarktpatienten führen muß. Immerhin bieten sie die Möglichkeit, Rhythmusstörungen rechtzeitig zu erkennen und effektiv zu behandeln. Bei solchen Überlegungen wird aber nicht berücksichtigt, daß die Unterbringung auf einer Überwachungsstation bei vielen Patienten erhebliche Angst und Unruhe auslöst. Die technischen Apparaturen, Unruhe, Hektik und die Anwesenheit anderer Schwerkranker und eventuell Sterbender beeinträchtigen das Befinden, was zu einer generellen Verschlechterung der körperlichen und seelischen Verfassung führen kann. Als Streßreaktion tritt eine vermehrte Ausschüttung von Hormonen der Nebenniere auf, die eine Verschlechterung der Herzleistung bewirken und Rhythmusstörungen auslösen können. Aus den genannten Gründen ist es nicht selbstverständlich, daß die Einweisung des Patienten in die beängstigende Atmosphäre eines Krankenhauses nützlich sein muß. Man mag einwenden, daß seit dem geschilderten Versuch einige Zeit vergangen ist, in der neue Behandlungsmöglichkeiten entwickelt wurden, so daß mittlerweile die schnellstmögliche Einweisung eines jeden Infarktpatienten in das nächstgelegene Krankenhaus absolut notwendig ist. Es mag sein, daß diese Ansicht zutreffend ist, es kann aber auch sein, daß sie falsch ist. Da es keine kontrollierten Studien gibt, die eine eindeutige Antwort auf diese Frage gestatten, sind wir auf Vermutungen angewiesen. Tatsächlich wird es auch unmöglich sein, solche Untersuchungen nachträglich durchzuführen. Mittlerweile sind vollendete Tatsachen geschaffen worden. Keine Ethikkommission würde mehr eine Therapiestudie genehmigen, bei der Infarktpatienten nicht im Krankenhaus behandelt werden.

Zur Unterstützung der These, daß die moderne Krankenhausbehandlung zu einer Verbesserung der Lebenserwartung von Infarktpatienten geführt hat, werden häufig Untersuchungen vorgelegt, die einen Rückgang der Infarktsterblichkeit bei Krankenhauspatienten in den letzten Jahren nachweisen. Solche Untersuchungen sind jedoch weitgehend wertlos, da ein Vergleich zwischen früher und heute behandelten Patienten nicht möglich ist. Die sogenannten historischen Patientenkollektive sind ganz anders zusammengesetzt als die Menge der heute im Krankenhaus behandelten Patienten. Durch genauere Diagnoseverfahren und eine verstärkte Aufklärung der Bevölkerung werden heute weitaus mehr kleine Infarkte erkannt, die früher gar nicht auffielen oder als »Brustgrippe« interpretiert und zu Hause auskuriert wurden. Da die kleinen »Infärktchen« harmloser sind als die großen, ausgedehnten Infarkte, ist es klar, daß die Gesamtzahl aller behandelten Patienten um so günstiger abschneidet, je mehr Patienten mit kleinen Infarkten behandelt werden. Daneben machen sich bei historischen Vergleichen noch zahlreiche weitere Faktoren störend bemerkbar, insbesondere Veränderungen in den Lebensbedingungen. Es ist daher Vorsicht angebracht, wenn historische Untersuchungen zur Legitimierung der gegenwärtig praktizierten Medizin vorgebracht werden.

Die Geschichte der Überwachungsstationen verdeutlicht sehr gut, was passiert, wenn neue, technisch aufwendige medizinische Maßnahmen nicht vor ihrer breiten Verwendung sorgfältig hinsichtlich ihres Nutzens überprüft werden: Es weiß hinterher niemand mehr, ob sich die teuren Geräte überhaupt lohnen und ob die Belastung und Verunsicherung des Patienten notwendig ist.

Hilflosigkeit beim Herzinfarkt

Durch die Einrichtung der Überwachungsstationen hatte sich bei der Infarktbehandlung keine grundsätzlich neue Perspektive ergeben. Bei der Überwachung bezieht der Arzt eine abwartende, passive Haltung und beeinflußt den Spontanverlauf der Erkrankung nur in den wenigen Fällen, wo tatsächlich bedrohliche Rhythmusstörungen auftreten. In dem Bestreben, in das Infarktgeschehen aktiv einzugreifen, wurde deshalb in den letzten Jahren ein medikamentöses Behandlungsverfahren in die klinische Praxis eingeführt, wobei Substanzen eingesetzt werden, die in der Lage sind, den Hauptbestandteil frischer Blutgerinnsel, das Fibrin, aufzulösen. Diese Therapie, die als Fibrinolysebehandlung bezeichnet wird, ist nach Ansicht der meisten Herzspezialisten ein echter Fortschritt und ist mittlerweile fester Bestandteil der Infarktbehandlung.

Tatsächlich ist die Fibrinolysetherapie beim Herzinfarkt aber ein alter Hut. Zu dem Zeitpunkt, als die Behandlung erneut in die Diskussion kam, war das Verfahren seit mehr als 25 Jahren bekannt, und mehr als 20 kontrollierte Studien mit einer Gesamtzahl von über 6000 Patienten mit akutem Herzinfarkt waren durchgeführt worden – allerdings meist mit enttäuschenden Ergebnissen. Die Wiederbelebung der Fibrinolysetherapie hatte im wesentlichen folgende Gründe:

- Bei Addition der Ergebnisse aller bis dahin durchgeführter kontrollierter Studien, einem statistisch höchst zweifelhaften Verfahren, konnte insgesamt ein Vorteil der fibrinolytisch behandelten Patienten errechnet werden.[1]
- Durch Herzkatheteruntersuchungen unmittelbar nach Eintritt eines Infarktes konnte nachgewiesen werden, daß der Verschluß des dafür verantwortlichen Herzkranzgefäßes in 90% aller Fälle durch eine Gerinnselbildung im

Bereich einer Verengung verursacht worden war. Damit wurden die theoretischen Überlegungen über den Nutzen einer Fibrinolyse unterstützt.

- Bei Gabe einer fibrinolytischen Substanz direkt in das verschlossene Infarktgefäß konnte in hohen Prozentsätzen eine Wiedereröffnung beobachtet werden.

Diese Erkenntnisse bewirkten, daß die Fibrinolysetherapie erneut aufgegriffen und allgemein als erfolgversprechender Therapieansatz propagiert wurde. Zur Bestätigung des vermuteten Erfolges wurden große Therapiestudien geplant und durchgeführt. Beispielhaft sollen hier die Ergebnisse der italienischen Studie der »Gruppo Italiano per lo Studio della Streptochinasi nell' Infarto miocardico (GISSI)« besprochen werden. Die GISSI-Studie ist eine der größten und wahrscheinlich die wichtigste Therapiestudie über den Einfluß der Fibrinolysebehandlung auf die Sterblichkeit von Infarktpatienten. Als fibrinolytische Substanz wurde das Medikament Streptokinase verwendet. Untersucht wurden Patienten mit einem akuten Herzinfarkt, die innerhalb von 12 Stunden nach Einsetzen der Beschwerden im Krankenhaus eintrafen. Innerhalb von weniger als drei Jahren wurden mehr als 11 000 Patienten in die Studie aufgenommen. 176 von 200 italienischen Herzzentren nahmen an der Studie teil.[2]

Bei Auswertung der Studienergebnisse konnte festgestellt werden, daß durch die Behandlung mit Streptokinase eine statistisch signifikante Reduktion der Todesfälle in der Akutphase eines Herzinfarkts erreicht werden konnte. In den Ärztezeitschriften wurde von einem fast 20%igen Rückgang der Sterblichkeit berichtet. Das Ergebnis war um so besser, je kürzer das Intervall zwischen Auftreten der Symptome und dem Behandlungsbeginn war. Am besten schnitten die Patienten ab, die innerhalb von drei Stunden die Klinik erreichten. Das Ergebnis wurde teilweise enthusiastisch aufgenommen. Endlich schien man in der Behandlung des Herzinfarkts einen entscheidenden Schritt weitergekommen zu sein.

Wenn man sich die Ergebnisse der GISSI-Studie aber genauer ansieht, tritt eher Ernüchterung ein. Die Anzahl der Todesfälle in der Behandlungsgruppe betrug 10,7%, in der Plazebogruppe 13%. Das ist zwar ein Unterschied von 18 Relativprozent. Absolut, das heißt bezogen auf die *Gesamtzahl der in der Studie behandelten Patienten*, beträgt die Reduktion der Todesfälle aber *nur 2,3%*. Weiterhin muß berücksichtigt werden, daß nur ein Drittel aller Infarktpatienten in die Studie aufgenommen werden konnte. Die große Mehrheit schied aus, weil sie nicht rechtzeitig zur Klinik kam oder andere schwere Erkrankungen aufwies, die eine Lysetherapie verhinderten. Dies bedeutet, daß die Reduktion der Todesfälle bezogen auf die *Gesamtzahl aller Infarktpatienten weniger als 1%* beträgt. Anders ausgedrückt: Von hundert Patienten mit einem akuten Herzinfarkt kann, nach den Ergebnissen der GISSI-Studie, einer durch eine Fibrinolysebehandlung gerettet werden.

Um dieses Ergebnis zu erreichen, muß allerdings eine Reihe von Nebenwirkungen in Kauf genommen werden. Die am meisten gefürchtete Komplikation ist das Auftreten von Blutungen. In der GISSI-Studie wurden bei etwa 3% aller Patienten Blutungen beobachtet, wovon etwa jede zehnte schwere Symptome verursachte, beispielsweise durch eine Blutung in das Gehirn mit Ausbildung eines Schlaganfalls. Eine andere mögliche Nebenwirkung ist das Auftreten einer allergischen Reaktion, die einen Kreislaufschock verursachen kann. Es ist wichtig, darauf hinzuweisen, daß von den Nebenwirkungen alle behandelten Patienten betroffen sind. Wenn man von dem Studienergebnis ausgeht, bedeutet dies, daß *von 100 Patienten 98 umsonst behandelt werden müssen, um zwei Patienten zu retten.* Von den 98 Patienten sterben 11 trotz der Behandlung, und 87 hätten auch ohne Behandlung überlebt.

Ein weiteres Problem der Lysebehandlung ist das Auftreten erneuter Infarkte. Die Auflösung des Gerinnsels bewirkt ja keine Verbesserung der Gefäßsituation, so daß mit einer erneuten Bildung eines Gerinnsels an gleicher Stelle gerechnet werden muß. So wurde in der GISSI-Studie festgestellt, daß bereits während der ersten drei Wochen nach dem Infarkt bei Patienten, die eine Fibrinolysetherapie erhalten hatten, doppelt so häufig ein erneuter Infarkt auftrat wie in der Vergleichsgruppe. Bei der weiteren Verlaufskontrolle traten innerhalb von sechs Monaten bei 3,3 % der fibrinolytisch behandelten und bei 2,5 % der herkömmlich behandelten Patienten ein erneuter Infarkt auf.[3] Die erhöhte Rate an wiederholten Infarktereignissen läßt es als höchst fraglich erscheinen, ob das bessere Ergebnis der fibrinolytisch behandelten Patienten auch eine Besserung des langfristigen Krankheitsverlaufs bedeutet.

In dem Bemühen, die Ergebnisse der Fibrinolysetherapie zu verbessern, schlagen die Herzspezialisten verschiedene Strategien vor:

– Eine Forderung betrifft den frühstmöglichen Beginn der Behandlung, möglichst unmittelbar nach Einsetzen der Beschwerden. Dies geht auf die Erfahrungen der GISSI-Studie zurück, daß der Erfolg der Therapie bei Patienten, die innerhalb von drei Stunden die Klinik aufsuchten, am größten war. Teilweise wird die sofortige Einleitung der Therapie durch den Notarzt noch vor Transport in das Krankenhaus gefordert. Dazu muß allerdings angemerkt werden, daß innerhalb dieser Zeit eine Diagnosesicherung in der Regel nicht möglich ist. Es wird daher in Kauf genommen, daß Patienten mit Brustschmerzen aus anderen Ursachen den Risiken der Fibrinolyse ausgesetzt werden. In einer englisch-skandinavischen Studie wurden fünf Patienten mit einem Einriß der Hauptschlagader, einem sogenannten Aortenaneurysma, irrtümlich behandelt. Alle Patienten erlitten tödliche Blutungen.[4]

- Teilweise wird die Anwendung der Behandlung auch für die Patienten gefordert, die wegen schwerer Vorerkrankungen oder eines hohen Lebensalters bisher nicht berücksichtigt wurden. Dazu ist anzumerken, daß die Wahrscheinlichkeit schwerer Nebenwirkungen bei Einbeziehung dieser Patientengruppen ansteigen wird. So konnte teilweise registriert werden, daß die Häufigkeit von schweren Blutungen bei Patienten, die älter als 70 Jahre sind, dreimal so hoch ist wie bei Patienten, die jünger als 65 Jahre alt sind.[5]
- Um die Verengung in dem durch die Lysebehandlung wiedereröffneten Infarktgefäß endgültig zu beseitigen, wurde die sofortige Durchführung einer Ballondilatation (PTCA) im Akutstadium des Infarkts vorgeschlagen. Drei große Therapiestudien verliefen jedoch enttäuschend und konnten keinen positiven Effekt nachweisen. Eine europäische Studie mußte vorzeitig abgebrochen werden, da in der PTCA-Gruppe mehr Todesfälle zu verzeichnen waren als in der Kontrollgruppe, so daß eine Fortsetzung der Studie ethisch nicht mehr vertretbar war.[6, 7, 8]
- Große Hoffnungen setzten die Mediziner auf die Entwicklung neuerer fibrinolytischer Substanzen, wodurch eine verbesserte Wirkung und eine Senkung der Komplikationsrate erreicht werden sollte. Nach den bisher mitgeteilten Ergebnissen der ISIS-3-Studie besteht in dieser

Hinsicht jedoch kein Unterschied zwischen den Substanzen Streptokinase, Anistreplase und Gewebe – Plasminogenaktivator.[9]

Der Nutzen einer Fibrinolysetherapie beim akuten Herzinfarkt ist also ingsgesamt eher bescheiden. Dennoch wird dieses Verfahren als großer Fortschritt der Medizin gefeiert. Die Ergebnisse der vorliegenden Studien können zwar nicht ignoriert werden, aber sie werden so dargestellt, daß sie insgesamt als Erfolg erscheinen. Wer nach der GISSI-Studie von einer fast 20 %igen Reduktion der Sterblichkeit sprach, konnte zwar für sich beanspruchen, richtig gerechnet zu haben. Dennoch verschleiert eine solche Aussage die Wirklichkeit, da der Rückgang der Sterblichkeit bei der Gesamtzahl aller Infarktpatienten weniger als 1 % betrug. Der Rechentrick, der hier angewendet wurde, ist der der »betrügerischen Basis«, das heißt, man geht nicht von der Gesamtzahl aller Patienten aus, sondern nur von den tatsächlich behandelten und gibt später die Differenz als Relation und nicht als Absolutwert an. Dieser Rechentrick wird immer dann benutzt, wenn es darum geht, kleine Erfolge groß aufzubauschen.

Die Ergebnisse der Therapiestudien rechtfertigen nicht den Enthusiasmus, mit dem sie an die Öffentlichkeit getragen wurden, um dort mit großem publizistischem Aufwand gefeiert zu werden. In großen Aufklärungskampagnen wird der Bevölkerung beigebracht, daß eine Rettung bei einem Herzinfarkt möglich sei, wenn man nur rechtzeitig ein Krankenhaus aufsuche, um sich dort in die Behandlung der Ärzte zu begeben.

Eine dieser Aufklärungsveranstaltungen war die »Herzwoche '91«, die unter dem Motto »Herzinfarkt – Zeit ist überleben« von der »Deutschen Herzstiftung« im November 1991 ausgerichtet wurde. In einem anschließenden Bericht einer deutschen Sonntagszeitung heißt es dazu, daß nach den »neuesten Daten« die Häufigkeit der Todesfälle durch Herzinfarkte »um ein Viertel bis um die Hälfte« gesenkt werden könne, »wenn Infarktpatienten rascher zur Klinik gelangten, um dort eine lebensrettende Behandlung zu erhalten«. Die Schirmherrin der »Deutschen Herzstiftung«, Barbara Genscher, wird mit den Worten zitiert: »Jedem sollten die Symptome eines Herzinfarktes sowie die richtigen Verhaltensweisen bei einem solchen Ereignis bekannt sein.«[10]

Die völlig übertriebene Darstellung des Nutzens der Infarkttherapie bei solchen Veranstaltungen und Presseberichten läßt sich auch nicht durch den Hinweis rechtfertigen, daß es eine Information für Laien sei, die einen guten Zweck verfolge, nämlich die Patienten dazu zu bringen, bei Brustschmerzen sofort in ein Krankenhaus zu gehen. Abgesehen davon, daß die genannten Zahlen völlig aus der Luft gegriffen sind, ist es nicht vertretbar, Menschen in ein Krankenhaus zu schicken, wenn man nicht sicher weiß, daß sie dort tatsächlich Hilfe erfahren. Wegen der bescheidenen Erfolge der Fibrinolysetherapie und der hohen Nebenwirkungsrate ergeben sich aber im Fall der Infarktbehandlung berechtigte Zweifel. Die Fibrinolysetherapie ist kein großer Fortschritt der Medizin, sondern eher Ausdruck einer gewissen Hilflosigkeit. Wahrscheinlich haben sich die Aussichten eines Infarktpatienten, seine Krankheit zu überleben, in den letzten Jahrzehnten nicht entscheidend verbessert. Erheblich verändert hat sich demgegenüber die Art, wie der Patient seine Krankheit erlebt. Während der Kranke früher in seiner gewohnten Umgebung verblieben und von seinen Angehörigen betreut worden wäre, erlebt der Infarktpatient heute die beängstigende Atmosphäre einer Intensivstation und muß zahlreiche, teilweise nebenwirkungsreiche Behandlungen über sich ergehen lassen.

Kann eine Operation Schlaganfälle verhindern?

Neben den Herzkranzgefäßen sind die Schlagadern, die das Gehirn mit Blut versorgen, besonders häufig von arteriosklerotischen Wandveränderungen betroffen. Eine Unterbrechung der Blutzufuhr in einem Teilbereich des Gehirns führt zu einem Schlaganfall mit neurologischen Ausfällen, das heißt, der Betroffene erleidet Lähmungen, Gefühls-, Sprach- oder Sehstörungen, einen Verlust der Merkfähigkeit oder Persönlichkeitsveränderungen. Schwere Schlaganfälle führen, falls sie überlebt werden, in der Regel zu bleibenden Behinderungen, die das Leben des Kranken tiefgreifend verändern können und von den Betroffenen und ihren Angehörigen häufig als Katastrophe empfunden werden. Wie alle Gefäßkrankheiten hat sich auch der Schlaganfall zu einer Seuche der wohlhabenden Industriegesellschaften entwickelt. Allein in Deutschland erleiden jedes Jahr etwa 150 000 Menschen einen Schlaganfall.

Bei Gefäßuntersuchungen konnte festgestellt werden, daß die Durchblutungsstörungen des Gehirns häufig von arteriosklerotisch bedingten Wandveränderungen der Halsschlagader, der Arteria carotis interna, ausgelöst werden. Diese Erkenntnis führte zu der Überlegung, daß durch eine chirurgische Entfernung von Gefäßverengungen in der Halsschlagader das spätere Auftreten von Schlaganfällen verhindert werden könnte. Eine solche Operation, die als Karotisendarteriektomie bezeichnet wird, wurde erstmals 1954 durchgeführt und hat sich seitdem zu einem der häufigsten chirurgischen Eingriffe in den industrialisierten Ländern entwickelt. In den USA wurden 1976 ungefähr 15 000 Karotisendarteriektomien durchgeführt, 1982 waren es 85 000 und im Jahr 1984 mehr als 100 000.[1] Danach gab es wieder einen Rückgang der Operationszahlen. Insgesamt mußten für diese Eingriffe im Jahr 1984 mehr als 1,2 Milliarden Dollar ausgegeben werden.[2] Die Entwicklung in Deutschland verlief vergleichbar mit der in den USA. Allerdings gibt es große Unterschiede zu anderen Ländern. Im britischen staatlichen Gesundheitswesen wird der Eingriff beispielsweise 27mal seltener durchgeführt als in den USA und 7mal seltener als in Kanada.[3]

Bei der Beurteilung des Nutzens der Operation muß bedacht werden, daß es sich um einen vorbeugenden Eingriff handelt. Das bedeutet, die Operation beseitigt keine akut vorhandenen Krankheitserscheinungen, sondern sie soll die Wahrscheinlichkeit reduzieren, mit der sich im weiteren Leben ein Schlaganfall ereignen kann. Der Nutzen der Operation soll sich irgendwann in der Zukunft erweisen, die operationsbedingten Komplikationen und Todesfälle ereignen sich aber sofort. Bei der Entscheidung über eine Operation müssen die Vor- und Nachteile deshalb sorgfältig abgewogen werden. Der Eingriff ist nur dann gerechtfertigt, wenn die Wahrscheinlichkeit, daß dem Patienten dadurch ein Schlaganfall erspart bleiben kann, so hoch ist, daß die Risiken der Operation deshalb akzeptiert werden müssen.

Bei Verengungen der Halsschlagader müssen zwei Patientengruppen unterschieden werden. Die erste Gruppe besteht aus den Patienten, bei denen die Gefäßveränderungen bisher keine Beschwerden verursacht haben. Man spricht in diesem Fall von einer *asymptomatischen* Gefäßerkrankung. Zur anderen Gruppe gehören die Patienten, bei denen eine Verengung der Halsschlagader vorliegt, die bereits *symptomatisch* geworden ist, das heißt zu vorübergehenden oder bleibenden neurologischen Störungen geführt hat. Zusätzlich werden, je nachdem wie stark der Blutfluß behindert wird, *leichtgradige*, *mittelgradige* und *hochgradige* Gefäßeinengungen unterschieden.

Patienten mit einer asymptomatischen Verengung der Halsschlagader haben ein relativ geringes Risiko, im weiteren Leben einen Schlaganfall zu erleiden. Bei langfristigen Verlaufsbeobachtungen liegt die jährliche Rate von Schlaganfällen zwischen 0,5 und 1,5 %.[4] Die meisten Todesfälle dieser Patienten sind nicht Folge eines Schlaganfalls, sondern von Herzinfarkten. Dies ist ein Hinweis auf die Tatsache, daß die Arteriosklerose eine Systemerkrankung ist, bei welcher lokale Maßnahmen nur eine begrenzte Wirksamkeit haben. Der günstige Spontanverlauf hinsichtlich des Auftretens von Schlaganfällen und die Tatsache, daß die Lebenserwartung hauptsächlich von anderen Ereignissen bestimmt wird, bedeuten, daß das Operationsrisiko für einen Patienten mit asymptomatischer Verengung der Halsschlagader unakzeptabel ist. Die Komplikationsrate des Eingriffs ist weitaus gravierender als das Risiko, das dem Patienten durch seine Gefäßverengung entsteht. Dies bestätigen auch die Ergebnisse einer 1991 publizierten deutschen Therapiestudie.[5] Unter den meisten Neurologen und Gefäßchirurgen herrscht daher Einigkeit, daß asymptomatische Veränderungen der Halsschlagader *nicht* operiert werden sollten.

Uneinigkeit besteht über das richtige Vorgehen bei Patienten, die bereits neurologische Ausfälle erlitten haben. Hier ist die Gefahr eines erneuten Ereignisses größer als bei den beschwerdefreien Patienten. Mittlerweile liegen die Ergebnisse von zwei kontrollierten Therapiestudien vor, der amerikanischen NASCET-Studie[6] und der europäischen ECST-Studie[7], die der Frage nachgegangen sind, welche Patienten mit symptomatischer Verengung der Halsschlagader von einer Operation profitieren. Dabei zeigte sich übereinstimmend, daß bei Patienten mit hochgradiger Gefäßeinengung die Häufigkeit späterer Schlaganfälle reduziert werden konnte. Im Fall der ECST-Studie lag der Anteil schwerer und tödlicher Schlaganfälle drei Jahre nach Aufnahme in die Studie in der operierten Gruppe um 7,3 % niedriger als in der nichtoperierten Vergleichsgruppe. Für Patienten mit mittelgradigen Gefäßverengungen liegen noch keine Daten vor, die eine eindeutige Aussage erlauben würden. Die Auswirkungen einer Operation dürften aber geringer sein als bei Patienten mit hochgradigen Gefäßverengungen. Patienten mit leichtgradiger Verengung der Halsschlagader profitieren *nicht* von einem chirurgischen Eingriff.

Es zeigt sich, daß der Nutzen der Karotisendarteriektomie insgesamt gering ist. Nur die kleine Gruppe der Patienten mit symptomatischer *und* hochgradiger Einengung einer Halsschlagader profitieren von einer Operation. Aber auch bei dieser Patientengruppe dürfen die positiven Auswirkungen des Eingriffs nicht überschätzt werden. Die Vorteile der Operation überwiegen die Nachteile nur dann, wenn die Häufigkeit schwerer Operationskomplikationen unter 5 % liegt.[8] Aber gerade die Operation der Halsschlagader ist kein harmloser Eingriff. Ausgerechnet das Ereignis, das durch die Operation verhindert werden soll, der Schlaganfall, ist die häufigste Komplikation. Ungefähr 1 bis 3 % der Patienten versterben infolge des Eingriffs. Rechnet man Schlaganfälle und Todesfälle zusammen, liegt die Gesamtkomplikationsrate zwischen 5 und 10 % (ECST 7,5 %; NASCET 5,5 %). Die Häufigkeit von Komplikationen ist dabei stark abhängig von der Erfahrung der Operateure. Aus kleineren Krankenhäusern werden Komplikationsraten zwischen 11 und 21 % berichtet.[9]

Die Karotisendarteriektomie ist, ähnlich wie die Bypassoperation, ein aufwendiger und belastender Eingriff, der allerdings weitgehend wirkungslos und außerordentlich ineffektiv ist. Nach vorsichtigen Schätzungen könnten in Deutschland vielleicht 300 bis 400 Patienten im Jahr von dem Eingriff profitieren[10], angesichts der Gesamtzahl von 150000 Schlaganfällen je Jahr ein eher bescheidenes Ergebnis. Der geringe Nutzen der Halsschlagaderoperationen kontrastiert auffallend zu der Häufigkeit, mit der dieser Eingriff durchgeführt wird. In Deutschland werden jedes Jahr ungefähr 10000 Patienten operiert. Wenn man von einer Sterblichkeit von 2 % ausgeht, bedeutet dies, daß jährlich 200 Menschen in Deutschland unmittelbar an den Folgen einer Operation der Halsschlagader versterben – für eine vorbeugende Behandlung eine erschreckend hohe Anzahl.

Obwohl es bereits seit einigen Jahren Hinweise dafür gibt, daß eine Operation für die meisten Patienten mit arteriosklerotischen Wandveränderungen der Halsschlagader eher nachteilig ist, halten die Gefäßchirurgen unbeirrt an diesem Eingriff fest. In einer 1988 im »New England Journal of Medicine« veröffentlichten Studie wurden die Entscheidungsgründe für eine Operation der Halsschlagader bei 1302 Patienten untersucht. Dabei wurden Kriterien zugrunde gelegt, die zuvor von angesehenen Experten genannt wurden. Es zeigte sich, daß nur bei einem Drittel der Patienten ausreichende Gründe für eine Operation bestanden. Bei einem weiteren Drittel blieben die Gründe fraglich, und bei dem letzten Drittel der Patienten konnten überhaupt keine triftigen Gründe gefunden werden.[11] Eine andere Studie untersuchte die Veränderungen bei der Verwendung der Karotisendarteriektomie in einer amerikanischen Großstadt. Dabei stellte sich heraus, daß die Häufigkeit der Operation im Zeitraum von 1980 bis 1983/84 um 74 % zugenommen hatte. Bei 50 % der Patienten bestanden asymptomatische Gefäßverengungen, das heißt, mindestens die Hälfte aller Operationen waren unnötig. Der Anteil dieser Patienten an der Gesamtzahl nahm im Zeitraum der Beobachtung nicht ab.[12]

Die meisten Operationen der Halsschlagader sind also überflüssig. Der gesundheitliche Schaden, der aus dem riskanten Operationsverfahren resultiert, dürfte beträchtlich sein. Dennoch fordern auch die deutschen Gefäßchirurgen einen weiteren Ausbau ihrer Kapazitäten. Professor Jens Allenberg, Gefäßchirurg aus Heidelberg, meinte im Juli 1992 anläßlich eines Symposiums mit dem Thema »Carotisstenose im asymptomatischen Stadium«, daß 45 000 Patienten mit einer Verengung der Halsschlagader jährlich operiert werden müßten, das heißt viermal so viel wie bisher.[13] Aber selbst diese Zahl erscheint einigen Gefäßchirurgen nicht ausreichend. Unter der Überschrift »Dringender Bedarf an Operation der Karotis-Stenose« berichtet die »Ärzte Zeitung« am 5. Mai 1992:

»Rund 120000 Schlaganfälle könnten jedes Jahr verhindert und das Leben von 40000 Patienten gerettet werden, wenn Stenosierungen der Halsschlagader frühzeitig operativ beseitigt würden. Darauf hat jetzt der Präsident der Deutschen Gesellschaft für Gefäß-Chirurgie Professor Dr. Hans-Martin Becker in München hingewiesen. (. . .) Von 120000 notwendigen Operationen werden nach Beckers Angaben in Deutschland derzeit pro Jahr nur 12000 vorgenommen.«

Die Tatsache, daß die genannten Zahlen jeder Grundlage entbehren, wird bereits aus ihrer krassen Diskrepanz deutlich: Während Professor Allenberg sich noch mit 45 000 Operationen begnügen will, fordert Professor Becker bereits mehr als das Doppelte. Hinter den Forderungen steckt aber auch kein irgendwie bestimmbarer »Bedarf«. Die tatsächlichen Gründe werden deutlicher, wenn der zitierte Artikel der »Ärzte Zeitung« bis zum Ende gelesen wird. Dort heißt es:

»Die Gesellschaft für Gefäß-Chirurgie wird auf ihrer diesjährigen Jahrestagung bis morgen in Dresden und auf dem Deutschen Ärztetag Mitte Mai in Köln eine Neustrukturierung der Ausbildung in ihrer Disziplin nach europäischen Maßstäben fordern. Ziel sei es, die Gefäßchirurgie gemeinsam mit vier weiteren chirurgischen Teilgebieten zu selbständigen Gebieten mit eigenständiger Forschung und Lehre zu erheben«.[14]

Hier wird unmißverständlich klar, worum es eigentlich geht: Nicht das Interesse der Patienten bestimmt das Zahlenspiel, sondern das der Ärzte. Je wichtiger ein Teilbereich der Medizin ist, desto eher hat er Chancen, ein eigenständiges Fachgebiet zu werden mit den damit verbundenen Professorenstellen, Forschungsgeldern und Verdienstmöglichkeiten. Um die Öffentlichkeit und die Kollegen von der Bedeutung des eigenen Fachbereichs zu überzeugen, ist es natürlich günstig, besonders hohe Zahlen über Bedarf und Nutzen vorzulegen. Die Politiker und die Öffentlichkeit müssen sich auf die Angaben der Experten verlassen und werden deren Anliegen in der Hoffnung unterstützen, damit auch der eigenen Gesundheit zu dienen.

Im Bereich der Gefäßerkrankungen zeigen die Beispiele der Bypassoperationen und Karotisendarteriektomien, daß es häufig gerade die aufwendigen und extrem teuren Therapieverfahren sind, die besonders intensiv über den tatsächlich nachweisbaren Bedarf hinaus betrieben werden. Dadurch wird das Gesundheitssystem in einem erheblichen

Ausmaß finanziell belastet. Wegen des häufig beklagenswerten Zustands vieler Einrichtungen für die Betreuung und Behandlung chronisch Kranker, Behinderter oder alter Menschen und des Mangels an qualifizierten Pflegekräften ist eine solche Verschwendung von Geldmitteln nicht zu rechtfertigen.

Kampf gegen Krebs

Unter allen Krankheiten löst der Krebs die größte Angst und das meiste Entsetzen aus. Keine andere Erkrankung wird als derartig unheimlich, heimtückisch, zerstörerisch und gefährlich angesehen. Der Krebs ist, wie es in einer von Ärzten verteilten Aufkärungsbroschüre heißt, »die Geißel der Menschheit.« Die Häufigkeit von Krebserkrankungen hat in den letzten Jahrzehnten kontinuierlich zugenommen. Jeder vierte Todesfall in Deutschland ist Folge einer bösartigen Erkrankung.

Der wichtigste Fortschritt in der Krebsbehandlung ergab sich durch die enormen Verbesserungen der chirurgischen Technik, die es ermöglichten, eine immer größere Anzahl von Tumoren komplett zu entfernen. Mittlerweile sind ungefähr 70 % aller diagnostizierten Tumore radikal operabel, das heißt, der Tumor kann komplett aus dem gesunden Gewebe herausgeschnitten werden. Allerdings können nur 30 % der Patienten als definitiv geheilt angesehen werden. Bei 40 % kommt es im weiteren Verlauf zu einem Rückfall oder Rezidiv, das heißt einem Wiederauftreten des Tumors an gleicher oder anderer Stelle. Rund zwei Drittel der Patienten, bei denen Krebs festgestellt wird, können demnach durch die alleinige Operation nicht geheilt werden. Bei diesen Patienten konzentrieren sich alle

Hoffnungen auf die Möglichkeit einer medikamentösen Therapie.

Die ersten Versuche einer medikamentösen Krebsbehandlung liegen mehr als 100 Jahre zurück. 1865 berichtete Lissauer über den günstigen Einfluß einer Arsentherapie bei zwei Patienten mit Leukämie. Die erste wirksamere und auch heute noch angewandte Krebstherapie war die 1939 eingeführte Hormontherapie. Grundlage dieser Behandlungsform war die Beobachtung, daß die Gabe des männlichen Geschlechtshormons Testosteron den Krankheitsverlauf beim weiblichen Brustkrebs, dem Mammakarzinom, günstig beeinflussen kann. Nach Ende des Zweiten Weltkriegs wurde eine neue Behandlungsform eingeführt, die zytostatische Chemotherapie. Die zunächst verwendeten Substanzen waren Abkömmlinge des Senfgases, einem Giftgas, das im Ersten Weltkrieg mit entsetzlichen Folgen militärisch eingesetzt wurde. Im Verlauf der nächsten Jahrzehnte wurden zahlreiche weitere zytostatisch wirksame Substanzen mit unterschiedlichen Wirkprinzipien entwickelt.

Ein grundsätzliches Problem der Zytostatika ergibt sich bereits daraus, daß die ersten Substanzen aus einem Giftgas entwickelt wurden. Das, was im Krieg beabsichtigt war, wurde jetzt zur unerwünschten Nebenwirkung: die Giftigkeit der Substanzen. Zytostatische Medikamente sind nicht selektiv wirksam. Sie schädigen Krebszellen und normale, funktionstüchtige Zellen des Organismus. Die hohe Teilungsaktivität der Krebszellen bedeutet lediglich, daß das Ausmaß der Schädigung bei ihnen höher ist. Allerdings werden im Körper auch die Gewebe in Mitleidenschaft gezogen, die eine hohe Rate an Zellteilungen aufweisen, z. B. das Knochenmark, die Haarwurzeln oder die Keimzellen. Die Patienten leiden während der Behandlung unter Haarausfall, Übelkeit und heftigem Erbrechen. Die Schädigung des

Knochenmarks bewirkt eine vermehrte Infektionsgefahr und Blutungsneigung. Weitere Nebenwirkungen betreffen das Herz, die Lunge, die Nieren oder die Nerven. Langfristig können einige zytostatische Medikamente genau das auslösen, was sie eigentlich bekämpfen sollen: das Auftreten bösartiger Krebskrankheiten. Je höher die Dosis der eingesetzten Zytostatika ist und je länger behandelt wird, desto größer ist die Wahrscheinlichkeit für das Auftreten von Nebenwirkungen. Die Intensität der zytostatischen Chemotherapie kann nur bis zu einer gewissen Schwelle gesteigert werden, deren Überschreiten den Tod des Patienten verursachen würde.

Im Zeitraum bis etwa 1960 wurden verschiedene zytostatische Substanzen erprobt, wobei sich insbesondere bei Blut- und Lymphdrüsenkrebs ein Therapieerfolg nachweisen ließ. Um den Behandlungseffekt zu verstärken, ging man dazu über, verschiedene Medikamente zu kombinieren, und entwickelte genau abgestimmte Therapieprotokolle für sogenannte Polychemotherapien. Tatsächlich konnte dadurch eine entscheidende Verbesserung im Ansprechen der Tumore auf die Therapie erreicht werden. Bei einigen Krebsarten wurden komplette Rückbildungen auch über einen längeren Zeitraum beobachtet. Dies führte Anfang der 70er Jahre zu einem Wandel in der Einstellung der meisten Ärzte gegenüber der neuen Therapiemethode. Während man anfangs eher skeptisch, zurückhaltend oder sogar ablehnend gewesen war, breitete sich jetzt großer Optimismus aus. Man erwartete, daß ein großer Teil der bisher unrettbar verlorenen Patienten in Zukunft geheilt werden könnte. Der übersteigerte Enthusiasmus ließ Hoffnungen aufkommen, daß man der generellen Lösung des Krebsproblems einen entscheidenden Schritt näher gekommen sei: Der »Kampf gegen den Krebs« begann. Große Geldmittel wurden aufgewendet, um diese Auseinandersetzung siegreich zu beenden. Eine fast unüberschaubare Anzahl von Studien und Therapieversuchen wurden durchgeführt. Immer umfangreichere und höher dosierte Medikamentenkombinationen wurden erprobt, so daß die Grenze des Erträglichen häufig erreicht oder sogar überschritten wurde. Für alle bekannten Tumorarten wurden Therapieprotokolle entwickelt und in die klinische Praxis eingeführt.

Erst Mitte der achtziger Jahre kam es unter den Spezialisten zu einer allgemeinen Ernüchterung. Was hatte man erreicht? Tatsächlich war es gelungen, bei einigen bösartigen Erkrankungen durch alleinige Chemotherapie langfristige Remissionen oder Heilungen zu bewirken. Zu den bösartigen Krankheiten, die erfolgreich behandelt werden können, gehören die akuten Leukämien, der Lymphdrüsenkrebs, Hodentumore und einige Tumore des Kindesalters. Insgesamt sind diese Krankheiten aber relativ selten und machen weniger als 10 % aller Krebserkrankungen aus.[1] Die Tatsache, daß bei den genannten Krebskrankheiten eine potentielle Heilungschance besteht, bedeutet zudem nicht, daß die Mehrzahl dieser Patienten tatsächlich überlebt. Sie bedeutet lediglich, daß *einige* Kranke überleben können.

Bei einer bestimmten Leukämieart, der akuten myeloischen Leukämie (AML), kann im Erwachsenenalter bei mehr als 50 % der Patienten durch intensive zytostatische Behandlung eine vollständige Krankheitsrückbildung erreicht werden. Bei der überwiegenden Mehrzahl dieser Patienten tritt jedoch im weiteren Verlauf der Erkrankung ein Rückfall auf, der in der Regel tödlich endet. In der deutschen AML-Studie 1981–1985 betrug die mittlere Lebenserwartung nach dem ersten Rückfall sieben Monate, und nur 9 % dieser Patienten überlebten ihn länger als drei Jahre.[2] Weiterhin muß in Rechnung gestellt werden, daß ein nicht unbeträchtlicher Teil der Patienten mit akuten Leukämien für eine zytostatische Behandlung nicht in Betracht kommt, da wegen eines hohen Lebensalters oder schwerer Vorerkrankungen eine nebenwirkungsreiche und aggressive Behandlung nicht riskiert werden kann. Tatsächlich kann also nur ein kleiner Teil der erwachsenen Leukämie-Patienten längerfristig überleben. Es zeigt sich, daß auch von den Patienten, die an einer Krebsart erkranken, die in der Medizin als heilbar gilt, immer noch eine große Anzahl sterben muß.

Zusammenfassend kann festgestellt werden, daß bei nicht radikal operablen Krebserkrankungen in weniger als 10 % die Chance einer Heilung durch eine zytostatische Chemotherapie besteht. Eine solche Heilung ist allerdings nur durch eine extrem aggressive und nebenwirkungsreiche Behandlung zu erreichen. Die Anzahl der Patienten mit nicht-operablen Krebskrankheiten, die durch eine medikamentöse Behandlung tatsächlich gerettet werden kann, beträgt weniger als 5 %.[3] Bei der absoluten Mehrzahl der fortgeschrittenen Krebserkrankungen ist eine Heilung des Patienten durch eine Chemotherapie nicht möglich. Das gilt insbesondere für die Krebskrankheiten im engeren Sinn, den Karzinomen, die sich aus den oberflächlichen Deckzellen der Organe, den Epithelien, entwickeln. Dazu gehören die häufigsten beim Menschen vorkommenden Krebsarten: Lungenkrebs, Magen- und Darmkrebs, Brustkrebs bei Frauen, Prostatakrebs, Krebs der Eierstöcke und Gebärmutter, Bauchspeicheldrüsenkrebs und Krebserkrankungen im Mund- und Rachenbereich.

Da eine Heilung im fortgeschrittenen Stadium durch eine zytostatische Chemotherapie bei diesen Krankheiten nicht möglich ist, konzentrieren sich die Anstrengungen der Mediziner darauf, eine Lebensverlängerung zu erreichen. Dies gelingt nach allgemeiner Überzeugung in 20 bis 30 % aller fortgeschrittenen Krebserkrankungen. Dabei muß jedoch berücksichtigt werden, daß diese Lebensverlängerung meist keinen wirklich langen Zeitraum umfaßt. Beim kleinzelligen Lungenkrebs, einer Tumorart, die ausgesprochen gut auf zytostatische Medikamente anspricht, beträgt die Überlebensrate bei aggressiver Behandlung nach 5 Jahren ungefähr 5 %. Beim Krebs der Eierstöcke, einem Tumor, der ebenfalls von vielen Ärzten als gut behandelbar angesehen wird, beträgt die 5-Jahres-Überlebensrate ungefähr 10 %. Weiterhin muß bedacht werden, daß die gewonnene Zeit durch die nebenwirkungsreiche Therapie erheblich beeinträchtigt wird. Die Mediziner bemühen sich daher seit einiger Zeit, die Lebensqualität in ihren Versuchen stärker zu berücksichtigen. Es fragt sich allerdings, wie zuverlässig ein solcher Parameter überhaupt gemessen werden kann.

Die Ergebnisse der zytostatischen Chemotherapie sind also insgesamt ernüchternd. Ein meßbarer Rückgang von Krebstodesfällen ist deshalb nicht zu erwarten und konnte bisher auch nicht nachgewiesen werden. Im Jahr 1986 erschien im »New England Journal of Medicine« ein Beitrag unter der Frage »Fortschritt gegen Krebs?«, in dem die Entwicklung der Sterblichkeit an Krebserkrankungen in den USA im Zeitraum von 1962 bis 1982 untersucht wurde.[4] Dabei fand sich innerhalb dieser 20 Jahre ein Anstieg der Todesfälle um 56 %. Auch wenn man die Einflüsse abrechnet, die durch die Veränderung der Bevölkerungszahlen und der Altersstruktur bedingt sind, ergibt sich ein Anstieg von 8,7 %. Die Autoren folgern:

»Die wichtigste Schlußfolgerung, die wir aus unseren Untersuchungen ziehen, ist, daß ungefähr 35 Jahre intensiver Anstrengung, die hauptsächlich auf eine Verbesserung der Behandlungsergebnisse abzielte, als Fehlschlag bewertet werden müssen. Die Ergebnisse waren nicht so, wie sie beabsichtigt und erwartet waren. (...) Warum waren die Hoffnungen so hoch, was lief schief, und werden sich zukünftige Anstrengungen auf realistischere Erwartungen stützen? Warum ist Krebs die einzige Haupttodesursache, deren altersbereinigte Zahlen immer noch ansteigen?«

Für die Bundesrepublik Deutschland liegt eine Untersuchung vor, die zu ähnlichen Ergebnissen kommt.[5]

Mittlerweile zeigt sich immer deutlicher, daß der »Kampf gegen den Krebs« mit den Mitteln der Chemotherapie verloren wurde. Von der anfänglichen Euphorie ist nicht mehr viel zu spüren. Mit zunehmender Skepsis verfolgen die Experten die massenweise Verwendung zytostatischer Medikamente. Nahezu jeder Patient mit einer fortgeschrittenen Krebserkrankung wird im Verlauf der Erkrankung mit Zytostatika behandelt. Der weltweite Verkauf zytostatischer Substanzen steigt jährlich um etwa 20 %.[3] Fast 10 % der Ausgaben für Medikamente in großen amerikanischen Lehrkrankenhäusern wird für Zytostatika aufgewendet.[6] Das Thema Übertherapie beherrscht neuerdings die onkologischen Kongresse. Der Züricher Krebsspezialist Professor G. Martz schreibt:

»Der heute festzustellende und möglicherweise zunehmende ›Zytostatika-Abusus‹ ist zu einem wichtigen Problem der internistischen Onkologie geworden. Da seine Folgen schwer wiegen, sind seine Erkennung und Bekämpfung vordringliche Aufgaben der verantwortlichen Stellen, besonders der onkologischen Zentren und Spezialärzte, aber auch der Pharma-Industrie.«[3]

In der Bevölkerung hat sich mittlerweile auch herumgesprochen, daß die zytostatische Krebsbehandlung mit schweren

Nebenwirkungen belastet ist und selten hält, was man von ihr erhofft. Das Leiden der Patienten, das ständige Würgen und Erbrechen, die Appetitlosigkeit, die Gewichtsabnahme, der Haarverlust, die Schwäche und Hinfälligkeit wirken auf die Angehörigen abschreckend und schockierend. Das Magazin »Spiegel« veröffentlichte 1987 eine dreiteilige Serie über Krebsbehandlung mit dem Titel »Ein gnadenloses Zuviel an Therapie«.[7] Diese Artikel, in denen zahlreiche Experten mit besorgten Stellungnahmen zitiert wurden, erregten große Aufmerksamkeit. Die Ärzte registrierten eine wachsende Kritik innerhalb der Bevölkerung an ihren Methoden. Professor Martz warnte bereits 1985:

»Eine zunehmende Abneigung gegenüber der modernen Krebsbehandlung ist spürbar und schlägt sich in oft fatalen anti-schulmedizinischen Presse- und Fernseh-Elaboraten nieder.«

Kurz vor dem 15. Internationalen Krebskongreß, der 1990 in Hamburg stattfand und zu dem mehr als 10 000 Experten aus aller Welt anreisten, veröffentlichte der Statistiker Ulrich Abel eine Bestandsaufnahme der zytostatischen Chemotherapie.[8] Abel hatte am Krebsforschungszentrum Heidelberg selbst an zahlreichen medizinischen Studien mitgearbeitet. In seiner Untersuchung überprüfte Abel alle publizierten Studien über die Wirksamkeit von zytostatischen Behandlungen bei fortgeschrittenen Karzinomen. Zusätzlich wertete er 150 Zuschriften aus, die er als Antwort auf eine persönliche Anfrage bei 350 Onkologen erhalten hatte. Das Ergebnis dieser mit der mathematischen Genauigkeit eines Statistikers ausgeführten Recherche bezeichnete Abel selbst als »niederschmetternd«. Lediglich beim kleinzelligen Lungenkrebs gibt es eindeutige Hinweise für eine lebensverlängernde Wirkung einer Chemotherapie. Bei Krebserkrankungen der Eierstöcke gibt es einige indirekte Hinweise für einen lebensverlängernden Effekt, der allerdings als gering eingestuft werden muß. Für alle anderen Karzinome gibt es keine gesicherten Hinweise für die Wirksamkeit einer zytostatischen Behandlung. Das Resümee seiner Arbeit faßt Abel wie folgt zusammen:

»Wir haben gesehen, daß für die meisten fortgeschrittenen Krebse keine Evidenz für eine lebensverlängernde Wirkung der Chemotherapie existiert. Oder, um es schärfer auszudrücken, die Onkologie hat es bisher versäumt, eine einwandfreie wissenschaftliche Grundlegung für die zytostatische Therapie in der heute vorherrschenden Form zu schaffen. Ja, es scheint inzwischen fast unmöglich geworden zu sein, diese fehlende Grundlegung und Prüfung nachzuholen, denn internistische Onkologen werden aus ethischen Gründen Vergleiche mit unbehandelten oder verzögert behandelten Patienten kaum noch planen, oder aber die Planungen werden auf die Ablehnung der Ethikkommissionen stoßen. (. . .) Auf diese Weise erhält die These von der Wirksamkeit der Chemotherapie den Charakter eines Dogmas, ein Fall, der in der Medizin vielleicht nicht einzigartig dasteht, der mit dem Anspruch auf Wissenschaftlichkeit aber schwerlich vereinbar ist.«[8]

Der inzwischen verstorbene Leiter der Abteilung für Toxikologie und Chemotherapie des Deutschen Krebsforschungsinstitutes in Heidelberg, Professor Dietrich Schmähl, nahm in der »Klinischen Wochenschrift« zu den Ausführungen Abels Stellung:

»Publikationen wie die von Abel führen zu Verunsicherungen vor allem betroffener Patienten, und sie bieten – und das ist das Schlimme – keine Alternative (. . .). Das Prinzip Hoffnung im ärztlichen Denken ist seit Jahrhunderten ein führendes Prinzip gewesen, und aller therapeutischer Negativismus würde sich nur fortschrittshemmend auswirken.«[9]

Die wichtigsten Argumente für den Einsatz von Zytostatika sind für Professor Schmähl demnach die mangelnde Alternative und die diffuse Hoffnung, daß doch noch etwas Positives herauskommen könnte. Genau dieses Wunschdenken ist die Wurzel der unheilvollen Übertherapie.

In einem »Spiegel«-Interview anläßlich des Krebskongresses äußerte sich der Hamburger Krebsspezialist Professor Dieter Kurt Hossfeld wie folgt:

»Ich bin hier in Deutschland einer der Männer der ersten Stunde auf dem Gebiet der Chemotherapie. Ich war Anfang der siebziger Jahre für einige Zeit in Amerika und bin von dort mit erheblichem Optimismus nach Deutschland zurückgekommen, was den Nutzen der Chemotherapie anbelangt. In den letzten 20 Jahren aber habe ich nicht nur den Segen, sondern auch mehr und mehr die Grenzen dieser Behandlungsart erfahren. (. . .) Im nachhinein muß man jetzt feststellen, daß es eine ungerechtfertigte Euphorie gab; die Möglichkeiten der Chemotherapie sind überschätzt worden. (. . .) Das hatte ein- bis eineinhalb Jahrzehnte lang die Folge, daß Patienten chemotherapiert worden sind, bei denen wir das heute nicht mehr machen würden, weil wir wissen, daß der lindernde Effekt in keinem Verhältnis zu den Nebenwirkungen steht, die wir diesen Patienten mit der Chemotherapie zufügen. (. . .) Das muß man beklagen. Aber ich denke, daß es nirgendwo Fortschritt ohne Fehler gibt. Das ist das Schreckliche in der Medizin, daß wir diese ganzen Erfahrungen nur am Menschen machen können. Das ist nicht im Experiment zu lösen, das muß vorgelebt werden.«[10]

Die Ausführungen von Professor Hossfeld belegen, was viele Spezialisten mittlerweile eingestehen, nämlich daß die zytostatische Chemotherapie in weiten Bereichen der Krebsbehandlung ein Fehlschlag war. Es ist aber irreführend, wenn behauptet wird, daß die Übertherapie unvermeidbar gewesen wäre, weil ohne Fehler dieser Art kein Fortschritt denkbar sei. Solche Fehlentwicklungen entstehen in der Medizin nicht zufällig. Um bei der Behandlung seiner Patienten die richtigen Entscheidungen treffen zu können, muß ein Arzt die Wirksamkeit und die Möglichkeiten der ihm zur Verfügung stehenden Therapieverfahren genau kennen und korrekt einschätzen. Deshalb ist es außerordentlich schädlich, wenn bei neuen Behandlungsmethoden zu viel Hoffnung und Euphorie verbreitet wird. Dies führt dazu, daß neue Therapien über ihre tatsächlichen Möglichkeiten hinaus eingesetzt werden. Daraus resultiert eine Übertherapie, die um so schädlicher ist, je nebenwirkungsreicher die Behandlung ist. Der Einsatz neuer Behandlungen bei Erkrankungen, wo nach den bisher vorliegenden Untersuchungen eine Wirksamkeit zwar möglich, aber nicht bewiesen ist, sollte nur im Rahmen von Therapiestudien vorgenommen werden. Dies wird aber nahezu regelmäßig mißachtet. Wenn sich bei einer neuen Behandlung eine gewisse Wirksamkeit zeigt, dann wird sie meist übereilt in die Praxis eingeführt und dort auch in Situationen eingesetzt, wo der Erfolg bisher nicht belegt ist.

Die Ergebnisse der zytostatischen Chemotherapie bei der Behandlung von Blut- und Lymphdrüsenkrebs haben ihr zum Durchbruch verholfen. Rückblickend muß aber festgestellt werden, daß die unkritische Verwendung zytostatischer Medikamente bei *allen* Krebskrankheiten sicher ein Fehler war. Die Hoffnungen der Ärzte, nun endlich ein wirksames Krebsmittel in der Hand zu haben, waren so stark, daß die notwendige Vorsicht unterblieb und die Ergebnisse der Therapiestudien lange Zeit ignoriert wurden. Es ist deshalb nicht zulässig, die durch die Übertherapie verursachten Gesundheitsschäden als unvermeidbare Konsequenzen des Fortschritts darzustellen. Hier handelt es sich nicht um Fehler, die in der Methodik der Wissenschaften bereits angelegt sind, sondern um die Auswirkungen einer unkritischen Praxis in der Medizin. Die überoptimistische Beurteilung kleiner Teilerfolge, die schnelle Einführung ungesicherter Behandlungsmethoden in die Praxis und das unbeirrte Festhalten an Therapien, auch nachdem sich negative Ergebnisse zeigen, sind für Fehlentwicklungen dieser Art verantwortlich.

Die Krebsspezialisten versuchen jetzt, nachdem allgemeine Ernüchterung eingetreten ist, die vorherrschende Übertherapie zu korrigieren. Das ist nicht unproblematisch und stößt teilweise auf Widerstand in der Ärzteschaft. Das Festhalten an der zytostatischen Chemotherapie liegt dabei weniger daran, daß die Ergebnisse der Therapiestudien unbekannt sind, sondern an dem Mangel aussichtsreicherer Alternativen. Im Fall der fortgeschrittenen Krebskrankheiten ist es gerade die therapeutische Hilflosigkeit, die viele Ärzte dazu verleitet, Behandlungen weitaus häufiger als notwendig durchzuführen. Jeder Arzt möchte seinen Patienten Mut machen und ihnen auch in einer eigentlich hoffnungslosen Situation beistehen. Dies ist sicher nicht zu kritisieren, denn ein Arzt darf nicht ausschließlich wissenschaftlich denken, sondern muß die existentiellen Nöte seiner Patienten verstehen und darauf eingehen. Problematisch ist es aber, wenn in aussichtslosen Situationen auf nebenwirkungsreiche, letztlich aber doch nutzlose Therapieverfahren zurückgegriffen wird. Die Methoden der modernen Medizin sind so aggressiv und belastend geworden, daß ein unkritischer Einsatz keinesfalls mehr gerechtfertigt ist.

Kein Arzt darf für seine Hilflosigkeit bei der Behandlung hoffnungslos erkrankter Menschen kritisiert werden, sofern er nicht aus Unkenntnis eine lebensrettende Behandlung versäumt. Ein Arzt ist nicht für die Krankheiten seiner Patienten verantwortlich, wohl aber für alle Beschwerden und Schmerzen, die Folge überflüssiger oder versäumter Behandlungen sind. Jeder Arzt muß sich deshalb bei der Therapie schwerkranker Patienten darüber im klaren sein, was er erreichen kann. Wenn nach den Ergebnissen von Therapiestudien und eigenen Erfahrungen eine Chance zur Heilung besteht, dann ist es gerechtfertigt, nebenwirkungsreiche Behandlungen durchzuführen. In diesem Fall müssen zusätzliche Beschwerden möglicherweise in Kauf genommen werden, um das Ziel zu erreichen. Falls es aber keine realistische Chance mehr gibt, das Leben eines Patienten zu retten, wenn nur noch, wie Professor Schmähl dies bezeichnet hat, nach dem Prinzip Hoffnung behandelt wird, dann müssen unnötige Belastungen durch nebenwirkungsreiche Eingriffe unbedingt vermieden werden. Es ist nicht das Merkmal eines guten Arztes, »alles« für seine Patienten zu tun, sondern er muß sich bemühen, das »Beste« zu tun. Das kann er aber nur, wenn er seine eigenen Möglichkeiten realistisch einschätzt und sich nicht von einem übertriebenen Wunschdenken leiten läßt. Die Einsicht in die Grenzen seines Könnens machen einen Arzt nicht unmenschlich. Der Verzicht auf eine zytostatische Therapie in aussichtsloser Situation bedeutet nicht, daß dem Patienten die letzte Hoffnung genommen wird, wenn es der Arzt versteht, die Hoffnungen des Patienten auf andere Maßnahmen oder Ereignisse zu lenken. Häufig ist es aber gerade die eigene Unfähigkeit, sich mit Krankheit und Tod auseinanderzusetzen, die Ärzte dazu verleitet, die letzte Zeit ihrer sterbenskranken Patienten durch nutzlose Behandlungen zusätzlich zu belasten.

Der Umgang mit funktionellen Störungen

Kranke ohne Krankheit

Die Aktivitäten der Medizin betreffen nicht nur Kranke, sondern auch Gesunde und – wovon dieser Teil handelt – Menschen, die weder richtig krank noch gesund sind. Diese dritte Gruppe von Menschen, die vom medizinischen Standpunkt aus betrachtet in der Grauzone zwischen Krankheit und Gesundheit beheimatet ist, erregt allgemein keine Aufmerksamkeit und wird von der Öffentlichkeit nicht zur Kenntnis genommen. Nach allgemein akzeptierter Vorstellung gibt es nur kranke oder gesunde Menschen, und von einem Arzt wird erwartet, daß er unterscheiden kann, zu welcher Gruppe ein Klient gehört, der seine Praxis aufsucht. Entweder soll er beschließen, daß der Betroffene gesund ist, oder er mußt entscheiden, daß eine Krankheit vorliegt, die eine Behandlung, eine Krankschreibung und eventuell eine Krankenhauseinweisung erforderlich macht. Tatsächlich gibt es aber keine eindeutigen Kriterien, die eine zweifelsfreie Unterscheidung ermöglichen würden, und der größte Teil der Bevölkerung kann nicht eindeutig als gesund oder krank eingeordnet werden.

Bei Befragung der »gesunden« Bevölkerung geben mehr als zwei Drittel an, daß sie zumindest zeitweise unter Beschwerden wie Kopfschmerzen, Schwindelgefühl, Herzklopfen, Herzschmerzen, Schweißneigung, Zittern, innerer Unruhe, Müdigkeit oder Bauchschmerzen leiden.[1] Völlige Symptomfreiheit ist also eine seltene Ausnahme. Dennoch sind die meisten Menschen in der Lage, ohne ärztliche Hilfe zurechtzukommen. In einigen Fällen können diese »harmlosen« Beschwerden aber so gravierend und störend werden, daß die Betroffenen glauben, krank zu sein und einen Arzt aufsuchen. Dies ist insbesondere dann der Fall, wenn negative äußere Einflüsse wie Einsamkeit, Arbeitslosigkeit, Armut oder Streitigkeiten die Fähigkeit zur Lebensbewältigung beschädigen. In einer solchen Situation werden die normalen Störungen des Befindens stärker wahrgenommen und plötzlich als bedrohlich und beunruhigend empfunden. Die betroffenen Personen nehmen unbewußt Zuflucht bei ihren Beschwerden und der Rolle eines Kranken. Durch die Betonung der Empfindungen des Körpers treten die übrigen Probleme und Konflikte in den Hintergrund. Die Ängste und Sorgen beziehen sich jetzt nicht mehr auf die Ereignisse im Berufs- oder Privatleben, sondern auf die Funktionen des eigenen Organismus, die zentrale Bedeutung gewinnen. Sorgfältig werden der Herzschlag, der Puls, die Verdauung, die Atmung oder die Schweißabsonderung beobachtet und registriert, und minimale Abweichungen geben Anlaß zu neuer Sorge. Die Betroffenen weichen der sozialen Bedrohung aus und suchen statt dessen Zuflucht bei einer Krankheit, da die Krankenrolle einen großen Vorteil bietet: Ein Kranker wird nicht für seinen Zustand verantwortlich gemacht. Schuld- oder Schamgefühle erübrigen sich. Statt dessen kann ein Kranker Mitleid, Hilfe und Zuwendung für sich beanspruchen.

Die Flucht in die Krankheit ist für viele Menschen der Ausweg, der es ihnen ermöglicht, trotz Vereinsamung und sozialer Bedrohung zu überleben und funktionsfähig zu bleiben. Die Krankheit hat für das Leben der betroffenen Menschen eine wichtige Funktion und kann nicht einfach aufgegeben oder geheilt werden. Es ist wichtig zu betonen, daß dieser Vorgang unbewußt abläuft. Die Betroffenen sind keine Simulanten, sie fühlen sich krank und sind fest davon überzeugt, an einer schweren Gesundheitsstörung zu leiden.

Die Beschwerden dieser Menschen sind häufig sogar intensiver als die von Patienten mit »richtigen« Krankheiten.

Für die Ärzte ist die Auseinandersetzung mit solchen Krankheitsbildern außerordentlich problematisch. Die Unsicherheit zeigt sich bereits bei der Frage, wie solche Störungen bezeichnet werden sollen. Allgemein hat sich mittlerweile die Bezeichnung *funktionelle Syndrome* durchgesetzt. Im englischsprachigen Klassifikationsschema des »Diagnostic and Statistical Manual of Mental Disorders (DSM-III)« werden diese Erkrankungen als »Somatisierungsstörungen« bezeichnet. Daneben existieren zahlreiche weitere synonym verwendete Begriffe, wie psychovegetative Störungen, vegetative Dystonie, vegetative Stigmatisation, vegetative Neurose, Organneurose, Sympathikotonie, Vagotonie, psychogenes Syndrom, larvierte Depression, Neurasthenie oder nervöser Erschöpfungszustand.

Schwierigkeiten bereitet nicht nur die Bezeichnung, sondern auch die Erklärung der funktionellen Störungen. Der Patient klagt über starke und unangenehme Beschwerden. Bei eingehender Untersuchung lassen sich keine krankhaften organischen Veränderungen nachweisen. Es handelt sich um »Kranke ohne Krankheit«. Solche Patienten passen nicht in die Kategorien der Mediziner. Ein Teil der Ärzte wird von der Vorstellung ausgehen, daß die vom Patienten geschilderten Beschwerden doch auf krankhafte Organveränderungen zurückgeführt werden können, die durch genauere Untersuchungen entdeckt werden könnten. Dies ist der *organmedizinische Standpunkt.* Die Folge ist, daß die Patienten von einem Spezialisten zum nächsten geschickt werden und zahllose überflüssige Untersuchungen über sich ergehen lassen müssen. Ein anderer Teil der Ärzte wird den *psychologischen Standpunkt* vertreten und behaupten, daß die Beschwerden auf neurotische Störungen zurückgeführt werden können, die einer entsprechenden Behandlung bedürfen. Beide Erklärungen werden dem Problem der Patienten nicht gerecht. Ein Mensch, der an funktionellen Beschwerden leidet, ist weder organisch noch psychisch krank. Die vorliegende Störung kann nur verstanden werden, wenn alle Aspekte ihrer Erscheinung einschließlich der spezifischen Lebenssituation des Betroffenen berücksichtigt werden. Ohne diesen ganzheitlichen Ansatz ist eine zutreffende Beurteilung nicht möglich.

Wegen der geschilderten Unklarheiten und Unsicherheiten gibt es keine sicheren Angaben über die Häufigkeit funktioneller Erkrankungen. Nach den vorhandenen Untersuchungen gibt es aber keinen Zweifel, daß solche Störungen außerordentlich zahlreich sind. Die Gruppe der funktionellen Syndrome ist, nach von Uexküll, nicht viel kleiner, »vielleicht sogar größer als alle anderen Krankheitsgruppen zusammen«. Von Uexküll fand bei Untersuchungen von Patienten, die von ihren Hausärzten zur weiteren Diagnostik an die Poliklinik der Universität Gießen überwiesen wurden, daß bei 25 % mit Sicherheit ein funktionelles Beschwerdebild vorlag. Bei weiteren Patienten mußte ein solches vermutet werden.[2]

Funktionelle Störungen sind am häufigsten bei Erwachsenen im dritten und vierten Lebensjahrzehnt. Bei älteren Patienten sind sie extrem selten. Dies hat möglicherweise damit zu tun, daß im Alter »echte« Krankheiten auftreten, die die funktionellen Erkrankungen überflüssig machen. In niedrigen Sozialschichten und bei sozial isolierten Menschen werden funktionelle Störungen vergleichsweise gehäuft beobachtet.[3] Einzelne Untersuchungen lassen erkennen, daß die Häufigkeit funktioneller Erkrankungen in den zurückliegenden Jahrzehnten zugenommen hat. So hat sich nach einer Untersuchung des Berliner Zentralinstituts für psychogene Störungen die Zahl der Patienten mit funktionellen Herzsymptomen in den Jahren 1945 bis 1965 verdoppelt.[4]

Ärzte in Praxen und Kliniken haben demnach sehr häufig mit Patienten zu tun, die funktionelle Beschwerden aufweisen. Um so überraschender ist das geringe Interesse, das diesen Krankheitsbildern entgegengebracht wird. In den meisten medizinischen Lehrbüchern werden sie gar nicht oder nur in kurzen Hinweisen abgehandelt. Junge Ärzte stellen bei Beginn ihrer klinischen Tätigkeit überrascht fest, daß die Mehrzahl der von ihnen behandelten Patienten gar nicht in der Art krank ist, wie man es ihnen auf der Universität beigebracht hat. Entsprechend groß ist die Unsicherheit und Hilflosigkeit im Umgang mit den »Kranken ohne Krankheit«. In Kliniksbesprechungen werden gern Raritäten wie seltene Enzymdefekte oder ungewöhnliche Tumorerkrankungen vorgestellt. Die viel häufigeren funktionellen Krankheiten erzeugen dagegen Ratlosigkeit und werden lieber ignoriert.

Patienten mit funktionellen Erkrankungen klagen am häufigsten über Herzbeschwerden, Magen- und Darmbeschwerden oder diffuse Schmerzzustände. Ungefähr 10–15% der Patienten einer Allgemeinpraxis leiden an funktionellen Herzbeschwerden.[5] Die Symptome umfassen u. a. Herzstiche, Herzrasen, Herzstolpern, Herzklopfen, Atemnot, Beklemmung, Druckgefühl, Angst, Panik, Schweißausbrüche und Schwindel. Bei etwa der Hälfte aller Patienten mit Magen- oder Darmbeschwerden sind funktionelle Störungen für die Symptome verantwortlich.[6] Die betroffenen Patienten klagen über Bauchschmerzen, Völlegefühl, Übelkeit, Erbrechen, Blähungen, Verstopfungen, Durchfälle oder schmerzhafte Stuhlentleerungen. Mindestens 5 % aller Patienten, die einen Allgemeinarzt aufsuchen, und 12 % der Patienten, die einen Rheumatologen konsultieren, leiden an unklaren Schmerzsyndromen, für die sich auch bei ausführlicher Untersuchung keine Ursache finden läßt.[7]

Es gibt also nicht nur Kranke und Gesunde, sondern auch zahlreiche Menschen, die unter teilweise ausgeprägten und unangenehmen Beschwerden leiden, aber keine definierte organische oder psychische Erkrankung aufweisen. In den folgenden Kapiteln soll dargestellt werden, wie die Medizin mit funktionell Erkrankten umgeht. Das erste Problem, das sich dabei ergibt, ist das der Diagnose.

Sinn und Unsinn einer Diagnose

Die Merkmale oder Symptome einer Krankheit sind stets unterschiedlich in Abhängigkeit von der erkrankten Person ausgeprägt. Jeder »Fall« ist anders. Die Symptome einer Krankheit werden von den persönlichen Merkmalen und der aktuellen Lebenssituation des Kranken bestimmt. Jede Krankheit ist deshalb genauso individuell wie der einzelne Patient und so einmalig wie der Zeitpunkt, an dem sie ausbricht. Zwei verschiedene Personen können niemals die gleiche Krankehit haben, und eine Person kann niemals zweimal die gleiche Krankheit erleiden. Für die Ärzte ist es aber völlig unmöglich, mit einer nahezu unbegrenzten Vielfalt von Krankheiten umzugehen. Sie müssen deshalb eine Einteilung schaffen, indem sie von allen individuellen Merkmalen abstrahieren und nur die meßbaren und objektiv feststellbaren Parameter berücksichtigen, die nach bestimmten Kriterien geordnet und zueinander in Beziehung gesetzt werden. Das Ergebnis dieses Prozesses sind die Diagnosen. Der Vorgang der Abstraktion bedeutet aber, daß diejenigen Merkmale einer Krankheit, die das Resultat der besonderen, einmaligen Lebensumstände des Erkrankten sind, nicht in die Diagnose eingehen und deshalb vom Arzt nicht wahrgenommen werden. Mit anderen Worten: Der gesellschaftliche Horizont, der das Krankheitsgeschehen umfaßt, wird ausgeblendet, und die Diagnose erscheint so als Tatsache, die unabhängig von der gesellschaftlichen Wirklichkeit existiert.

Bei vielen Krankheiten ist diese Methodik der naturwissenschaftlichen Medizin unproblematisch und außerordentlich erfolgreich. Wenn ein Arzt bei einem seiner Patienten einen Herzinfarkt, Darmkrebs oder Nierensteine diagnostiziert, dann mag es für die Entstehung der Krankheit bedeutsam sein, ob der Betroffene Bankdirektor, Stahlarbeiter oder Arbeitsloser ist, für die Therapie der Krankheit spielt dies nur eine untergeordnete Rolle. In diesen Fällen bietet die abstrakte Diagnose, die sich auf objektive Befunde wie Laborwerte, Röntgenbilder, EKG-Ableitungen usw. stützt, eine ausreichende Grundlage für die notwendigen Therapieentscheidungen.

Problematisch ist die naturwissenschaftliche Methodik bei den funktionellen Störungen. Hier gibt es keine veränderten Laborparameter oder nachweisbaren Organdefekte, die eine Grundlage für die Konstruktion einer Diagnose bieten würden. Dennoch ist der Arzt gezwungen, sich auf eine bestimmte Diagnose festzulegen. *Jeder Kranke braucht eine Diagnose.* Der Zwang zur Diagnose ergibt sich u. a. aus folgenden Gründen:

1. Eine naturwissenschaftliche Medizin ist auf das Hilfsmittel der Diagnosen angewiesen.

Ein Arzt kann sich ohne das Hilfsmittel der Diagnosen in der nahezu unbegrenzten Vielfalt der Krankheiten nicht orientieren. Er muß eine Ordnung schaffen, die eine Einteilung und Kennzeichnung von Krankheiten ermöglicht. Dadurch kann ein Arzt Krankheiten wiedererkennen und seine zuvor gewonnenen Erfahrungen verwenden. Außerdem ist eine Verständigung unter Ärzten nur möglich, wenn sie die gleichen Kennzeichnungen, das heißt Diagnosen, verwenden. Die genaue Definition von Diagnosen und ihre ständige Anpassung an die aktuellen Entwicklungen ist deshalb eine der wichtigsten Aktivitäten der Medizin. Eine Medizin, die wissenschaftlich arbeitet, ist auf das Hilfsmittel der Diagnosen angewiesen.

2. Die Diagnose berechtigt zum Kranksein.

Eine Krankheit ist die einzige gesellschaftlich akzeptierte Möglichkeit, sich den Anforderungen des Berufs- oder Privatlebens zu entziehen, ohne schwerwiegende Sanktionen befürchten zu müssen. Die Flucht in die Krankheit erlaubt dem Patienten mit funktionellen Störungen ein Entkommen aus einer unerträglichen Lebenssituation. Ein Arzt muß dem Patienten in dieser Krisensituation das Kranksein ermöglichen. Lehnt der Arzt die Attestierung einer Krankheit ab, wird der funktionell Kranke (der wohlgemerkt kein Simulant ist) so lange suchen, bis er einen Arzt findet, der auf die gewünschte Weise reagiert. Die Bestätigung des Krankseins ist aber nur durch Nennung einer Diagnose möglich, da nach allgemeiner Überzeugung jede Krankheit einen Namen hat. Die Diagnose ist der Schlüssel, der das Tor zum Kranksein öffnet. Sie legitimiert den einzelnen, sich vor der Gesellschaft als Kranker auszuweisen.

3. Die Diagnose entscheidet, welche Vorteile der Kranke für sich in Anspruch nehmen darf.

Eine Diagnose berechtigt nicht nur zum Kranksein, sie bestimmt auch, welche Forderungen der Kranke an die Gesellschaft stellen darf. Von der Diagnose ist abhängig, ob eine Arbeitsunfähigkeit vorliegt, ob Ansprüche auf Rente oder Krankengeld bestehen und ob eine Kurbehandlung von der Krankenkasse bezahlt wird. Jedes Formular von Versicherungen, Rentenanstalten oder Krankenkassen enthält die Frage nach der Diagnose des Erkrankten. Es ist für einen Arzt noch nicht einmal möglich, einen Patienten zu untersuchen, ohne sich anschließend auf eine Diagnose festzulegen, da diese auf dem Krankenschein vermerkt werden muß.

Die Methodik der naturwissenschaftlichen Medizin und die gesellschaftlichen Konventionen machen es demnach erforderlich, daß jedes Krankheitsbild diagnostisch gekennzeichnet wird. Im Fall der funktionellen Störungen ist dies problematisch, da die zur Verfügung stehenden objektiven Parameter für eine wissenschaftlich haltbare Diagnose nicht ausreichen. Um dennoch der Forderung nach einem medizinischen Etikett gerecht zu werden, konstruieren die Ärzte Diagnosen, die sich lediglich auf die vom Patienten geschilderten Symptome stützen. Eine solche Diagnose gleicht natürlich eher einer Spekulation als einer wissenschaftlich haltbaren Erkenntnis, aber sie ist ausreichend, um ihre Funktion zu erfüllen. Die Krankheiten, die von solchen spekulativen Diagnosen bezeichnet werden, sind dann auch keine »richtigen« Krankheiten, sondern sogenannte »Nicht-Krankheiten«. Im nächsten Kapitel werden zahlreiche Beispiele von »Nicht-Krankheiten« dargestellt.

Den Diagnosen von »Nicht-Krankheiten« und »richtigen« Krankheiten ist gemeinsam, daß sie abstrakt sind, das heißt, alle Merkmale, die den besonderen, einmaligen Fall kennzeichnen, kommen in ihnen nicht zum Ausdruck. Die individuellen Merkmale einer Krankheit werden durch den Prozeß der Abstraktion eliminiert. Bei den funktionellen Störungen kommt es dadurch zu einer folgenschweren Verschiebung in der Wahrnehmung und im Erleben von körperlichen Beschwerden. Die Bedeutung der Symptome verändert sich. Wenn ein Mensch in einer belastenden, bedrohlichen oder beängstigenden Lebenssituation Herzklopfen, Schweißausbrüche, Unruhe, Angst, diffuse Schmerzen oder Müdigkeit verspürt, dann ist dies als Reaktion auf die schädigenden Einflüsse der Umgebung zu werten. Es handelt sich um Alarmzeichen, oder, modern ausgedrückt, um eine Streßreaktion. Ein Arzt, der in dieser Situation um Hilfe gebeten wird, muß aber, entsprechend den Regeln seiner Wissenschaft, die körperlichen Reaktionen als Symptome auffassen und versuchen, aus ihnen eine Diagnose zu konstruieren. Die auf diese Weise gefundene Diagnose ignoriert aber, da sie abstrakt ist, den gesellschaftlichen Horizont der Störung. Dadurch werden die Reaktionen des Organismus von den Zusammenhängen, in denen sie entstanden sind und die sie verständlich machen, abgetrennt und erscheinen derartig isoliert als krankhaft. Auf diese Weise wird aus Herzklopfen eine Herzneurose, aus Schweißausbrüchen eine vegetative Dystonie, aus Niedergeschlagenheit eine larvierte Depression, aus diffusen Schmerzen ein generalisiertes Fibromyalgie-Syndrom und aus Übelkeit eine Dyspepsie.

Die meisten Patienten glauben, daß die von den Ärzten

gefundenen Diagnosen etwas sind, das tatsächlich existiert. Für sie ist eine Diagnose eine Tatsache und keine gedankliche Konstruktion von Wissenschaftlern. Selbst viele Ärzte sind so wenig mit den theoretischen Grundlagen ihrer Wissenschaft vertraut, daß sie den abstrakten Gehalt einer Diagnose mit wirklicher Existenz verwechseln. Patienten mit funktionellen Störungen werden deshalb ganz selbstverständlich davon ausgehen, daß die Diagnose, die sie erhalten, auch die Ursache der Beschwerden ist. Dadurch wird die Wahrnehmung des Patienten von seinen krankmachenden Lebensumständen abgelenkt, und die Diagnose gerät in das Zentrum des Denkens und Hoffens. Der Patient kann die Behandlung seiner Krankheit an den Arzt delegieren und ist der Aufgabe enthoben, die Bedeutung seiner Beschwerden zu ergründen und selbständig zu versuchen, bessere Voraussetzungen für ein gesundes Leben zu schaffen. Die körperlichen und seelischen Reaktionen, die durch das Leben in einer bedrohlichen und beängstigenden Situation ausgelöst wurden, erhalten die Bedeutung einer Krankheit und können dann nicht mehr zu einem Protest, zur Auflehnung und zu einer Veränderung führen. Durch diesen Mechanismus können Konflikte und Spannungen in der Gesellschaft in medizinische Probleme umgewandelt und zur Aufgabe des Arztes gemacht werden. Die »Medikalisierung« von Problemen kann eine Gesellschaft entlasten und die bestehenden Verhältnisse stabilisieren. In einer medikalisierten Gesellschaft ist das Funktionieren des einzelnen auch dann noch gewährleistet, wenn für ihn lebensfeindliche oder unmenschliche Umstände eingetreten sind. Die Auswirkungen der Medizin in einer medikalisierten Gesellschaft bezeichnet Ivan Illich als »Soziale Iatrogenesis«. Er schreibt:

»Die iatrogene Medizin stützt eine morbide Gesellschaft, in der die soziale Kontrolle der Bevölkerung durch das medizinische System eine der wichtigsten ökonomischen Aktivitäten ist. Sie legitimiert gesellschaftliche Verhältnisse, in denen die meisten keinen Platz haben. Sie etikettiert die Behinderten als unmündig und bringt immer neue Patientenkategorien hervor. Menschen, die durch ihre industrielle Arbeit und Freizeit verstört, krank gemacht und invalidisiert werden, bleibt nur die Flucht in ein Leben unter ärztlicher Aufsicht, das sie zum Stillhalten verführt und vom politischen Kampf um eine gesündere Welt ausschließt. Die soziale Iatrogenesis ist bislang noch nicht als allgemeine Krankheitsätiologie erkannt. Würden wir einsehen, daß die Diagnose oft nur ein Mittel ist, um politische Vorwürfe gegen den Streß des ökonomischen Wachstums in Forderungen nach mehr Therapien umzumünzen, die nichts anderes sind als noch mehr teure und belastende Produkte des Industriesystems, dann würde dieses eines seiner wichtigsten Verteidigungsmittel einbüßen.«[1]

Durch die Umdeutung gesellschaftlicher Konflikte in Krankheiten verlagert sich der Ort der therapeutischen Intervention. Nicht mehr die krankmachenden Lebensbedingungen müssen verändert werden, sondern der einzelne Patient erfährt eine Behandlung, die den Konflikt erträglich machen soll. Krankheiten, die in der Gesellschaft entstehen, werden am Individuum therapiert. Ein Patient mit funktionellen Beschwerden leidet deshalb doppelt. Er befindet sich in einer für ihn unerträglichen Lebenssituation und muß zusätzlich die Eingriffe der Mediziner auf sich nehmen, die versuchen, die körperlichen Alarmreaktionen zu beseitigen. Die moderne, hochtechnisierte Medizin, die eingreifende und nebenwirkungsreiche Untersuchungs- und Therapieverfahren verwendet, wird auf diese Weise zu einem Risikofaktor für die Gesundheit von Menschen mit funktionellen

Störungen. In den folgenden Kapiteln soll versucht werden, das Ausmaß der resultierenden Gesundheitsschäden darzustellen. Zuvor ist aber eine kurze Erläuterung notwendig, die zeigen soll, wie es den Ärzten gelingt, Diagnosen für Patienten mit funktionellen Krankheiten zu finden.

Nicht-Krankheiten und Pseudodiagnosen

Die Konventionen unserer Gesellschaft und die Methodik der naturwissenschaftlichen Medizin zwingen einen Arzt, für jeden Patienten eine Diagnose zu finden. Schwierigkeiten ergeben sich, wenn es sich um einen Patienten handelt, dessen Beschwerden funktioneller Natur sind. Objektiv meßbare oder feststellbare Kriterien, die eine wissenschaftliche Diagnose eigentlich fordert, sind dann nicht nachweisbar. Der Arzt muß deshalb allein aus den Symptomen eine Diagnose konstruieren. Die Diagnosen, die dabei herauskommen, haben eher den Charakter von Hypothesen oder Spekulationen, die genauso wenig beweisbar sind wie religiöse oder ideologische Überzeugungen. In Abgrenzung zu den wirklichen Krankheiten handelt es sich um sogenannte »Nicht-Krankheiten«. Für die Nicht-Krankheiten ist nicht entscheidend, welcher Wahrheitsgehalt ihnen zukommt. Wichtig ist allein ihre Funktion, die einen gesellschaftlich und medizinisch akzeptablen Umgang mit den Betroffenen erlaubt. Unter den zahllosen Nicht-Krankheiten können verschiedene Gruppen unterschieden werden:

1. Anatomische Nicht-Krankheiten

Harmlose Befunde, unbedeutende Organveränderungen oder anatomische Varianten werden hinsichtlich ihrer Bedeutung überinterpretiert, um als Erklärung der funktionellen Beschwerden dienen zu können. Auf diese Weise muß eine Nierenzyste als Erklärung für Flankenschmerzen herhalten, minimale Veränderungen der Halswirbelsäule sollen Grund von Kopfschmerzen oder Schwindelanfällen sein, ein zufällig gefundener Gallenstein erklärt die Oberbauchbeschwerden, ein Uterusmyom ist Ursache der Unterleibsschmerzen, eine Wanderniere führt zu Problemen beim Wasserlassen, ein winziger Darmpolyp ist die Erklärung für Verdauungsprobleme, oder eine geringe Vergrößerung der Schilddrüse soll Ursache der Nervosität sein. Natürlich haben alle genannten Organveränderungen keinen Krankheitswert. Aber sie werden dennoch mangels besserer Erklärungen zur Ursache der Beschwerden deklariert.

Häufige anatomische Nicht-Krankheiten sind angebliche Vergrößerungen ansonsten normaler Organe. Ein Beispiel ist die Vergrößerung der Thymusdrüse bei Kindern. Der Thymus ist ein lymphatisches Organ, das hinter dem Brustbein liegt und sich im Erwachsenenalter zurückbildet. Bis Mitte der fünfziger Jahre wurde eine Vergrößerung der Thymusdrüse für eine Krankheit gehalten, die mit Hilfe von energiereichen Röntgenstrahlen behandelt wurde. Rückblikkend muß festgestellt werden, daß die Behandlung sicher überflüssig war. Für die betroffenen Kinder hatte sich aber das Risiko, im späteren Leben an Schilddrüsenkrebs zu erkranken, erhöht.

Außerordentlich beliebte Nicht-Krankheiten bei Kindern sind auch vergrößerte Polypen im Nasen-Rachen-Bereich und vergrößerte Mandeln. Der größte Teil der deshalb durchgeführten Operationen dürfte absolut überflüssig sein. Bei einer Untersuchung, die 1930 in New York stattfand, wurden 1000 Schulkinder im Alter von 11 Jahren untersucht. Bei 60 % der Kinder war bereits eine Tonsillektomie, eine Entfernung der Mandeln, durchgeführt worden. Die restlichen 40 % wurden erneut von einer Gruppe von Ärzten untersucht, die entschieden, daß bei der Hälfte dieser Kinder eine Tonsillektomie nötig sei. Die übrig gebliebenen Kinder wurden einer weiteren Gruppe von Ärzten vorgestellt, die wiederum entschieden, daß bei der Hälfte eine Operation erforderlich sei. Nach einer weiteren ärztlichen Untersuchung blieben nur noch 65 Kinder (6,5 %) übrig, die als gesund durchgegangen waren. Eine weitere Untersuchung dieser Kinder fand nicht statt, weil nicht mehr genügend Fachärzte zur Verfügung standen.[1]

Eine anatomische Nicht-Krankheit, deren Häufigkeit seit Einführung der Sonographie in die klinische Routine stark zugenommen hat, sind Gallensteinerkrankungen. Bei Untersuchung der gesunden Bevölkerung werden bei jedem zehnten Menschen Gallensteine gefunden, wobei die Häufigkeit mit zunehmendem Alter noch ansteigt. Mindestens die Hälfte aller Gallensteine ist völlig harmlos und macht lebenslang keine Beschwerden. Problematisch sind Gallensteine bei Patienten, die unter funktionellen Bauchbeschwerden leiden, für die es sonst keine Erklärung gibt. In diesen Fällen werden die meisten Ärzte nicht ausschließen wollen, daß die Gallensteine doch Ursache der Beschwerden sind. Auf diese Weise kann aus einem harmlosen Gallenstein eine Nicht-Krankheit werden, die eine Operation erforderlich macht. Zahlreiche Gallenblasenoperationen werden wegen funktioneller Störungen durchgeführt, die völlig unabhängig von den gefundenen Gallensteinen bestehen. Dies erklärt, warum ein hoher Prozentsatz von Patienten nach Gallenblasenoperationen unverändert Beschwerden hat und ein sogenanntes »*Postcholezystektomie-Syndrom*« aufweist.

Andere häufige anatomische Nicht-Krankheiten sind Verbiegungen der Nasenscheidewand, die häufig ohne ausreichende Grundlage zur Erklärung von Atemstörungen oder chronischen Entzündungen der Nasennebenhöhlen benutzt werden, und Uterusmyome, Muskelgeschwülste der Gebärmutter, die meist harmlos sind, aber dennoch der Anlaß für zahlreiche überflüssige Gebärmutteroperationen sind.

2. *Diagnostische Nicht-Krankheiten*

Zufällige, unbedeutende oder methodisch bedingte Veränderungen und Abweichungen von Untersuchungsbefunden dienen zur Erklärung funktioneller Beschwerden. Bei der diagnostischen Nicht-Krankheit vom Labortyp erhalten auffällige Laborwerte Krankheitswert. Dem Patienten wird beispielsweise berichtet, daß er zu wenig Kalzium habe, daß der Eisenwert etwas zu niedrig sei, daß möglicherweise einige Spurenelemente fehlen, daß bestimmte Hormonwerte bedenklich seien oder daß ein Vitamin zu niedrig gemessen wurde. Teilweise ist es gar nicht notwendig, daß der angeschuldigte Laborwert im krankhaften Bereich liegt. Es genügt, wenn der Meßwert im »unteren Bereich« oder im »oberen Bereich« liegt, also in Wirklichkeit ganz normal ist. Um aus ihnen eine Nicht-Krankheit zu konstruieren, brauchen die Laborwerte auch nicht in einer nachvollziehbaren Beziehung zu den geklagten Beschwerden zu stehen.

Eine beliebte diagnostische Nicht-Krankheit vom Labortyp ist die Nicht-Unterzuckerung oder Nicht-Hypoglykämie. Die Symptome einer Unterzuckerung sind Unruhe,

Schweißausbruch, Herzklopfen, Zittern, Schwindel und im Extremfall das Auftreten einer Ohnmacht. Viele Patienten mit funktionellen Krankheitsbildern klagen über ähnliche Beschwerden. Tatsächlich tritt aber eine Unterzuckerung, abgesehen von Diabetikern, die Tabletten oder Insulin erhalten, nur bei wenigen, extrem seltenen Stoffwechselkrankheiten auf. Dennoch wird vielen Patienten mit funktionellen Störungen erklärt, daß Unterzuckerungen die Ursache ihrer Beschwerden sind, insbesondere wenn »im Anfall« Blutzuckerwerte gemessen wurden, die »im unteren Bereich« lagen, was nach längerem Hungern völlig normal ist. In einem deutschen Lehrbuch der Inneren Medizin wird ein bekannter Diabetologe mit der Feststellung zitiert, daß die Diagnose einer Unterzuckerung zu häufig gestellt werde, »und es werden mit dieser Diagnose die endemischen Schwächen unserer Gesellschaft wie Antriebsarmut, psychische Labilität, Aggressivität, mangelnde Leistungsfähigkeit jeder Art, von Faulheit bis zur Impotenz erklärt und entschuldigt.«[2]

Eine andere Form diagnostischer Nicht-Krankheiten sind Artefakte, das heißt Kunstprodukte durch fehlerhafte oder ungenaue Aufzeichnung, Verarbeitung oder Wiedergabe bei apparativen Untersuchungen wie Röntgen, Ultraschall oder Elektrokardiographie. Artefakte entstehen bei jedem Untersuchungsverfahren. In der Regel sind sie nicht auf einen Gerätedefekt zurückzuführen, sondern liegen in der Methodik selbst begründet. Durch Überlagerung anatomischer Strukturen im Röntgenbild kann ein Tumor vorgetäuscht werden, bei der Ultraschalluntersuchung können an anatomischen Grenzflächen sogenannte Wiederholungsechos, Schichtdickenartefakte oder Schallschatten auftreten, und die Ableitung eines Elektrokardiogramms kann durch Kriechströme gestört werden. Auf diese Weise entstehen

Verschattungen im Röntgenbild, Ultraschallreflexe oder rätselhafte Zacken im EKG, die möglicherweise dann als krankhaft interpretiert werden, wenn der untersuchte Patient Beschwerden hat.

3. Klinische Nicht-Krankheiten

Tatsächliche Krankheiten werden diagnostiziert, ohne daß ausreichende Beweise vorliegen. So kann beispielsweise bei einem Patienten ein Bluthochdruck diagnostiziert werden, weil einmalig ein leicht erhöhter Blutdruck gemessen wurde, der Folge einer momentanen Aufregung war. Eine Knochenentkalkung oder Osteoporose wird diagnostiziert, weil auf der Röntgenaufnahme die Knochenstruktur etwas transparent erscheint, oder es wird ein entzündlicher Gelenkrheumatismus festgestellt, nur weil bei dem Patienten Rheumafaktoren im Blut nachweisbar sind. In allen Fällen sind die Gründe für die Diagnosestellung nicht ausreichend. Die Diagnose kann allenfalls vermutet werden. Sie wird dem Patienten dennoch als gesichert mitgeteilt, weil sie als Erklärung für seine Beschwerden herhalten muß. Zur Abgrenzung von den »richtigen« Krankheiten kann in diesen Fällen von Nicht-Bluthochdruck, Nicht-Osteoporose oder Nicht-Rheuma gesprochen werden. Die mit Abstand häufigste Nicht-Krankheit dieser Art dürfte der Nicht-Bluthochdruck sein. Mindestens jeder dritte Mensch, bei dem ein Bluthochdruck diagnostiziert wird, hat gar keine erhöhten Blutdruckwerte. Auf diese weit verbreitete Nicht-Krankheit soll im Kapitel über Risikofaktoren näher eingegangen werden.

Diese Form einer Nicht-Krankheit ist außerordentlich subtil und bösartig. Dem Patienten wird einfach unterstellt, daß hinter seinen körperlichen Beschwerden eine psychische Störung oder Krankheit steckt. Dabei wird häufig anerkannt, daß der Patient sich in einer belastenden oder ausweglosen Lebenssituation befindet. Dennoch wird die Störung nicht im sozialen Umfeld, sondern im Patienten lokalisiert, und die Symptome werden nicht als berechtigter Protest, sondern als Krankheit gedeutet. Die Diagnosen, die verwendet werden, heißen beispielsweise reaktive Depression, larvierte Depression, somatogene Depression, neurotische Fehlhaltung, Organneurose oder psychogenes Syndrom. Häufig werden diese Diagnosen nicht von einem Psychiater nach gründlicher Exploration, sondern von praktischen Ärzten, Internisten oder Frauenärzten in Kliniken und Praxen gestellt. Dabei orientieren sie sich weniger an vorgegebenen Kriterien und Richtlinien, sondern meist genügt der subjektive Eindruck, der während der Untersuchungen und Behandlung entsteht.

Eine der am häufigsten diagnostizierten psychiatrischen Nicht-Krankheiten ist die larvierte Depression. In einem Artikel der »Deutschen Medizinischen Wochenschrift« heißt es über dieses Krankheitsbild:

»In den letzten zwei Jahrzehnten ist die sogenannte larvierte Depression zunehmend in den Blickpunkt ärztlichen Interesses gerückt. Diese Bezeichnung steht für keine Diagnose im klinischen Sinne, wie zum Beispiel endogene oder psychogene Depression. Sie soll lediglich die phänomenologische Charakterisierung eines auf eine Depression verdächtigen Krankheitsbildes sein. Aus didaktischen Gründen hat sich dieser Begriff als Vermutungsdiagnose bewährt. Es handelt sich um ein depressives Geschehen, bei dem die somatischen Beschwerden im Vordergrund stehen und die psychischen Symptome in den Hintergrund treten.«

Der Autor weist in diesen einleitenden Sätzen auf die Tatsache hin, daß die larvierte Depression gar keine richtige Diagnose ist, sondern eine »phänomenologische Charakterisierung«. Ergänzend könnte hinzugefügt werden, daß es sich deshalb auch nicht um eine Krankheit, sondern um eine Nicht-Krankheit handelt. Wie diese Nicht-Krankheit diagnostizierbar ist, erläutert der Autor wie folgt:

»Die larviert verlaufende Depression bereitet aber gerade diagnostische Schwierigkeiten, weil bei ihr das Leitsymptom der depressiven Gestimmtheit fehlt. Der Patient ist von der körperlichen Natur seiner Beschwerden überzeugt, der überweisende Arzt ebenfalls. (. . .) Diagnostisch bedeutsamer sind Fragen, die auf einen Antriebsverlust abzielen: ›Fehlt es Ihnen in letzter Zeit an Schwung, an Antrieb, an Energie? Sind Sie matt und kraftlos geworden? Müssen Sie sich jetzt zu Ihren gewohnten Tätigkeiten im Gegensatz zu früher geradezu zwingen? Ist Ihnen ein Teil Ihrer sonstigen Energie verlorengegangen?‹ Diese und ähnliche Fragen werden von Patienten mit larvierter Depression so gut wie immer bejaht.«[3]

Die hier zur Diagnosefindung vorgeschlagenen Fragen sind so allgemein, daß man bezweifeln muß, ob die Antworten tatsächlich einen Rückschluß auf das Vorliegen einer psychischen Krankheit erlauben. Auch die meisten körperlich Kranken klagen über Mattigkeit und Energieverlust, und viele Gesunde, die sich im Berufs- oder Privatleben überfordert fühlen, würden die gestellten Fragen ebenfalls bejahen.

Es wird klar, daß es sich bei der larvierten Depression gar nicht um ein eindeutig definiertes Krankheitsbild handelt, sondern um ein allgemein verwendbares Etikett, das überall dort eingesetzt werden kann, wo es nützlich und hilfreich ist. Der leichtfertige Umgang mit Diagnosen wie der larvierten Depression ist allerdings problematisch. Bevor ein Patient das diagnostische Etikett einer psychiatrischen Erkrankung zugewiesen bekommt, sollte mit größtmöglicher Sorgfalt überprüft werden, welche Gründe tatsächlich vorhanden sind, die einen berechtigten Zweifel an der geistigen Gesundheit des Betroffenen gestatten.

5. Nicht-Krankheit vom Umwelt- oder Allergietyp

Die Beschwerden des Patienten werden durch einen negativen Einfluß aus seiner äußeren Umgebung erklärt. Dabei werden beispielsweise Kälte- oder Wärmeeinwirkungen, Lärm oder Lichtverhältnisse beschuldigt, der schädigende Faktor zu sein. Ein Patient, der überwiegend sitzt, ist krank wegen mangelhafter Bewegung, und ein Patient, der viel laufen muß, ist krank wegen übermäßiger Bewegung. Teilweise werden auch, ohne daß genaue Austestungen vorliegen, Chemikalien im Waschmittel oder am Arbeitsplatz verantwortlich gemacht. Weit verbreitet sind »Unverträglichkeiten« gegen bestimmte Bestandteile in Nahrungsmitteln. Mehr naturheilkundlich ausgerichtete Mediziner können auch schädliche Einflüsse von bestimmten Schwingungen oder Erdstrahlen, unter Umständen mit Hilfe von Wünschelruten, feststellen. Alle diese Dinge lassen sich natürlich kaum beweisen und sind lediglich Vermutungen. Die meisten Patienten werden sie dennoch als plausible Erklärungen akzeptieren. Die vorstehenden Ausführungen zur Nicht-

Krankheit vom Allergietyp bedeuten nicht, daß es keine »richtigen« Allergien und Unverträglichkeiten infolge diverser Umwelteinflüsse gibt. Es soll nur darauf hingeweisen werden, daß solche Feststellungen häufig ohne konkrete Anhaltspunkte oder Beweise getroffen werden, und es sich dann eher um Spekulationen oder Hypothesen handelt als um wissenschaftlich haltbare Diagnosen.

Die weltweite Umweltverschmutzung mit ihren katastrophalen Auswirkungen hat in der Bevölkerung erhebliche Ängste und Verunsicherungen ausgelöst. Dadurch ist es zu einer Zunahme der Häufigkeit von Nicht-Krankheiten vom Umwelt- oder Allergietyp gekommen, die nahezu das Ausmaß einer Epidemie erreicht hat. Die Tatsache, daß eigentlich niemand mehr in einer unbelasteten, schadstofffreien Umwelt lebt, stellt die Wissenschaftler dabei vor besondere Probleme. In der Regel ist es nahezu unmöglich zu unterscheiden, ob eine Nicht-Krankheit oder eine richtige Krankheit vorliegt, da überall Giftstoffe vorhanden sind. Ein Beispiel für eine Nicht-Krankheit vom Allergie-Typ ist das »*Wohngiftsyndrom*«. Die »Ärzte Zeitung« berichtet im November 1992, daß der Leiter der toxikologischen Abteilung der 2. Medizinischen Klinik rechts der Isar in München regelmäßig Patienten mit einem »Wohngiftsyndrom« behandelt. In dem Artikel wird ausgeführt:

»›Oft haben sie (die Patienten) eine Odyssee durch die Praxen vieler Ärzte hinter sich‹ berichtete Zilker. Eine Patientin etwa habe ein ganzes Spektrum an Antworten bekommen: ›Sie sind kerngesund‹, ›Das ist das Klimakterium‹, ›Sie haben Krebs‹, ›Ihnen kann keiner mehr helfen‹ und dergleichen mehr. Sein Fazit: ›Die Wissenschaft hat ihre Hausaufgaben noch lange nicht gemacht. Fraglich ist, ob sie das überhaupt je kann.‹ Bei keinem der 109 Ratsuchenden mit Wohngiftsyndrom in den vergangenen zwei Jahren wurde ›ein Wert gemessen, der toxokologisch bedenklich war‹, so Zilker. (...) Unter den Ärzten, an die diese Patienten in ihren unterschiedlichen Phasen überwiesen wurden, sieht Zilker einen Glaubenskrieg wüten: Verharmlosern und Laborgläubigen stünden Umweltapostel und -apokalyptiker gegenüber. ›Wer recht hat, das bleibt unklar. (...) Das Dilemma führt bei den Betroffenen zu psychosozialen Auswirkungen, von Vertrauensverlust in Industrie und Politik über Angst und Depression bis zu Rückzug oder Angriff mit der Selbstzerstörung als Endpunkt.«[4]

Aus dem zitierten Artikel spricht deutlich die Ratlosigkeit der Ärzte. Völlig unklar bleibt, worauf denn die Diagnose »Wohngiftsyndrom« überhaupt beruht. Immerhin war bei keinem der in München behandelten Patienten eine erhöhte Giftkonzentration in der Wohnung gemessen worden. Das »Wohngiftsyndrom« hat somit nicht den Wert einer wissenschaftlich belegbaren Diagnose, sondern ist eine Vermutung oder Spekulation. Man mag einwenden, daß in den Wohnungen doch ein Gift vorhanden gewesen sein könnte, dessen Konzentration aber so gering oder dessen Art bisher unbekannt gewesen sei, so daß eine Messung nicht erfolgreich sein konnte. Diese Ansicht mag zutreffen. Man kann aber, mangels Beweises, mit der gleichen Berechtigung behaupten, daß sich in den Wohnungen der Erkrankten kein Gift befunden habe. Demnach läßt sich die Diagnose »Wohngiftsyndrom« nicht durch bestimmte Parameter oder Meßwerte bestätigen. Es handelt sich um eine Nicht-Krankheit.

Die Extremform einer Nicht-Krankheit vom Allergietyp ist die sogenannte »*Umweltkrankheit*«. Auch diesem Leiden widmet die »Ärzte Zeitung« einen ausführlichen Artikel, dem folgende Ausführungen entnommen sind:

»Es handelt sich bei dem äußerst uneinheitlich beschriebenen Syndrom dem Anschein nach um eine multiple Sensibilisierung gegenüber einer Vielzahl von in der Umwelt anzutreffenden Chemikalien. In schweren Fällen sind die Patienten ständig ans Bett gefesselt, können lediglich eine kleine Zahl von organisch gezogenen Lebensmitteln essen und vertragen selbst jene geringen Spuren von Chemikalien nicht, die sich im Freien in der Atemluft und in allen Gegenständen des täglichen Bedarfs befinden. Körperliche Kontakte zu anderen Menschen sind nicht möglich, selbst der Umgang mit Blutsverwandten muß auf ein Minimum beschränkt werden. Derzeit sorgt in den nordamerikanischen Medien besonders der Fall der 45jährigen Marilyn McCleary für Aufsehen, Empörung und Anteilnahme. (. . .) Seit vielen Jahren leidet die in der Nähe von Toronto lebende Marilyn McCleary beim unvermeidbaren Kontakt mit einem der zahllosen Umweltallergene unter stärksten Kopfschmerzen, Muskelkrämpfen und Störungen der Sensibilität. Erschwerend kommt bei ihr hinzu, daß sie nach eigener Beobachtung zusätzlich weder die von elektrischen Haushaltsgeräten ausgehenden Geräusche noch deren Vibrationen vertragen kann. (. . .) Eine der wenigen Einrichtungen, die sich auf die Behandlung der ›Umweltkrankheit‹ spezialisiert haben, ist das in der Nähe von Dallas in Texas gelegene Tri City Hospital. Dort müssen Patienten in der neu geschaffenen, umweltkontrollierten Spezialabteilung pro Tag eintausend Dollar bezahlen. (. . .) Doch nicht alle Ärzte sind davon überzeugt, daß die ›Umweltkrankheit‹ tatsächlich existiert oder daß die an der ›Umweltkrankheit‹ leidenden Patienten tatsächlich ausschließlich organisch krank sind. ›Es ist nun einmal gesellschaftlich mehr akzeptiert, an einer organischen Krankheit zu leiden als an einer psychiatrischen‹, meint beispielsweise Dr. Arthur Leznoff, der Chef-Immunologe des St. Michaels Hospital in Toronto. Er deutet damit an, daß bei den multiplen sensitiven Patienten wahrscheinlich eher ein psychischer Schaden oder ein fehlerhaftes Verhalten zu therapieren sei als ein aus dem Ruder gelaufenes Immunsystem. (...) Auf diese Weise wird aus einer »Nicht-Krankheit« ein Leiden, das die Öffentlichkeit und die Ärzte beschäftigt.«[5]

Auch das Beispiel der »Umweltkrankheit« zeigt die Ratlosigkeit der Mediziner. In der organmedizinischen Version handelt es sich um eine bisher unbekannte Erkrankung des Immunsystems, in der psychologischen Version um einen psychischen Schaden. Weitaus wahrscheinlicher ist allerdings, daß es sich bei der »Umweltkrankheit«, zumindest in der Mehrzahl aller Fälle, um eine Nicht-Krankheit handelt.

6. Pseudokrankheiten

Neue Krankheitsbilder werden »erfunden« und mit wohlklingenden, wissenschaftlich anmutenden Namen gekennzeichnet. So werden in der medizinischen Literatur funktionelle Herzbeschwerden als Da-Costa-Syndrom, Effort-Syndrom oder neurozirkulatorische Asthenie beschrieben. Funktionelle Magen-Darm-Beschwerden verbergen sich hinter den Bezeichnungen Reizmagen, Dyspepsie, Reizdarmsyndrom, irritables Darmsyndrom oder Colica mucosa. Im Fall unklarer Schmerzen der Muskulatur oder des Bewegungsapparates stehen dem Arzt die Diagnosen Fibrositis, Fibromyalgie oder generalisierte Tendomyopathie zur Verfügung. Alle diese Erkrankungen haben keinen realen Hintergrund. Sie sind nicht wie die »richtigen« Krankheiten exakt definiert. Es handelt sich um »Pseudodiagnosen« und »Pseudokrankheiten«. Ihre Diagnose ist erlaubt, wenn keine »richtige« Krankheit vorliegt und die Beschwerden des Patienten gut zu der Bezeichnung passen. Pseudokrankheiten werden ununterbrochen neu erfunden. Manchmal verschwinden sie wieder, um später erneut in den medizinischen Fachzeitschriften aufzutauchen.

Teilweise nimmt das Erfinden neuer Pseudokrankheiten groteske Dimensionen an. In den USA macht derzeit ein neues Krankheitsbild Furore, das als »chronisches Ermüdungssyndrom« oder »*Chronic-fatigue-Syndrom*« in die Schlagzeilen geraten ist. Das Nachrichtenmagazin Newsweek bezeichnete diese geheimnisvolle Krankheit in einer Titelstory als »mystery of the 90's«. In einem Artikel der »Ärzte Zeitung« wird die Zahl der Erkrankten in England mit 150 000 angegeben. In England und in den USA soll es bereits Patientenvereinigungen mit enormem Zulauf geben. Die »Ärzte Zeitung« schreibt:

»Die Patienten haben ein hohes Schlafbedürfnis, körperliche und geistige Leistungsschwäche, Konzentrationsstörungen oder auch Kopf- und Muskelschmerzen. Doch genaue Kriterien für die Diagnose gibt es nicht.«

Der Neurologe Professor Wilfred Nix von der Universitätsklinik Mainz wird mit folgender Stellungnahme zitiert:

»Es gibt keinen Konsens darüber, was das Chronic-fatigue-Syndrom ist. Wichtige Voraussetzung für die Diagnose ist jedoch das Symptom Ermüdung mindestens über einen Zeitraum von einem halben Jahr. (. . .) Man tappt absolut im dunkeln. Die Hypothesen geistern ein halbes Jahr durch die Medien und verschwinden dann wieder in der Schublade. Man hat die Patienten mit Aciclovir behandelt, mit Interferon, man hat ihnen Immunglobulin G gegeben. Es hat sich alles als unwirksam erwiesen.«[6]

Das »*Chronische Ermüdungssyndrom*« ist eine typische

Pseudokrankheit. Niemand kann genau angeben, welche Kriterien überhaupt für die Diagnose dieser Krankheit vorhanden sind. Wer hat sich nicht schon einmal über einen längeren Zeitraum müde und abgeschlagen gefühlt, insbesondere wenn er einen anstrengenden Beruf hat? Wenn zahlreiche Menschen über Müdigkeit und Überforderung klagen, ist dies doch mit größerer Wahrscheinlichkeit eine Folge der Lebens- und Arbeitsbedingungen unter denen sie leiden, als Ausdruck einer geheimnisvollen Epidemie. Die Ärzte, die es gewohnt sind, ausschließlich in medizinischen Kategorien zu denken, registrieren aber nur die augenblicklich vorhandenen Symptome und vernachlässigen deren soziale Dimension. Auf diese Weise entstehen Krankheiten wie das »chronische Übermüdungssyndrom«. Ein ähnliches Krankheitsbild beunruhigt die Bevölkerung in Japan. Die »tageszeitung« berichtet:

»Japanische Geschäftsleute und Industriemanager sterben immer häufiger an Überarbeitung. ›Karoshi‹ heißt der plötzliche Tod, der durch berufliche Überlastung ausgelöst wird. 1978 wurde dieses Syndrom in der japanischen Medizin zum ersten Mal beschrieben, inzwischen ist es zu einem geläufigen Kürzel geworden. (...) Ende November haben sich die Angehörigen der Opfer zu einem landesweiten Netzwerk zusammengeschlossen. Sie verlangen, daß Karoshi als typische Berufskrankheit anerkannt wird und daß die Hinterbliebenen entschädigt werden. Das Arbeitsministerium hat jetzt eine Studie zur Untersuchung von Karoshi in Auftrag gegeben. Allein im vergangenen Jahr wurde das japanische Arbeitsministerium mit 597 Ansprüchen von Hinterbliebenen von Karoshi-Opfern konfrontiert. Aber nur in 33 Fällen wurde der Tod als direkte Folge der Arbeitsüberlastung anerkannt. Der kausale Nachweis ist schwer zu führen. Schon seit 1988 existiert in Japan ein ›Karoshi-Nottelefon‹ von

Ärzten und Rechtsanwälten. Innerhalb von drei Jahren wurden hier 2500 Fälle registriert. Etwa ein Viertel der Opfer waren 50 Jahre und älter, die meisten jedoch sind deutlich jünger. (. . .) In der Diskussion über Karoshi hat jetzt der Fall des 34jährigen Kazuhiko Kanameda für erheblichen Wirbel gesorgt. Kanameda hat als Manager in einem Lebensmittelkonzern gearbeitet. Sein Pensum während der letzten vier Jahre vor seinem plötzlichen Tod: täglich zwei Schichten mit 14 bis 16 Stunden reiner Arbeitszeit. Zusätzlich nahm sich der Mann an den Wochenenden und im Urlaub Arbeitsunterlagen mit nach Hause, beschreibt die Witwe den Dauerstreß ihres Mannes. Im Juli dieses Jahres, mehr als zwei Jahre nach Kanamedas Tod, wurde der Fall als berufsbedingter Karoshi anerkannt.«[7]

Im Fall des *»Karoshi«* ist der gesellschaftliche Hintergrund der Pseudokrankheit noch deutlicher als beim »chronischen Ermüdungssyndrom«. Hier wird klar, wie abwegig die Wahrnehmung von »Karoshi« als Krankheit ist, die am einzelnen Patienten diagnostiziert wird. Wenn eine Gesellschaft ihre Bevölkerung zu derartigen Höchstleistungen antreibt, daß einzelne unter dieser Belastung zerbrechen und versterben, dann wäre es doch gerechter, die Krankheit in der Gesellschaft zu lokalisieren und nicht in deren Opfern.

Erfinden neuer Krankheiten

Die Existenz von Nicht-Krankheiten ist Ausdruck des Bemühens der Ärzte, für jeden Patienten eine passende Diagnose zu finden. Ob die Diagnose eine wissenschaftliche Berechtigung hat oder nicht, spielt dabei eine untergeordnete Rolle. Wichtig ist allein ihre Funktion, die für Arzt und Gesellschaft gleichermaßen unverzichtbar ist. Funktionelle

Krankheitsbilder, die nicht durch Organveränderungen erklärbar sind, werden vom Arzt nach ihren Hauptsymptomen geordnet und erhalten ein passendes Etikett. So wird aus unklaren Bauchschmerzen ein Colon irritabile, aus belastungsabhängigen Brustschmerzen ein Effort-Syndrom und aus generalisierten Schmerzen eine Fibromyalgie.

Bedingt durch eine Veränderung bestimmter Einflüsse oder auch rein zufällig kann es vorkommen, daß sich Patienten bei einem Arzt vorstellen, die unter ungewöhnlichen Beschwerden leiden. So kann es beispielsweise sein, daß mehrere Patienten über Nervosität, Kopfschmerzen, Schwäche, Müdigkeit und Augenbrennen klagen, wobei die Beschwerden immer abends nach Feierabend auftreten, wenn sie sich in der eigenen Wohnung aufhalten. Der Arzt, der möglicherweise eine allergologische Spezialausbildung besitzt, wird auf diesen Zusammenhang aufmerksam und befragt die nächsten Patienten mit ähnlichen Symptomen gezielt, ob bei ihnen auch die Beschwerden in der eigenen Wohnung besonders ausgeprägt seien. Einige der Patienten werden dies bejahen, und der Arzt kommt immer mehr zu der Überzeugung, daß er ein neues Krankheitsbild entdeckt hat. Durch eine Mitteilung in einer Fachzeitschrift oder einen Vortrag bei einem Allergologentreffen wird er seine Kollegen über die Beobachtung unterrichten. Die aufmerksam gewordenen Kollegen werden in ihrer eigenen Klinik oder Praxis ebenfalls verstärkt nach Patienten mit ähnlichen Beschwerden Ausschau halten. Auf diese Weise kann schnell eine kleine Epidemie ausgelöst werden. Wenn eine gewisse Anzahl von Ärzten zu der Überzeugung gelangt sind, daß sie tatsächlich eine neue Krankheit entdeckt haben, werden sie die Öffentlichkeit über die Existenz des »Wohngiftsyndroms« informieren. Die Bevölkerung und die Politiker werden die Ärzte auffordern, das neue Krankheitsbild intensiv zu erforschen, damit die Gefahr für die Bevölkerung abgewendet werden kann. Spezialisten werden mit Forschungsprojekten beauftragt, neue Stellen für Wissenschaftler und Ärzte werden bewilligt, und größere Geldbeträge werden zur Verfügung gestellt. Wenn die ersten wissenschaftlichen Ergebnisse zu verzeichnen sind, treffen sich die Spezialisten des neuen Fachbereichs, tauschen ihre Meinungen aus, betonen die Wichtigkeit und Ernsthaftigkeit des Problems und verabreden sich für das nächste Jahr. Inzwischen haben die betroffenen Patienten Selbsthilfegruppen gegründet und betreiben eine intensive Öffentlichkeitsarbeit, um auf ihr Problem aufmerksam zu machen. Wenn die ganze Entwicklung erst einmal so weit fortgeschritten ist, wird niemand mehr bezweifeln, daß es ein »Wohngiftsyndrom« tatsächlich gibt, und eine neue Krankheit ist vorhanden.

Ein anderer Arzt macht vielleicht die Beobachtung, daß er seit einiger Zeit wiederholt Patienten untersucht hat, die über Müdigkeit klagten, bei denen aber sonst keine objektiven Krankheitszeichen festzustellen waren. Er widmet nun seine ganze Aufmerksamkeit dem Symptom Müdigkeit und fragt verstärkt danach. Tatsächlich stellt sich heraus, daß es viele Patienten mit chronischer Müdigkeit gibt. Beunruhigt über seine Entdeckung informiert der Arzt seine Kollegen, die seine Beobachtungen bestätigten. Verschiedene Hypothesen über die Ursache der epidemieartigen Ausbreitung von Müdigkeit werden geäußert. Auf einem der nächsten Ärztetage wird ein Symposion veranstaltet zum Thema »Chronisches Müdigkeitssyndrom – was sind die Ursachen?« Verschiedene Spezialisten geben ihre Meinung kund, unter anderem ein Immunologe, ein Rheumatologe und ein Mikrobiologe. Der eine vermutet eine Abwehrschwäche, der andere eine Autoimmunerkrankung und der dritte einen Virusinfekt. Weitere Forschungen werden in der Folgezeit durchgeführt und die medizinischen Fachblätter berichten in regelmäßigen Zeitabständen von neuen Erkenntnissen und Therapieerfolgen. Auch das »Chronische Müdigkeitssyndrom« hat so ein Stadium erreicht, wo Zweifel an seiner Existenz nicht mehr geduldet werden.

Der Prozeß der gegenseitigen Bestätigungen und Versicherungen, der schließlich dazu führt, daß eine neue Krankheit allgemein akzeptiert und anerkannt ist, wurde von Skrabanek und McCormick als »Gold-Effekt« beschrieben:

»Wenn es um eine neue Idee geht, sind anfangs einige wenige von der Richtigkeit der Idee (beinahe) überzeugt. Auf einer Tagung, an der dann überwiegend die Befürworter dieser Idee teilnehmen werden, wird dann das Für und Wider der Idee diskutiert. Ein repräsentatives Komitee wird ernannt werden, um einen Sammelband herauszugeben, der die Idee verbreiten und Interesse an ihr wecken soll. (. . .) Eine Fachzeitschrift wird gegründet werden. Nur orthodoxe oder nahezu orthodoxe Aufsätze werden von den Gutachtern und dem Herausgeber akzeptiert werden. (. . .) Ist diese Idee erst einmal in die ›anerkannten Journale‹ vorgedrungen, wird sie schwer ausrottbar, da die meisten Leser blauäugig sind und es für unnatürlich halten, an ›Autoritäten‹ zu zweifeln. (. . .) Der Gold-Effekt wird weiter verstärkt durch eine Flut von Publikationen, die die Idee »bestätigen«, da junge Wissenschaftler – begierig nach Publikationen für ihre nächste Bewerbung – sich dazu ermuntert fühlen, Arbeiten einzureichen, die dem Dogma Lippendienste erweisen; diese Arbeiten haben viel bessere Aussichten, vom Club-Journal akzeptiert zu werden, als Aufsätze, die Unzulänglichkeiten der offiziellen Theorie aufdecken oder sie sogar rundheraus angreifen.«[1]

Der »Gold-Effekt« betrifft natürlich nicht nur die Erfindung von Nicht-Krankheiten, er kommt in allen Bereichen der Medizin und in allen wissenschaftlichen Disziplinen vor. Der Gold-Effekt ist dafür verantwortlich, daß sich Diagnosen oder Therapieverfahren etablieren können und allgemein akzeptiert werden, ohne daß es dafür ausreichende Gründe gibt.

Das Erfinden neuer Nicht-Krankheiten ist eine alltägliche Angelegenheit. Permanent wird die Menge der bekannten Nicht-Krankheiten durch neue Diagnosen bereichert. Kein Tag vergeht, ohne daß in der Fach- oder Laienpresse entsprechende Berichte auftauchen. Auf diese Weise bestätigt sich der Aphorismus des Wiener Satirikers Karl Kraus (1874–1936), der feststellte, daß die am weitesten verbreitete Krankheit die Diagnose sei. Für den praktisch tätigen Arzt ist es dabei unmöglich zu erkennen, welche Berechtigung die vielen neuen Krankheitsbilder haben. Er besitzt weder die Zeit noch die Kenntnisse, um die wissenschaftlichen Grundlagen jeder Diagnose zu überprüfen. Dies ist auch nicht erforderlich, denn in der ärztlichen Praxis ist die Unterscheidung von Krankheiten und Nicht-Krankheiten unwichtig. Nicht der Inhalt der Diagnosen, sondern deren Funktion ist entscheidend. Eine Diagnose muß eine Entscheidungsgrundlage bieten, die einen Arzt in die Lage versetzt, die nach Überzeugung der Medizin beste Behandlung für seinen Patienten zu finden. Dagegen ist es nicht Sinn einer Diagnose, das Höchstmaß an Wahrheit in bezug auf eine Krankheit zu enthüllen. Diagnosen sind Mittel, nicht Zweck ärztlichen Handelns. In der ärztlichen Praxis verwischt sich der Unterschied zwischen Krankheit und Nicht-Krankheit. Viele Ärzte werden entrüstet bestreiten, daß sie Nicht-Krankheiten behandeln. Sie werden mit ehrlicher Überzeugung die Meinung vertreten, daß ein Effort-Syndrom, eine Dyspepsie, ein Reizmagen, ein Colon irritabile oder eine Fibrositis wirkliche Krankheiten sind. Unsicherheiten und Unklarheiten in der Verwendung dieser Diagnosen werden sie auf Wissenslücken zurückführen, die durch intensivere Forschung beseitigt werden müssen. Nur wenige Mediziner sehen so klar wie der bekannte englische Rheumatologe Frank Dudley Hart, der in bezug auf unklare Schmerzsyndrome und die Pseudokrankheit »Fibrositis« geschrieben hat:

»Es liegt im Wesen der Allgemeinpraxis, daß viele allgemeine Schmerzzustände nicht exakt diagnostiziert werden oder pathologisch erklärt werden können (...). Als Pseudodiagnose dient ›Fibrositis‹ dazu:
- dem Patienten eine reale, respektable Krankheit anzubieten, die seine Beschwerden erklärt;
- um in einem Attest etwas zu bescheinigen;
- um ärztliche Wissenslücken zu verschleiern.

Die Ärzteschaft sollte sich jedoch darüber klar sein, daß ›Fibrositis‹ keine echte medizinische Grundlage hat, sondern – um ehrlich zu sein – als etwas Fiktives gelten muß.«[2]

Es ist außerordentlich selten, daß ein bekannter Mediziner so offen die Existenz von Nicht-Krankheiten einräumt. In der Regel wird ein solches Verhalten als unschicklich empfunden. Innerhalb der Ärzteschaft wird große Mühe darauf verwendet, den wissenschaftlichen Anspruch der Medizin zu unterstreichen. Wenn sich herausstellen sollte, daß die Medizin wissenschaftliche Grundsätze pausenlos mißachtet und sogar mißachten muß, um ihren Auftrag zu erfüllen, wäre das Vertrauen der Bevölkerung erschüttert. Außerdem wäre das Monopol der Schulmedizin gefährdet, denn es wäre problematisch zu begründen, worin der prinzipielle Unterschied zu anderen Formen der Heilkunde besteht. Die unkritische Einstellung der Medizin in bezug auf ihre eigene Tätigkeit bewirkt, daß Nicht-Krankheiten, die einmal erfunden wurden, außerordentlich langlebig sind. Der Krankheit »Fibrositis« widmet jedes Lehrbuch der Rheumatologie ein eigenes Kapitel, und es ist nicht zu erwarten, daß sich dies ändern könnte. In den Lehrbüchern aller medizinischen Disziplinen gibt es zahlreiche Nicht-Krankheiten, die von Auflage zu Auflage übernommen werden. Nicht-Krankheiten verschwinden in der Regel nicht durch die Kritik eines oder mehrerer Spezialisten, sondern einfach deshalb, weil sie unaktuell geworden sind und vergessen werden. An ihre Stelle treten dann neue Diagnosen, von denen man annimmt, daß sie die Leiden der Patienten besser erklären können.

Die Mühlen der Medizin

Bei Kontakt mit einem neuen Patienten wird ein erfahrener Arzt bereits beim ersten Gespräch mit einiger Sicherheit erkennen, ob ein funktionelles Krankheitsbild vorliegt. Die Vielzahl der Symptome, die wortreiche und langatmige Schilderung der Beschwerden, die lange Leidensgeschichte und die zahlreichen unauffälligen Voruntersuchungen machen eine funktionelle Störung sehr wahrscheinlich. Es wäre aber fahrlässig, wenn ein Arzt sich ausschließlich auf seine Erfahrung verlassen und deshalb auf eine weitergehende Diagnostik verzichten würde. Eine organische Krankheit kann erst ausgeschlossen werden, wenn alle Labortests und apparativen Untersuchungen ergebnislos verlaufen sind. Ein Arzt, der es versäumt, eine Krankheit gründlich abzuklären, geht ein beträchtliches Risiko ein, einen sogenannten Typ-2-Fehler zu begehen.

Ein Typ-2-Fehler liegt dann vor, wenn eine Krankheit vorhanden ist, aber vom Arzt nicht erkannt wurde. Dieser Fehler wird als der schwerwiegendste Irrtum angesehen, der einem Arzt passieren kann. Vorsichtige Ärzte werden versuchen, durch großzügigen Einsatz diagnostischer Methoden, Typ-2-Fehler zu vermeiden. Lieber eine überflüssige Magenspiegelung, Röntgenuntersuchung oder Herzkatheteruntersuchung als eine übersehene Diagnose. Jedes Gericht sieht in einem Typ-2-Fehler einen schweren Kunstfehler und wird dem Patienten, der dadurch Schaden erlitten hat, eine Entschädigung zusprechen. Dem Arzt können durch einen Typ-2-Fehler erhebliche finanzielle Verluste entstehen, und es besteht die Gefahr, daß sein Ruf als kompetenter Fachmann ruiniert ist.

Demgegenüber hat ein Typ-1-Fehler keine nachteiligen Konsequenzen für einen Arzt. Ein Typ-1-Fehler entsteht, wenn eine Diagnose gestellt wird, ohne daß eine Erkrankung vorliegt. Solche Fehler werden gar nicht als Fehler erkannt. Sie werden nicht versehentlich begangen, sondern sie sind die übliche Praxis beim Umgang mit funktionellen Krankheitsbildern. Die Attestierung von Nicht-Krankheiten bescheinigt dem Patienten ungerechtfertigt eine Krankheit und führt möglicherweise zu überflüssigen und schädlichen Therapiemaßnahmen. Die Möglichkeit, daß dem Arzt deshalb ein Kunstfehler vorgeworfen wird, kann aber praktisch ausgeschlossen werden. Skrabanek und McCormick beschreiben diesen Sachverhalt wie folgt:

»Es ist häufiger der Fall, daß eine ›Nicht-Krankheit‹ diagnostiziert wird, als daß eine bestehende Krankheit nicht diagnostiziert wird. Wie schon T. J. Scheff hervorhob, werden Ärzte durch ihre Ausbildung dazu ermuntert, sich eher durch Übervorsichtigkeit zu irren. Das schlimmste ›Verbrechen‹ in einem Lehrkrankenhaus ist eine übersehene Diagnose. Die größte Ehre widerfährt einer seltenen Diagnose, die durch ungewöhnlichen Scharfsinn oder einfach Glück gelang. Solche Erfolge sind anschließend das Thema von Klinikbesprechungen oder, nicht selten, von pathologischen Demonstrationen. Mit anderen Worten: Ärzte werden eher ermutigt, einen Typ-1-Fehler zu begehen und dadurch eine Nicht-Krankheit zu schaffen, als einen Typ-2-Fehler durch Übersehen einer tatsächlichen Erkrankung. Im Zweifelsfalle sollte immer eine Diagnose gestellt werden.«[1]

Die Diagnose einer funktionellen Erkrankung ist eine negative Diagnose, das heißt, sie kann nicht durch einen bestimmten Befund bewiesen werden, sondern sie ergibt sich nach Ausschluß aller anderen Erkrankungen. Dazu ist eine ausführliche und oft eingreifende Untersuchung notwendig. Der Patient mit funktionellen Beschwerden wird durch die Sorgfalt des Arztes in seinem Glauben bestätigt, daß möglicherweise eine ernsthafte Erkrankung vorliegt. Dadurch steigert sich die Erwartung des funktionell Kranken, daß am Ende der Untersuchungen eine Diagnose feststeht, die seine Beschwerden erklärt. Jeder diagnostische Schritt bestärkt den Patienten in seinem Gefühl, krank zu sein. Ein negatives Ergebnis der Untersuchungen wird der Betroffene kaum akzeptieren. Der Arzt braucht die Erwartungen seines Patienten auch nicht zu enttäuschen, da er ja Zuflucht zur Diagnose einer Nicht-Krankheit nehmen kann.

Ein Patient, dem nach Abschluß umfangreicher Untersuchungen eine Diagnose genannt wird, ist zunächst erleichtert, auch wenn die diagnostizierte Krankheit eine Nicht-Krankheit ist. In der medizinischen Literatur wurde wiederholt darauf hingewiesen, daß bereits die Mitteilung einer Diagnose eine heilende Wirkung hat. Die Diagnose hilft durch die »Magie des Namens«. Der Patient glaubt, daß die

Ursache seiner Beschwerden gefunden wurde und jetzt eine Möglichkeit vorhanden sei, seine Krankheit zu behandeln. Wahrscheinlich wird auch die eingeleitete Therapie zunächst eine Besserung der Beschwerden bewirken. Eine funktionelle Krankheit kann aber nicht geheilt werden oder dauerhaft verschwinden. Dies liegt daran, daß die Krankheit für den Patienten eine wichtige Funktion hat. Ohne Krankheit kann oder will der Patient seiner Lebenssituation nicht standhalten. Aus diesem Grund wird nach anfänglicher Besserung schon bald eine erneute Verschlechterung auftreten. Funktionelle Krankheiten zeigen also eine ausgeprägte Tendenz zur Chronifizierung. Bei einer Nachuntersuchung von Patienten mit funktionellen Bauchbeschwerden, fünf bis sieben Jahre nach Diagnosestellung, wurde festgestellt, daß 81 Prozent der Patienten immer noch über Beschwerden klagten.[2] Bei einem Teil der funktionell Kranken können die zunächst vorhandenen Beschwerden verschwinden, um anderen Symptomen Platz zu machen. Ein solcher Symptomwandel liegt beispielsweise vor, wenn ein Patient, der zuvor wegen funktioneller Herzbeschwerden gründlich untersucht wurde, nach kurzer Zeit seinen Hausarzt wegen unklarer Bauchschmerzen aufsucht. In diesem Fall sind dann natürlich weitere Untersuchungen des Magens und Darms erforderlich.

Die Chronizität der Beschwerden und der Symptomwandel führen dazu, daß Patienten mit funktionellen Beschwerden immer wieder neu untersucht werden müssen. Eine einmalige Untersuchung besagt ja nicht, daß auch für die Zukunft das Auftreten organischer Erkankungen ausgeschlossen ist. Bei einem Patienten mit funktionellen Bauchschmerzen kann ja nach einem Jahr ein Darmtumor vorhanden sein, der vorher nicht festgestellt werden konnte. Der Arzt, der verunsichert ist, weil der Patient immer noch über

Beschwerden klagt, wird deshalb vorsichtshalber eine erneute Darmspiegelung veranlassen. Außerdem wird der Hausarzt, um die Verantwortung nicht allein tragen zu müssen, eine Überweisung zu einem Spezialisten veranlassen. Häufig ist das der Beginn eines regelrechten Überweisungsrituals. Der Gastroenterologe schickt den Patienten zum Kardiologen, der veranlaßt eine Vorstellung beim Orthopäden, von dort wird der Patient zum Rheumatologen geschickt usw. Häufig werden Patienten, bei denen alle diagnostischen Bemühungen umsonst geblieben sind, zu stationären »Durchuntersuchungen« in Kliniken eingewiesen. Wenn der Patient den Eindruck gewinnt, daß ihm nicht ausreichend geholfen wird, wird er den Arzt wechseln. Der neu konsultierte Arzt wird sich in der Regel nicht auf die Voruntersuchungen seiner Kollegen verlassen und weitere Untersuchungen durchführen. Alle Faktoren zusammen bewirken, daß Patienten mit funktionellen Störungen außerordentlich häufig, fast kontinuierlich, diagnostische Eingriffe über sich ergehen lassen müssen. Diese Menschen geraten in die »Mühlen der Medizin«, aus denen sie sich nur schwer wieder befreien können. Von Uexküll berichtet, daß sich bei Kontrolle besonders umfangreicher Krankheiten, sogenannter »big charts«, in den meisten Fällen herausstellt, daß es sich um funktionelle Krankheitsbilder handelt.[3]

Bei einmaliger Durchführung sind die meisten medizinischen Untersuchungsverfahren relativ sicher und risikoarm. Bei einer von 1200 Magenspiegelungen tritt eine schwere Komplikation auf, die Wahrscheinlichkeit eines tödlichen Ausgangs beträgt 1:16 000.[4] Das Risiko schwerer Komplikationen bei einer Röntgenuntersuchung unter Verwendung von Kontrastmittel beträgt 1:1000 bis 1:14 000, die Häufigkeit von Todesfällen 1:30 000 bis 1:40 000.[5] Im Fall einer diagnostischen Herzkatheteruntersuchung treten Komplikationen bei einer von 200 Untersuchungen auf, einer von tausend Patienten stirbt.[6] Diese Zahlen belegen den hohen Sicherheitsstandard der Medizin und sind kein Anlaß zur Beunruhigung. Bei häufigen und ständig wiederholten Untersuchungen erhöht sich aber das Risiko beträchtlich. Wenn dann zur Abklärung unklarer Befunde zusätzlich operative Eingriffe oder Punktionen innerer Organe mit Entnahme von Gewebe notwendig werden, entsteht für den betroffenen Patienten, neben den Schmerzen und Beeinträchtigungen, eine ernsthafte Gefahr für die Gesundheit. Genau wie eine einzige Untersuchung ist auch eine einmalige Autofahrt relativ gefahrlos, wenn der Fahrer vorsichtig ist. Die Gesamtheit aller Untersuchungen fordert aber, wie der Straßenverkehr insgesamt, zahlreiche Opfer.

Bei Vorliegen funktioneller Störungen ist die Intensivierung diagnostischer Maßnahmen nur bis zu einer kritischen Grenze sinnvoll. Wenn mit einer ausreichenden Wahrscheinlichkeit das Vorliegen einer organischen Krankheit ausgeschlossen wurde, sind weitere Untersuchungen für den Betroffenen nutzlos und gefährlich. Die permanente Anordnung weiterer Untersuchungen ist in diesen Fällen kein Zeichen besonderer Sorgfalt des Arztes, sondern eine Sorglosigkeit, die dem Patienten schaden kann.

Bittere Medizin

Weitaus stärker als durch diagnostische Eingriffe sind Patienten mit funktionellen Erkrankungen durch therapeutische Maßnahmen gefährdet. Das wichtigste Anliegen des Patienten ist, neben der Feststellung einer Diagnose, die Linderung der Beschwerden. Der Arzt muß daher, um den Erwartungen seines Patienten zu entsprechen, eine Behandlung beginnen. Welche Art von Behandlung er dabei wählt, ist abhängig vom Typ der Nicht-Krankheit, die vorher diagnostiziert wurde.

Bei einer anatomischen Nicht-Krankheit muß die als Krankheitserklärung dienende, in Wirklichkeit aber harmlose, Organveränderung therapiert werden. Dies führt zu unnötigen Operationen, Punktionen oder Bestrahlungen mit allen nachteiligen Folgen. Falls eine diagnostische Nicht-Krankheit vom Labortyp vorliegt, müssen die Patienten zur Korrektur des veränderten Blutwerts Vitamine, Eisen, Enzyme, Kalzium, Magnesium oder andere Substanzen einnehmen. Patienten mit einer Nicht-Unterzuckerung müssen ständig etwas Traubenzucker dabei haben, um bei Auftreten eines »Anfalls« geschützt zu sein. Die Behandlungen von klinischen Nicht-Krankheiten entsprechen denen der »richtigen« Krankheiten. Im Fall eines Nicht-Bluthochdrucks müssen blutdrucksenkende Medikamente eingenommen werden, die Schwindelanfälle, Müdigkeit oder Ohnmachten auslösen können. Patienten mit psychiatrischen Nicht-Krankheiten erhalten eine psychotherapeutische Behandlung, oder ihnen wird, was weitaus einfacher und schneller ist, ein beruhigendes oder antidepressiv wirksames Medikament verschrieben. Eine Nicht-Krankheit vom Umwelt- oder Allergietyp hat weitreichende Konsequenzen für die weitere Lebensführung. Möglicherweise muß die Wohnung renoviert und mit schadstofffreien Möbeln ausgestattet werden, ein Wechsel des Arbeitsplatzes und eine Umschulung kann notwendig sein, eventuell muß das Haustier abgegeben werden, eine bestimmte Diät könnte empfehlenswert sein, oder ein Wechsel der Waschmittel und Kosmetika ist erforderlich. Pseudokrankheiten werden meist nach dem Prinzip »Versuch und Irrtum« behandelt. Medikamente, die möglicherweise wirksam sein könnten, werden angeordnet und wieder abgesetzt, sobald die Wirkung nachläßt.

Es zeigt sich, daß Patienten mit funktionellen Störungen vielfältigen Gefahren durch therapeutische Eingriffe ausgesetzt sind. Sie können infolge einer überflüssigen Operation versterben, sie müssen unnötige Medikamente schlucken oder werden zu sinnlosen Veränderungen ihrer Lebensgewohnheiten gezwungen. Wie häufig solche Schäden sind, läßt sich kaum exakt bestimmen. Da sich die Ärzte nicht darum bemühen, eine klare Unterscheidung zwischen Krankheiten und Nicht-Krankheiten vorzunehmen, ist auch das Ausmaß unnötiger Behandlungen von Nicht-Krankheiten unbekannt. Die Häufigkeit funktioneller Krankheiten sowie die Intensität der medizinischen Fürsorge lassen jedoch befürchten, daß die Häufigkeit gesundheitlicher Schäden durch nutzlose Therapien beträchtlich ist. Dies läßt sich besonders am Beispiel der Verordnung und Einnahme von Schmerz- und Beruhigungsmitteln zeigen. Patienten mit funktionellen Störungen klagen oft über Schmerzen, Unruhe oder Nervosität. Dementsprechend häufig verschreiben die behandelnden Ärzte Schmerzpräparate (Analgetika) oder Beruhigungsmittel (Tranquilizer). Für beide Substanzgruppen ist charakteristisch, daß sie nur kurzfristig wirksam sind, aber in der Regel langfristig verwendet werden und abhängig machen können. Schmerz- und Beruhigungsmittel gehören zu den umsatzstärksten Arzneimitteln in Deutschland und anderen Industrieländern.

Im Fall der Schmerzmittel werden jedes Jahr nach unveröffentlichten Statistiken der pharmazeutischen Industrie weit mehr als 100 Millionen Packungseinheiten je 100 Tabletten in den alten Ländern Deutschlands verkauft. Ungefähr 5–10 % der Bevölkerung nimmt regelmäßig Schmerzmittel ein, wobei Frauen häufiger betroffen sind als Männer.[1] Die Auswirkungen des Schmerzmittelkonsums sind seit langem bekannt. Zu den Symptomen des sogenannten Analgetika-Syndroms gehören: Nierenschäden, Magen- und Darmgeschwüre, Bluthochdruck, Arterienverkalkung und Blutarmut. Insbesondere die Nierenschäden haben für zahlreiche Menschen schwere Folgen. Bei mehr als 10% aller Dialysepatienten ist nach einer Stellungnahme der Arbeitsgemeinschaft für Klinische Nephrologie die Nierenfunktionsstörung Folge eines Schmerzmittelmißbrauchs.[2] Das Bundesgesundheitsamt hat zwar seit dem 1. April 1986 das Präparat Phenacetin verboten, es ist jedoch fraglich, ob dadurch allein eine Verbesserung der Situation erreicht worden ist. Das Phenacetin wurde durch andere Analgetika, insbesondere Paracetamol, ersetzt, die ebenfalls Nierenschäden auslösen können. Allein vom Paracetamol, einem Stoffwechselprodukt des Phenacetins, werden in Deutschland jedes Jahr mehr als 200000 kg verbraucht! In Australien wurde festgestellt, daß nach Entfernung des Phenacetins vom Markt bei unveränderter Anwendung anderer Substanzen kein Rückgang der Analgetika-bedingten Nierenerkrankungen zu verzeichnen war.[2] Es wird deshalb allgemein bezweifelt, daß das alleinige Phenacetinverbot ausreichend ist.[3]

Wenn ein Schmerzmittel erst einmal verordnet wurde, besteht die große Gefahr, daß die Einnahme vom Patienten selbständig fortgesetzt wird. Dies wird durch die Tatsache ermöglicht, daß die meisten Präparate nicht verschreibungspflichtig sind. Ungefähr 80% aller Schmerzmittel werden ohne Rezept, das heißt ohne Kontrolle durch einen Arzt, verkauft.[1] Im Verlauf einer chronischen Schmerzmitteleinnahme geraten die ursprünglichen Gründe der Verordnung immer mehr in den Hintergrund. Viele Patienten geben schließlich an, daß sie die Präparate nicht einnehmen, weil sie Schmerzen haben, sondern wegen allgemeiner Störungen der Befindlichkeit. Unterstützt wird diese mißbräuchliche Anwendung durch die Tatsache, daß zahlreiche Mischpräparate stimulierende Substanzen enthalten, wodurch die Gefahr einer Abhängigkeit erheblich erhöht wird. Ebenso unheilvoll wirkt sich die Werbung für Schmerzpräparate in den Massenmedien aus, die sich gezielt an den Verbraucher wendet und mit einprägsamen Slogans den Griff zur Schmerztablette bei allen möglichen Befindlichkeitsstörungen nahelegt. Auf diese Weise wird aus einem Medikament ein Konsumartikel, der gedankenlos genossen werden kann.

Neben den Schmerzmitteln gehören die Beruhigungsmittel oder Tranquilizer zu den am häufigsten mißbräuchlich verwendeten Medikamenten. 1989 wurden mehr als 360 Millionen Tagesdosen von Tranquilizer-Präparaten in Westdeutschland verordnet.[4] Die Wirkung dieser Medikamente besteht in einer allgemeinen Beruhigung sowie Beseitigung von Angst, Anspannung und Schlafstörungen. Sie sind daher in einer Vielzahl von unangenehmen Situationen des täglichen Lebens hilfreich und verschaffen kurzfristig Erleichterung. Das Problem bei ihrer Anwendung ist die schnelle Entwicklung einer Abhängigkeit. Bei chronischem Gebrauch verlieren die Tranquilizer ihre beruhigende Wirkung, die Einnahme kann aber nicht mehr beendet werden, weil dann unangenehme Entzugserscheinungen auftreten. Zu den Symptomen eines Entzugsyndroms gehören reizbare Verstimmungen, Schlaflosigkeit, Angstzustände, Konzentrationsstörungen, Krampfanfälle, Verwirrtheit und Psychosen. Ein solches Entzugssyndrom kann Wochen oder Monate andauern.[5] Die Betroffenen befinden sich in einer nahezu auswegslosen Situation. Sie profitieren nicht mehr von der Einnahme des Medikaments, sie können sie aber auch nicht beenden, weil dann Entzugssymptome drohen.

Der dauerhafte und chronische Mißbrauch der Tranquilizer bewirkt, ähnlich wie andere Suchterkrankungen, schwere Störungen der Persönlichkeit wie Gleichgültigkeit, Unzuverlässigkeit und Leistungsunfähigkeit. Beruflicher Abstieg, Arbeitslosigkeit, vorzeitige Berentung, Ehescheidungen, Vereinsamung und Selbstmordversuche sind die Folge.[6] 700000 bis 800000 Menschen in Westdeutschland sind Langzeitkonsumenten von Beruhigungsmitteln und damit dem Risiko von Gewöhnung, Abhängigkeit und Entzugserscheinungen ausgesetzt.[7] Die wenigen Gesundheitsstörungen, bei denen die Gabe von Tranquilizern sinnvoll ist, beispielsweise beim akuten Herzinfarkt, bei bestimmten Psychosen, während eines generalisierten Krampfanfalls und bei der Narkoseeinleitung, stehen in keiner Beziehung zu der Häufigkeit der Verordnung solcher Präparate. In der Praxis werden Tranquilizer vor allem bei diffusen Störungen der allgemeinen Befindlichkeit verordnet. Die meisten Verordnungen stammen von Internisten, Allgemeinmedizinern und praktischen Ärzten. Nur ein geringer Teil der Beruhigungsmittel wird von Nervenärzten verschrieben.[7] Besonders bedenklich ist die Verordnung von Tranquilizer-Präparaten bei Kindern, wo beispielsweise Unruhe während des Schulunterrichts, widerspenstiges Benehmen oder andere Verhaltensauffälligkeiten Grund der Medikamentengabe sein können.

Am Beispiel des Schmerzmittel-Tranquilizer-Konsums zeigt sich sehr deutlich, was passiert, wenn die Medizin nicht nur Krankheiten, sondern auch Befindlichkeitsstörungen oder funktionelle Beschwerden behandelt. In diesen Fällen folgt die Medizin nicht wissenschaftlichen Erkenntnissen, sondern orientiert sich an der Nachfrage in der Bevölkerung. Je weiter die daraus resultierende Medikalisierung unserer Gesellschaft fortschreitet, desto größer wird das Ausmaß zusätzlicher Gesundheitsschäden sein. Wenn sich die Auffassung weiter durchsetzt, daß die Ärzte für alle Störungen des Befindens, für alle Schmerzen und Sorgen zuständig sind, wird ein Fortschreiten der Medikalisierung nicht aufzuhalten sein. Die naturwissenschaftliche Medizin ihrerseits ermöglicht und fördert die Medikalisierung, indem sie Krankheiten als abstrakte Tatsachen behandelt und ihren gesellschaftlichen Horizont ignoriert.

In der vollständig medikalisierten Gesellschaft werden Konflikte und Spannungen ausschließlich als Krankheiten diagnostiziert und therapiert. Eine Medizin, deren Hauptaktivität in der Beseitigung dieser Störungen liegt, widerspricht dem Interesse des einzelnen an einem gesunden und selbstbestimmten Leben. Bei zunehmender Medikalisierung nähert sich die Gesellschaft einem Zustand, der einer gewaltigen Intensivstation gleicht, wo das unaufhörliche Eingreifen der Ärzte Voraussetzung für ein reibungsloses Funktionieren ist. In einer solchen Gesellschaft wäre Gesundheit, so wie wir sie heute verstehen, nicht mehr möglich, und die Medizin wäre nur noch Voraussetzung und Bedingung für ein konfliktfreies Weiterleben in einer ansonsten beängstigenden und bedrohlichen Welt.

Die Präventionsmedizin

Bedeutung von Risikofaktoren

In den vorhergehenden Kapiteln wurde die Übertherapie von Kranken und Menschen mit funktionellen Störungen dargestellt. In den letzten Jahrzehnten hat die Medizin ihr Tätigkeitsgebiet zunehmend auch auf die Behandlung gesunder Personen ausgedehnt. Eingriffe bei gesunden Menschen verfolgen das Ziel der Prävention, das heißt der Krankheitsvorbeugung. Eine Prävention ist besonders bei Krankheiten wünschenswert, die therapeutisch kaum beeinflußbar sind, aber ein erhebliches Gesundheitsproblem darstellen. Harmlosen Krankheiten oder gut behandelbaren Krankheiten braucht man nicht vorzubeugen. Niemand käme auf die Idee, eine breit angelegte Schnupfenprävention oder eine Prävention von Blinddarmentzündungen zu fordern. Anders ist dies im Fall der Gefäßerkrankungen, die für 50% aller Todesfälle in den industrialisierten Ländern verantwortlich sind und deren Behandlung bisher bescheidene Erfolge hat. Die Prävention dieser Krankheiten ist zu einem Schwerpunkt der modernen Medizin geworden.

Eine wirkungsvolle Vorbeugung ist in der Regel nur dann möglich, wenn die Ursache der Erkrankung bekannt ist. Dann kann durch Vermeidung der verursachenden Faktoren oder durch Schutzmaßnahmen dem Ausbruch der Krankheit vorgebeugt werden. Dies gelingt beispielsweise bei Virusinfektionen durch eine Schutzimpfung, im Fall der Tuberkulose durch Meidung des Kontakts mit infizierten Personen, bei AIDS durch Benutzung eines Kondoms und bei Malaria durch Einnahme von Chloroquin. Im Fall der Arteriosklerose ist die eigentliche Krankheitsursache aber unbekannt. Eine echte Prävention ist daher unmöglich. Die Medizin beschränkt sich deshalb auf die Entdeckung und Behandlung sogenannter *Risikofaktoren.*

Die Identifizierung von Risikofaktoren wird durch epidemiologische Untersuchungen ermöglicht. Das sind statistische Erhebungen, die Aufschluß über Art und Häufigkeit bestimmter Erkrankungen in unterschiedlichen Bevölkerungsgruppen geben sollen. Die wichtigste Untersuchung dieser Art fand in der amerikanischen Ortschaft Framingham statt. Framingham ist eine kleine Stadt mit etwas weniger als 30000 Einwohnern und liegt ungefähr 20 Meilen westlich von Boston. 1948 begannen in Framingham die Untersuchungen auf freiwilliger Basis. Bis 1952 wurden 5209 Einwohner im Alter von 29 bis 62 Jahren erfaßt. Alle zwei Jahre fanden Nachuntersuchungen statt. Seit 1952 werden regelmäßig die Ergebnisse dieser Untersuchungen publiziert.

Die Framingham-Studie und weitere, im Anschluß durchgeführte Untersuchungen, sollten Aufschluß geben über den Zusammenhang zwischen persönlichen, individuellen Merkmalen und der Wahrscheinlichkeit des Auftretens einer Arteriosklerose und deren Folgeerkrankungen. Solche Korrelationen ergaben sich beispielsweise für das Rauchen, den Bluthochdruck und die Menge des Cholesterins im Blut. Es ist jedoch wichtig festzuhalten, daß es sich hier lediglich um einen *statistischen Zusammenhang* und nicht um einen *ursächlichen Zusammenhang* handelt. Menschen, bei denen einer der genannten Risikofaktoren nachweisbar ist, erkranken im weiteren Verlauf des Lebens häufiger an einer Arteriosklerose als Menschen, bei denen diese Merkmale nicht vorhanden sind. Ein Risikofaktor ist eine Art Stigma, das anzeigt, daß der betroffene Mensch besonders gefährdet ist. Es wäre aber nicht richtig zu behaupten, daß Cholesterin oder Bluthochdruck die Ursachen der Arteriosklerose sind. Die statistischen Berechnungen hätten beispielsweise auch ergeben können, daß Männer mit Glatze besonders häufig einen Herzinfarkt erleiden. Dennoch würde niemand auf die Idee kommen zu behaupten, daß Kahlköpfigkeit eine Verkalkung der Herzkranzgefäße bewirkt.

Noch problematischer wird die Sache mit den Risikofaktoren, wenn man anfängt, sie zu behandeln. Man behandelt dann ja nicht die Krankheitsursache, sondern man versucht, statistische Wahrscheinlichkeiten zu manipulieren. Die Beseitigung eines Risikofaktors ist keine echte Prävention, weil die tatsächliche Krankheitsursache unbeeinflußt bleibt. Um das vorhin gegebene Beispiel erneut aufzugreifen: Wenn Männer mit Glatze häufiger Herzinfarkte erleiden, dann entspräche die Behandlung dieses Risikofaktors dem Versuch, die Häufigkeit von Herzinfarkten durch Verordnung einer Perücke zu senken. Es wird klar, daß selbst bei eindeutigem statistischem Nachweis die Behandlung eines Risikofaktors nicht unbedingt sinnvoll sein muß.

Mittlerweile haben die Epidemiologen eine nahezu unüberschaubare Menge von Risikofaktoren für das Auftreten von Gefäßerkrankungen nachgewiesen. Ständig werden neue Korrelationen gefunden und in der medizinischen Literatur publiziert. Skrabanek und McCormick zählen folgende Risikofaktoren auf:

»Zur Zeit liegt die Beschreibung von etwa 300 Risikofaktoren für die koronare Herzerkrankung vor, und die Liste wird jeden Tag länger. Zu diesen Risikofaktoren zählen nunmehr: Zigarettenrauchen, erhöhtes Cholesterin, hoher Blutdruck, Übergewicht, Zuckerkrankheit, niedriger HDL-Cholesterin-Spiegel, hoher LDL-Cholesterin-Spiegel, Selen, Thiazid-Diuretika, Alkohol, Bewegungsarmut, kein Mittagsschlaf, zuwenig Fisch (insbesondere Makrelen), in Schottland zu leben, Englisch als Muttersprache zu haben, stark unter Phobien zu leiden, überpünktlich zu sein, keinen Lebertran einzunehmen und zu schnarchen.«[1]

Diese Liste von Risikofaktoren ließe sich nahezu beliebig verlängern. Die Gesamtheit aller möglichen Risikofaktoren kann dabei in folgende Gruppen aufgeteilt werden:

1. Schicksalhafte und angeborene Risikofaktoren

Zu dieser Gruppe gehört der wichtigste Risikofaktor überhaupt: das Alter. Mit zunehmendem Lebensalter steigt die Häufigkeit von Gefäßerkrankungen exponentiell an. Bei einem alten Menschen wäre das Fehlen von Gefäßverkalkungen geradezu eine Rarität. Die anderen Risikofaktoren dieser Gruppe sind durch angeborene, genetische Faktoren bedingt. Männer sind beispielsweise stärker gefährdet als Frauen. Menschen, in deren Familie Gefäßerkrankungen überproportional häufig sind, haben ein erhöhtes Krankheitsrisiko. Auch zwischen verschiedenen Bevölkerungsgruppen, Rassen und Nationalitäten lassen sich Unterschiede in der Erkrankungshäufigkeit berechnen. Die Risikofaktoren dieser Gruppe haben gemeinsam, daß sie nicht beeinflußbar sind und daher für Arzt und Patient nur von geringem Interesse sind.

2. Gesellschaftliche Risikofaktoren

Dazu zählen alle Gesundheitsrisiken, die sich aus der sozialen Situation des einzelnen ergeben. So läßt sich beispielsweise nachweisen, daß Menschen aus unteren sozialen

Schichten, die Berufe mit niedrigem Sozialprestige ausüben und über ein niedriges Einkommen verfügen, häufiger an Arteriosklerose leiden und eine geringere Lebenserwartung aufweisen als Menschen aus höheren sozialen Schichten.[2] Arbeitslose und Gastarbeiter weisen ebenfalls ein erhöhtes Krankheitsrisiko auf. Besonders gefährdet sind sozial isolierte Menschen, die allein leben und nur wenige Kontakte haben. Obwohl den Ärzten die gesellschaftlich bedingten Risikofaktoren bekannt sind, zeigen nur wenige ein politisches Engagement, das Voraussetzung für eine Bekämpfung dieser Krankheitsrisiken wäre.

3. *Persönliche Risikofaktoren*

Zu diesen Risikofaktoren gehören alle schädlichen Einflüsse, die durch eine ungesunde Lebensweise, die wir selbst verschulden, entstehen. Beispiele sind Übergewicht, einseitige Ernährung, Bewegungsmangel oder Rauchen. Für den Arzt ist die Auseinandersetzung mit den persönlichen Risikofaktoren unangenehm. Er wird in die Position des Lehrmeisters gedrängt, der den Patienten immer wieder mit erhobenem Zeigefinger ermahnen muß, endlich abzunehmen oder das Rauchen einzustellen. Auch viele Patienten empfinden es als außerordentlich lästig, immer an die eigenen Sünden erinnert zu werden. Dagegen sind die meisten Patienten gern bereit, ein Medikament einzunehmen, das ihnen der Arzt mit dem Versprechen, es sei gut für ihre Gesundheit, verschreibt. Dies kann zu der paradoxen Situation führen, daß jemand Tabletten gegen einen erhöhten Cholesterinwert einnimmt, aber gleichzeitig Kettenraucher oder erheblich übergewichtig ist. Eine solche Verhaltensweise ist natürlich absurd und außerordentlich unvernünftig. Sie entspricht dem Verhalten von jemandem, der nicht mehr Auto fährt, weil dies zu gefährlich ist, aber auf das Motorradfahren nicht verzichten will.

4. Medizinische Risikofaktoren

Zu den medizinischen Risikofaktoren gehören alle meßbaren biologischen Parameter, die ein erhöhtes Krankheitsrisiko anzeigen. Dazu zählen beispielsweise der erhöhte Blutdruck und hohe Cholesterinwerte. Da die Risikofaktoren der anderen Gruppen entweder nicht beeinflußt werden können oder deren Veränderung nicht erwünscht oder unangenehm ist, beschäftigen sich die Mediziner hauptsächlich mit medizinischen Risikofaktoren. Es muß jedoch betont werden, daß in der Gesamtheit aller Risikofaktoren die Gruppe der medizinischen Risikofaktoren nur eine kleine und nicht besonders bedeutende Untergruppe darstellt. Die Manipulation der medizinischen Risikofaktoren kann daher nur einen begrenzten Effekt haben.

Es stellt sich die Frage, warum ausgerechnet der Bluthochdruck und das Cholesterin als medizinische Risikofaktoren erkannt worden sind. Die Antwort ist einfach: weil sie leicht zu messen sind. Zur Bestimmung des Blutdrucks genügt eine aufblasbare Manschette und ein Stethoskop, und die Ermittlung des Cholesterinwerts ist eine der einfachsten Laboruntersuchungen überhaupt. Man könnte vermuten, daß es noch viel wichtigere Risikofaktoren gibt, die aber nicht mit gleicher Intensität erforscht werden können, weil ihre Messung so aufwendig oder teuer ist, daß sie nicht für größere Reihenuntersuchungen geeignet sind.

Die Bedeutung der medizinischen Risikofaktoren darf

demnach nicht überschätzt werden. Zusammenfassend ergibt sich diese Feststellung aus folgenden Überlegungen:

1. Die medizinischen Risikofaktoren sind nur eine kleine Untergruppe in der Gesamtheit aller Risikofaktoren.
2. Die Identifizierung medizinischer Risikofaktoren ist relativ zufällig und abhängig von der Einfachheit des Bestimmungsverfahrens.
3. Die medizinischen Risikofaktoren sind nicht die Krankheitsursache, sondern Kennzeichen einer statistischen Wahrscheinlichkeit für das Auftreten der Erkrankung. Daraus ergibt sich, daß
4. die Behandlung der Risikofaktoren nicht notwendig mit einem Nutzen für den Betroffenen verbunden sein muß.

Die Behandlung medizinischer Risikofaktoren muß äußerst skeptisch und zurückhaltend beurteilt werden, da von diesen Eingriffen keine kranken Patienten, sondern gesunde Menschen betroffen sind, die sich in der Regel wohlfühlen. *Wer sich einer präventiven Behandlung unterzieht, hat viel zu verlieren: seine Gesundheit.* Medizinische Eingriffe bei gesunden Menschen mit allen damit verbundenen Risiken sind nur dann zu rechtfertigen, wenn der Nutzen zweifelsfrei belegt werden kann und für die Gesamtheit der Behandelten beträchtlich ist. Durch die Behandlung von Risikofaktoren soll keine bestehende Krankheit geheilt werden, sondern die Wahrscheinlichkeit für das spätere Auftreten einer Krankheit beeinflußt werden. Eine unbestimmte Anzahl der Betroffenen wird auch ohne Behandlung keine Symptome der Krankheit entwickeln und andere werden trotz Behandlung krank. Vor der Entscheidung, eine bestimmte Präventionsmaßnahme in großem Umfang einzusetzen, muß deshalb einwandfrei feststehen, wie viele Menschen unnötig gefährdet oder sogar geschädigt werden, damit ein einziger Krankheitsfall verhindert werden kann. Mit anderen Worten: eine Schadens-Nutzen-Analyse muß erstellt werden.

Mit der Frage nach dem Nutzen der Behandlung medizinischer Risikofaktoren beschäftigen sich eine fast unüberschaubare Zahl wissenschaftlicher Experimente und Untersuchungen. Die meisten davon analysieren allerdings Probleme, die zwar für den Wissenschaftler und Arzt, nicht aber für den Patienten interessant sind. Für den Patienten ist nur eine Frage wichtig: kann die Behandlung das Auftreten einer bestimmten Krankheit verhindern und führt dies zu einer verbesserten Lebensqualität und/oder einer Lebensverlängerung? Im Fall der koronaren Herzkrankheit ist besonders die Frage der Lebensverlängerung entscheidend, da ein Eingriff, der das Auftreten von Herzinfarkten verhindern kann, nicht besonders lohnend ist, wenn andere Krankheiten, wie beispielsweise Krebs, häufiger werden und zum Tode führen. Für jeden medizinischen Eingriff zur Prävention der koronaren Herzkrankheit sollte deshalb gefordert werden, daß sein Nutzen nach Möglichkeit in einer kontrollierten Therapiestudie durch eine Verlängerung der Lebenszeit der behandelten Personen nachgewiesen wird. Solche Studien sind allerdings problematisch, weil sie außerordentlich lange dauern. Die Mediziner, die natürlich gern innerhalb kurzer Zeit Ergebnisse vorweisen wollen, bevorzugen deshalb lieber andere Parameter, die nach ihrer Meinung eine Besserung anzeigen und daher als Therapieerfolg bewertet werden können. So werden beispielsweise Veränderungen von Gefäßverengungen, die Wanddicke des Herzmuskels oder die Pumpleistung des Herzens unter Therapie verfolgt. Es ist aber nicht ohne weiteres möglich, aus einer positiven Beeinflussung dieser Meßgrößen einen Nutzen der Behandlung insgesamt abzuleiten. Skrabanek und McCormick nen-

nen dies einen *Surrogat-Ergebnis-Trugschluß*. Sie schreiben:

»Die Kenntnis dieses Trugschlusses ist nicht so weit verbreitet, wie es sein sollte. Da die Ergebnisse einer medizinischen Intervention oft schwer meßbar sind und auch oft erst nach langer Verzögerung eintreten können, ist man geneigt, ein Surrogat an Stelle eines wirklichen Ergebnisses zu setzen: ein Surrogat, das leicht und ohne übermäßigen Zeitaufwand gemessen werden kann. Manche Epidemiologen benutzen den Ausdruck ›Zwischenergebnis‹. Dieses Wort ist unbefriedigend, unterstellt es doch, es handle sich um eine Etappe auf dem Weg zum gewünschten Ergebnis und nicht um ein Ergebnis-Surrogat. Ergebnis-Surrogate sollten nur benutzt werden, wenn gesichert ist, daß sie ein valider Ersatz für das wirkliche Ergebnis sind.«[3]

Das Problem der Behandlung von Risikofaktoren ist so schwerwiegend, daß eindeutige Beweise für den Nutzen solcher Eingriffe verlangt werden sollten, bevor sie in der ärztlichen Praxis verwendet werden. Immerhin handelt es sich um eine bedeutende Zahl von Menschen, die mögliche Kandidaten einer Behandlung wären: Ungefähr 20 % der erwachsenen Bevölkerung hat einen Bluthochdruck nach der Definition der Weltgesundheitsorganisation, und mehr als 50 % haben Cholesterinwerte, die ein erhöhtes Krankheitsrisiko bedeuten. Alle diese Menschen müßten, wenn der Nutzen erwiesen wäre, behandelt werden. Veränderungen der Lebensführung mit Empfehlung bestimmter Diäten, eine Gewichtsreduktion und eventuell die längerfristige Einnahme von Medikamenten wären die Folge. Zusätzlich muß die Verunsicherung der Betroffenen berücksichtigt werden, die sich plötzlich als Kranke fühlen und Angst haben. In den folgenden Kapiteln wird dargestellt, welche Beweise vorliegen müssen, die eine groß angelegte medizinische Intervention aus präventiven Gründen rechtfertigen.

Jagd auf Hypertoniker

Die Möglichkeit einer unblutigen, indirekten Blutdruckmessung ist seit Anfang diesen Jahrhunderts bekannt. Der italienische Kinderarzt Riva-Rocci (1863–1937) entwickelte eine Methode, bei der durch einen aufblasbaren Fahrradschlauch die Blutzufuhr zum Arm unterbunden werden konnte. Durch gleichzeitiges Tasten des Pulses am Handgelenk konnte der Luftdruck bestimmt werden, der notwendig war, um den Blutfluß komplett abzuschneiden. Der Fahrradschlauch wurde später durch eine breite Manschette ersetzt. Verbessert wurde die Methode durch eine Entdeckung des russischen Militärarztes Nikolaj Sergejewitsch Korotkow (1874–1920). Bei Untersuchung von Verwundeten im Russisch-Japanischen Krieg 1904/05 stellte er fest, daß bei dem Verfahren von Riva-Rocci in einem bestimmten Druckbereich pulssynchrone Töne in der Ellenbeuge mit Hilfe eines Stethoskops hörbar sind. Bei der heute gültigen Methode der Blutdruckmessung wird eine Manschette am Oberarm des Patienten aufgeblasen. Beim Ablassen der Luft registriert der Untersucher das Auftauchen und Verschwinden der Korotkoff-Töne. Der obere Druckwert, bei dem die Töne erstmalig hörbar werden, wird als systolischer Blutdruck bezeichnet, der untere Druckwert, bei dem die Töne vollständig verschwunden sind, als diastolischer Blutdruck. Üblicherweise wird der Blutdruck in Millimeter Quecksilbersäule (mmHg) angegeben.

Bei der Untersuchung von Framingham und in anschließenden epidemiologischen Studien wurde festgestellt, daß ein erhöhter Blutdruck, ein Hypertonus, einer der wichtigsten Risikofaktoren für die spätere Entwicklung einer arteriosklerotischen Gefäßerkrankung ist. Dabei kommt dem diastolischen Blutdruck die entscheidende Bedeutung zu. Bei diastolischen Druckwerten zwischen 80 und 89 mmHg ist das Gefäßrisiko bereits deutlich erhöht, bei Werten über 90 mmHg hat es sich verdreifacht.[1] Die Weltgesundheitsorganisation definiert eine Erhöhung des diastolischen Blutdrucks auf 90 bis 104 mmHg als milde Hypertonie, Werte zwischen 105 und 114 mmHg zeigen eine mittelschwere Hypertonie an, und bei Werten von 115 mmHg und mehr besteht eine schwere Hypertonie. Für die milde Hypertonie gilt zusätzlich, daß krankhafte Veränderungen des Herzens und der Kreislauforgane nicht nachweisbar sein dürfen. Nur in wenigen Fällen einer Hypertonie läßt sich eine Ursache für die Blutdruckerhöhung finden, beispielsweise eine Nierenerkrankung oder ein hormonbildender Tumor. In mehr als 90 % aller Fälle ist eine Grunderkrankung nicht nachweisbar, die Ärzte sprechen dann von »essentieller Hypertonie«.

Nachdem wirksame Arzneimittel zur Verfügung standen, konnte in Therapiestudien überprüft werden, ob bei Vorliegen einer Hypertonie eine medikamentöse Blutdrucksenkung den weiteren Lebensverlauf günstig beeinflußt. Die ersten Untersuchungen betrafen Patienten mit schweren Formen einer Hypertonie. Dabei zeigte sich sehr deutlich, daß die blutdrucksenkende Behandlung die schädlichen Auswirkungen der Hypertonie verhindern oder zumindest verzögern kann. Heute wird allgemein anerkannt, daß Patienten mit schwerer und mittelschwerer Hypertonie unbedingt behandelt werden müssen. Ebenfalls behandlungsbedürftig sind Patienten mit allen Schweregraden einer Hypertonie, bei denen sich bereits Erkrankungen der Kreislauforgane eingestellt haben und Patienten, die unter anderen schweren Erkrankungen leiden, beispielsweise an einer Zuckerkrankheit. Diese Patienten müssen als krank angesehen werden, und die Behandlung des Blutdrucks ist zur Prävention weiterer Gefäßkomplikationen unbedingt notwendig.

Die *»Hypertonie-Kranken«* sind jedoch nur ein kleiner Teil in der Gesamtmenge aller Hypertoniker. Die zahlenmäßig weitaus größte Gruppe sind Menschen mit einer milden Hypertonie, bei denen also eine geringe Erhöhung des Blutdrucks meßbar ist, die ansonsten aber völlig gesund sind. Diese Menschen fühlen sich wohl, sie sind in ihrer Aktivität und Leistungsfähigkeit nicht eingeschränkt. Man könnte sie als *»Hypertonie-Gesunde«* bezeichnen. In der Bevölkerungsgruppe zwischen 30 und 70 Jahren haben 23% der Männer und 12% der Frauen eine milde Hypertonie, das entspricht einer Zahl von ca. 5 Millionen Menschen in Deutschland.[1] Eine Behandlung dieser Personen wäre eine gewaltige Intervention mit weitreichenden Konsequenzen. Sie wird von den Ärzten gefordert, weil die Betroffenen nach den Ergebnissen der epidemiologischen Untersuchungen ein erhöhtes Risiko aufweisen. Wie im vorhergehenden Kapitel dargelegt wurde, muß die Behandlung eines Risikofaktors aber nicht unbedingt nützlich sein. Es muß deshalb überprüft werden, welche Ergebnisse kontrollierter Therapiestudien die Forderung der Ärzteschaft nach einer präventiven Behandlung der milden Hypertonie rechtfertigen.

Bei Durchsicht der vorhandenen Therapiestudien kommt man zu dem erstaunlichen Ergebnis, daß es keine einzige kontrollierte klinische Untersuchung gibt, die ausschließlich den Blutdruckbereich der milden Hypertonie betrifft. Entweder wurden Versuchspersonen in die Studie aufgenommen, die höhere diastolische Blutdruckwerte bis teilweise 115 mmHg aufwiesen, oder Patienten, bei denen bereits Erkrankungen der Kreislauforgane aufgetreten waren. Dies beeinflußt natürlich das Studienergebnis, so daß eine eindeutige Aussage zur milden Hypertonie nicht mehr möglich ist. Es liegen jedoch einige Therapiestudien vor, die zumindest überwiegend Personen mit milder Hypertonie betreffen (siehe Tabelle 1). Zur medikamentösen Blutdrucksenkung wurden in den Studien Diuretika und/oder Betablocker verwendet.

Tabelle 1 Kontrollierte Studien zur Behandlung der milden Hypertonie[1]

Studienbezeichnung	Blutdruck-bereich (mmHg)	Anzahl von Patienten	Mittlere Studien-dauer (Jahre)
European Working Party on High Blood Pressure in the Elderly (EWPHE)[2]	90–119	840	3,2
Stratum I des Hypertension Detection and Follow-up Program (HDFP I)[3]	90–104	7825	5
Oslo-Studie[4]	90–109	785	5,5
U. S. Public Health (USPH)[5]	90–114	389	7
Veterans Administration II (VA II)[6]	90–114	380	3,3
Australian National Blood Pressure (ANBP)[7]	95–109	3427	4
Medical Research Council (MRC)[8]	90–109	17354	5,5

Für Studien, die den Erfolg einer Bevölkerungsintervention messen sollen, gilt, daß die Aussagekraft um so größer ist, je umfangreicher das untersuchte Kollektiv und je länger die Zeitdauer der Untersuchung ist. Gerade bei einer präventiven Maßnahme dauert es relativ lange, bis der mögliche Erfolg der Behandlung sichtbar wird. Weiterhin muß bedacht werden, daß in einem gesunden Untersuchungskollektiv Todesfälle oder die Manifestation von Gefäßkrankheiten relativ seltene Ereignisse sind. Von den sieben genannten Interventionsstudien betreffen vier ein Untersuchungskollektiv von weniger als 1000 Personen (EWPHE, Oslo, USPH, VA II). Solche Studien sind kaum geeignet, eine statistisch gesicherte Antwort über den Nutzen einer präventiven antihypertensiven Therapie zu geben. Bei der HDFP-Studie wurden die Untersuchungspersonen zwei unterschiedlichen Behandlungsgruppen zugeordnet. Die eine Gruppe (referred care) wurde von den Hausärzten weiterbehandelt, die andere Gruppe (stepped care) wurde besonders intensiv in speziellen Kliniken betreut. Das Ergebnis der Untersuchung kann jedoch nur eingeschränkt verwertet werden, da die Betreuung in der Stepped-care-Gruppe neben der Blutdruckbehandlung auch andere Maßnahmen umfaßte.

Es bleiben lediglich zwei Studien, die eine Einschätzung des Nutzens der Behandlung einer milden Hypertonie gestatten. Die größte und damit wahrscheinlich aussagekräftigste ist die englische MRC-Studie. Diese Studie umfaßte ein Kollektiv von 17 354 Personen, die prospektiv randomisiert einer Behandlungsgruppe oder einer Kontrollgruppe, die ein Plazebopräparat erhielt, zugeteilt wurden. In die Studie aufgenommen wurden Personen, die eine Blutdruckerhöhung von 90 bis 109 mmHg aufwiesen; das bedeutet, auch diese Studie schloß teilweise den Bereich der mittelschweren Hypertonie ein. Die mittlere Beobachtungsdauer betrug 5,5 Jahre. Die Personen der Behandlungsgruppe erhielten entweder das Diuretikum Bendrofluazid oder den Betablocker Propanolol. Bei Auswertung der Studie konnte lediglich ein geringer Unterschied zwischen der Behandlungs- und Kontrollgruppe hinsichtlich der Gesamtsterblichkeit gefunden werden, der aber statistisch nicht signifikant ist und deshalb auch zufällig aufgetreten sein kann. Die rechnerische Reduktion der Sterblichkeit durch die Behandlung betrug, umgerechnet auf tausend Patientenjahre, 0,1 (siehe Tabelle 2). Das bedeutet mit anderen Worten, daß tausend Personen 10 Jahre lang behandelt werden müßten, damit möglicherweise ein Todesfall verhindert werden kann. 999 Personen wären 10 Jahre lang umsonst behandelt worden mit allen unangenehmen und teilweise schwerwiegenden Konsequenzen einer langfristigen medikamentösen Therapie.

Tabelle 2 Ergebnisse der MRC-Studie über die Auswirkungen einer blutdrucksenkenden Behandlung bei milder Hypertonie[8].

Ereignisse (Anzahl je 1000 Patientenjahre)	Kontrollgruppe	Therapiegruppe	Differenz (Therapieerfolg)
Tödliche Schlaganfälle	0,6	0,4	− 0,2
Tödliche Herzinfarkte	2,3	2,5	+ 0,2
Todesfälle insgesamt	5,9	5,8	− 0,1

Die australische ANBP-Studie umfaßte ein Untersuchungskollektiv, das nur ein Fünftel des Umfangs der MRC-Studie aufwies. In der ANBP-Studie wurden Personen mit einer Blutdruckerhöhung zwischen 95 und 109 mmHg untersucht. Das bedeutet, der untere Bereich der milden Hypertonie wurde nicht berücksichtigt, dafür wurde der untere Bereich der mittelschweren Hypertonie in die Untersuchung mit einbezogen. Die Auswertung nach einer mittleren Untersuchungsdauer von vier Jahren zeigte ebenfalls einen geringen Vorteil für die Therapiegruppe hinsichtlich der Gesamtsterblichkeit. Berechnet auf tausend Patientenjahre ergab sich eine Reduktion um zwei Todesfälle. Dies bedeutet, bei einer zehnjährigen Behandlung von tausend Personen könnten 20 Todesfälle verhindert werden, 980 wären umsonst behandelt worden.

Auch die Hoffnungen der Mediziner, wenigstens die Sterblichkeit infolge tödlicher Schlaganfälle oder Herzinfarkte deutlich zu senken, haben sich nicht erfüllt. In der MRC-Studie wurden in der Therapiegruppe, umgerechnet auf 1000 Patientenjahre, 0,2 tödliche Schlaganfälle weniger und 0,2 tödliche Herzinfarkte mehr beobachtet als in der Kontrollgruppe (siehe Tabelle 2).

Insgesamt zeigen die Ergebnisse der bisher durchgeführten Studien, daß es keine Anhaltspunkte dafür gibt, daß Personen mit milder Hypertonie von einer medikamentösen Behandlung profitieren könnten. Dennoch wird von den meisten Ärzten und Experten unverändert die Behandlung aller Hypertoniker gefordert, also auch derjenigen, die nur eine milde Hypertonie aufweisen. Die medikamentöse Behandlung des milden Bluthochdrucks ist eine Übertherapie, die für die meisten Betroffenen eher schädlich als nützlich sein dürfte. Untersuchungen von Personen mit milder Hypertonie haben mittlerweile gezeigt, daß 40 % nach drei bis vier Jahren auch ohne Therapie wieder normale Blutdruckwerte aufweisen, bei 20–50 % ergibt sich keine Veränderung, und nur in 10–12 % entwickelt sich eine mittelschwere bis schwere Hypertonie mit nachfolgenden Organschäden.[1] Dies bedeutet, daß eine wirkliche Gefährdung nur für jede 10. Person mit einer milden Hypertonie besteht. Die Prävention wäre möglicherweise effektiver, wenn nur diese 10 % behandelt würden, was jedoch unmöglich ist, da es keine Möglichkeit zur Unterscheidung gibt. Die Diagnose einer milden Hypertonie sollte Anlaß zu weiteren Verlaufskontrollen sein, um das Eintreten eines mittelschweren oder schweren Bluthochdrucks rechtzeitig zu erkennen. Die gegenwärtige Praxis, alle Menschen zu behandeln, deren Blutdruck nach der WHO-Definition erhöht ist, ist aber – das deuten alle Ergebnisse der Therapiestudien an – überflüssig.

Die Übertherapie der Hypertonie kann die Gesundheit der Betroffenen gefährden. Bei einer antihypertensiven medikamentösen Behandlung mit Diuretika oder Betablockern treten in 10% der Fälle unerwünschte Nebenwirkungen auf.[2] Dazu gehören unter anderem folgende Beschwerden: Schwindel, Kopfschmerzen, Wadenkrämpfe, Hautausschläge, Mundtrockenheit, Übelkeit, Erbrechen, Bauchkrämpfe, Auslösung von Gichtanfällen, Herzklopfen, Thrombosen, Verschlechterung einer Zuckerkrankheit, Schwitzen, Halluzinationen, Depressionen, Herzrhythmusstörungen, Verstärkung von Durchblutungsstörungen und Potenzstörungen.

Untersuchungen aus jüngster Zeit haben ergeben, daß bei Personen, die blutdrucksenkend behandelt werden, keine lineare Beziehung zwischen der Höhe des diastolischen Blutdrucks und dem Risiko eines Herzinfarktes besteht. Die Meinung, daß ein niedriger Blutdruck immer ein Vorteil sei, ist falsch. Es besteht vielmehr eine U- oder J-förmige Korrelation, das heißt, eine zu starke Blutdrucksenkung ist gefährlich. Der Umschlagpunkt liegt bei etwa 85 mmHg, eine Blutdrucksenkung unter diesen Wert erhöht das Risiko eines Herzinfarkts.[3] Eine exakte Einstellung und Kontrolle des Blutdrucks auf wenige mmHg genau ist auch bei exakter und vorsichtiger Dosierung des Medikaments kaum möglich. Ein Arzt, der bei einem Patienten eine blutdrucksenkende Therapie beginnt, weiß vorher nicht, wie stark der Effekt sein wird, da jeder Patient anders reagiert. Die medikamentöse Blutdruckeinstellung beim Menschen ist erheblich unsicherer und problematischer als die Regelung einer technischen Maschine. Die Gefahr, daß eine Senkung des diastolischen Drucks unter einen Wert von 85 mmHg auftritt, besonders wenn der Patient vor der Behandlung nur leicht erhöhte Werte knapp über 90 mmHg aufwies, ist relativ groß. Durch diese Behandlung wäre dann keineswegs das Risiko eines Herzinfarkts reduziert worden, sondern es hätte sich möglicherweise sogar erhöht. Eine Untersuchung, die an der Universität von North Carolina durchgeführt worden war und auf der 65. Tagung der »American Heart Association« 1992 in New Orleans vorgestellt wurde, kam zu dem Ergebnis, daß bei Patienten, die blutdrucksenkend behandelt werden und diastolische Druckwerte unter 85 mmHg aufweisen, häufiger gefährliche Herzrhythmusstörungen auftreten als bei Vergleichspersonen mit höheren diastolischen Druckwerten.[4]

Neben den körperlichen Schäden kann die Feststellung und Behandlung eines Bluthochdrucks auch schwere psychische Veränderungen auslösen. In einer amerikanischen Studie wurden 71 Personen untersucht, denen zunächst die Diagnose einer Hypertonie mitgeteilt worden war, die sich aber später als unbegründet herausstellte. Keine der 71 Personen wurde medikamentös behandelt. Dennoch zeigte sich, daß die Fehldiagnose erhebliche Auswirkungen hatte. Verglichen mit einer Kontrollgruppe klagten die fehldiagnostizierten Personen häufiger über depressive Symptome, sie schätzten ihre Gesundheit deutlich schlechter ein und berichteten, daß sich das Wohlbefinden in den letzten Jahren erheblich verschlechtert habe. Die Untersucher kommen deshalb zu der Schlußfolgerung:

»Es scheint so, als ob die Verschlechterung in der Wahrnehmung der eigenen Gesundheit nicht durch tatsächliche Krankheiten oder einen häufigeren Kontakt mit den Institutionen des Gesundheitssystems verursacht wurde, sondern durch die ›Nicht-Krankheit‹, die durch die Diagnose der Hypertonie geschaffen wurde. Die Beurteilung eines Untersuchers ruft bei dem Patienten eine Veränderung der Wahrnehmung seiner Gesundheit hervor, egal wie berechtigt die Diagnose ist. Diese Ergebnisse deuten an, daß Reihenuntersuchungen oder zufällige Hypertoniediagnosen einen schädlichen Mechanismus auslösen können.«[5]

Eine andere Untersuchung zeigte, daß nach Diagnose einer Hypertonie die Anzahl der Fehltage bei der Arbeit um 80 Prozent ansteigt. Diese Zunahme der Krankheitstage war unabhängig von der Schwere oder der Therapie des festgestellten Bluthochdrucks.[6]

Das Ausmaß und die Schädlichkeit der blutdrucksenkenden Übertherapie wird noch durch die Tatsache verstärkt, daß von ihr nicht nur Menschen mit leicht erhöhten Blutdruckwerten, sondern auch Personen mit normalem Blutdruck betroffen sind. Dies ist eine Folge der Meßungenauigkeit. Die indirekte, unblutige Messung ist außerordentlich unzuverlässig und kann zu gravierenden Fehlmessungen führen. Folgende Faktoren können das Meßergebnis verfälschen:

1. Die gemessenen Werte sind abhängig vom Umfang des Oberarms. Bei sehr muskulären Menschen muß mehr Druck zum Aufblasen der Manschette aufgewendet werden, ohne daß ein erhöhter Blutdruck vorliegt. Die Folge ist, daß zu hohe Werte gemessen werden. Bei einem Armumfang von mehr als 40 cm muß eine breitere Manschette verwendet werden.

2. Bei älteren Menschen mit einer Gefäßverhärtung im Bereich der Oberarme ist ebenfalls ein höherer Manschettendruck zur Blutdruckmessung erforderlich, ohne daß ein tatsächlicher Bluthochdruck vorliegen muß. Bei älteren Patienten werden daher fälschlich zu hohe Werte gemessen.

3. Der Blutdruck muß in völliger Ruhe gemessen werden. Jede körperliche Anstrengung oder Aufregung erhöht den Blutdruck, was einer völlig normalen Reaktion entspricht. Allein die Anwesenheit des Arztes kann einen Anstieg des Blutdrucks um systolisch bis zu 75 mmHg und diastolisch bis zu 36 mmHg bewirken.[7] Der in der Sprechstunde gemessene Blutdruck ist daher unzuverlässig und führt zur Messung erhöhter Werte. Auch die empfohlene mehrmalige Messung vor der endgültigen Diagnosestellung kann dies Problem nicht vollständig lösen.

Die genannten Faktoren bewirken, daß häufig falsch hohe Blutdruckwerte registriert werden und deshalb zahlreiche Fälle von Nicht-Hypertonie diagnostiziert werden. Auch Blutdruckmessungen in Kaufhäusern und Apotheken dürften nicht besonders nützlich sein. Wenn eine ältere Dame nach einem längeren Fußmarsch ihre Apotheke erreicht und sich dort, vor Anstrengung noch außer Atem, den Blutdruck messen läßt, ist dieser natürlich hoch, ohne daß dies Anlaß zur Besorgnis wäre. Aber selbst viele Ärzte sind mit der Methode der Blutdruckmessung nicht richtig vertraut. Bei einer Untersuchung in München war eine erschreckend hohe Anzahl von Ärzten nicht in der Lage, den Blutdruck vorschriftsmäßig zu messen. 86 % der befragten Ärzte verwendeten keine breitere Manschette bei großem Armumfang, 30 % konnten nicht angeben, welche Phase der Korotkoff-

Geräusche für die Bestimmung des diastolischen Blutdrucks maßgeblich ist und 86 % kannten nicht die Druckablaßgeschwindigkeit, die zu einer korrekten Messung eingehalten werden muß.[8]

Neuere Untersuchungen mit Hilfe von Langzeit-Blutdruckmessungen kommen übereinstimmend zu dem Ergebnis, daß mindestens ein Drittel aller bisher als Hypertoniker diagnostizierten Menschen absolut normale Blutdruckwerte aufweist. Zur Verbesserung der Diagnosegenauigkeit wäre der routinemäßige Einsatz der Langzeit-Blutdruckmessung notwendig. Ob dieser Aufwand allerdings gerechtfertigt ist, erscheint fraglich, da Menschen mit milder Hypertonie ohnehin nicht behandelt zu werden brauchen. Dennoch wird die Langzeit-Blutdruckmessung Eingang in die ärztliche Praxis finden, da sich hier für Industrie und Ärzteschaft beträchtliche Verdienstmöglichkeiten ergeben. Auf der Medizinmesse MEDICA 1992 in Düsseldorf wetteiferten, wie die »Ärzte Zeitung« meldete, bereits »ein Dutzend Modelle von sieben Herstellern um die Gunst des Arztes«.[9] Ob auch der Patient von diesen Aktivitäten profitieren wird, kann zum gegenwärtigen Zeitpunkt nicht abgeschätzt werden. Eine günstige Auswirkung hat die Einführung dieser Geräte jedenfalls dann, wenn die Zahl der Nicht-Hypertonien gesenkt werden könnte.

Jede Intensivierung der Hypertoniediagnostik in Form von Reihenuntersuchungen wird den Kreis von Menschen mit milder Hypertonie oder Nicht-Hypertonie vergrößern, die überflüssig behandelt werden. Unter diesen Voraussetzungen ist die Forderung der Ärzteschaft mit noch größerer Anstrengung als bisher nach unentdeckten Bluthochdruck-Patienten zu fahnden, höchst bedenklich. Im Mai 1990 fand unter dem Motto »Wissenschaft – für den Menschen« die »3. Nationale Blutdruck-Konferenz« in Heidelberg statt.

Dort wurde beklagt, daß immer noch 15 % der Bevölkerung unter einem nicht ausreichend therapierten Bluthochdruck leidet. Daraus wurde die Forderung abgeleitet, daß alles getan werden müsse, damit auch diese 15 % erkannt und behandelt werden können.[10] Die »Jagd auf Hypertoniker« wird also so lange fortgesetzt, bis der letzte entdeckt und unter Kontrolle der Ärzte gebracht wurde. Weil bereits jetzt ein Drittel der diagnostizierten Hypertoniefälle Nicht-Krankheiten sind und ein Nachweis des Nutzens der Behandlung einer milden Hypertonie fehlt, wirken diese Aktivitäten völlig überzogen. Ob es sich deshalb um eine »Wissenschaft für den Menschen« handelt oder um einen schädlichen und gefährlichen Kreuzzug gegen einen imaginären Feind, wird sich später herausstellen. Bisher haben die Präventionsbefürworter wenig Argumente auf ihrer Seite, die eine Behandlung »Hypertonie-Gesunder« rechtfertigen.

Todfeind Cholesterin

Durch epidemiologische Untersuchungen konnte nachgewiesen werden, daß ein erhöhter Cholesterinwert im Blut die statistische Wahrscheinlichkeit für das spätere Auftreten einer koronaren Herzerkrankung erhöht. Bereits bei einem Cholesterinwert über 180 mg/dl besteht bei Männern eine erhöhte Gefahr, oberhalb eines Wert von 260 mg/dl ist das relative Risiko vierfach höher als in einer Vergleichsgruppe mit niedrigen Werten.[1] Dieser Zusammenhang gilt allerdings nur für Personen, die jünger als 60 Jahre sind. Bei älteren Menschen scheint eine Hypercholesterinämie, das heißt eine Erhöhung der Cholesterinwerte, kein Risikofaktor zu sein.[2] Bei Frauen ist der Zusammenhang zwischen Cholesterinwerten und koronarer Herzerkrankung sehr viel schwächer nachweisbar. Eine Behandlung der Hypercholesterinämie läßt sich daher, wenn überhaupt, nur bei Männern rechtfertigen, die jünger als 60 Jahre alt sind.

In einem Leitartikel der »Deutschen Medizinischen Wochenschrift« aus dem Jahr 1988 wird festgestellt, daß dem Cholesterin die größte Bedeutung bei der Entstehung der koronaren Herzkrankheit zukomme. Mit Hinweis auf die Häufigkeit tödlicher Herzinfarkte kommt der Autor zu dem Schluß, daß die hohe Sterblichkeit »uns zwingt zu handeln«.[3] Der Feind ist also identifiziert und muß jetzt rücksichtslos bekämpft werden. Diese häufig wiederholte Argumentationsweise der Präventionsmediziner beinhaltet jedoch zwei logische Fehler.

Zunächst ist die hohe Sterblichkeit durch arteriosklerotische Gefäßerkrankungen kein Zeichen eines schlechten Gesundheitszustands der Bevölkerung, sondern Ausdruck des Wohlstands, der hohen Lebenserwartung und einer allgemein guten Gesundheit. Umgekehrt ist die niedrige Gefäßsterblichkeit in den Entwicklungsländern nicht ein Zeichen für die hervorragende Qualität der Gesundheitsfürsorge in diesen Ländern, sondern resultiert aus der Tatsache, daß die meisten Menschen durch Mangelernährung und Infektionskrankheiten in relativ jungem Lebensalter versterben. Die hohe Sterblichkeit an Herz- und Kreislauferkrankungen in Deutschland ist also nicht unbedingt ein Grund zur Unzufriedenheit und zwingt uns keineswegs zu handeln.

Der zweite Denkfehler besteht darin, daß eine cholesterinsenkende Therapie nicht durch scheinbar unbefriedigende Statistiken ausgelöst werden darf, sondern nur dort stattfinden soll, wo es ausreichenden Grund zur Annahme gibt, daß die Therapien auch ein positives Resultat haben werden. Es muß also untersucht werden, welche Beweise vorliegen, die eine Behandlung erhöhter Cholesterinwerte bei gesunden Menschen rechtfertigen. Immerhin wäre von einem solchen Eingriff ein großer Teil der Bevölkerung betroffen. Ungefähr 50% der deutschen Frauen und Männer zwischen 20 und 29 Jahren haben Cholesterinwerte über 200 mg/dl. Der Anteil steigt im höheren Lebensalter und erreicht bei Personen über 60 Jahren 80 bis 90%.[4] Dies bedeutet, daß die Mehrheit der erwachsenen Bevölkerung kritisch erhöhte Cholesterinwerte aufweist und, nach Auffassung der Präventionsbefürworter, einer speziellen Behandlung bedarf. Wenn dies zuträfe, wären wir ein Volk von Kranken, das eine kontinuierliche medizinische Betreuung benötigt und seine Lebens- und Ernährungsweise dem Ziel der Cholesterinsenkung unterordnen müßte, um dem massenweisen Herztod zu entgehen.

In einer Übersichtsarbeit, die 1990 im »British Medical Journal« erschien, wurden die Ergebnisse der bisher vorliegenden kontrollierten Studien über die Auswirkungen einer diätetischen oder medikamentösen Cholesterinsenkung zusammengestellt.[5] Insgesamt fanden sich sechs Therapiestudien, deren Qualität eine verläßliche Aussage gestattet. Diese Studien umfaßten 24875 männliche Personen mit einem mittleren Lebensalter von 47,5 Jahren. In zwei Studien wurden auch weibliche Teilnehmerinnen aufgenommen, aus Gründen der Vergleichbarkeit wurden diese aber in der hier wiedergegebenen Übersichtsarbeit nicht berücksichtigt. Die Verlaufsbeobachtung belief sich auf insgeamt 119000 Personenjahre, in denen 1147 Todesfälle auftraten (siehe Tabelle 3). Die zusammenfassende Analyse der Ergebnisse zeigt, daß in den Therapiegruppen tatsächlich weniger Todesfälle infolge einer koronaren Herzkrankheit aufgetreten waren als in den Kontrollgruppen (siehe Tabelle 4). Besonders die Ergebnisse der LRC- und Helsinki-Heart-Studie

Tabelle 3 Kontrollierte Studien über die Auswirkungen einer cholesterinsenkenden Behandlung bei gesunden Personen[9].

Studienbezeichnung	Anzahl Studienteilnehmer	Mittleres Lebensalter (Jahre)	Behandlung	Studiendauer (Jahre)
Los Angeles Veterans Administration study[10]	846	65	Diät	8
Minnesota coronary survey* [11]	4393	47	Diät	1,1
World Health Organisation study[12]	10627	46	Medikament (Clofibrat)	5,3
Colestipol-Upjohn study* [13]	1094	51	Medikament (Colestipol)	1,9
Lipid Research Clinics coronary primary prevention trial (LRC)[14]	3806	48	Medikament (Cholestyramin)	7,4
Helsinki heart study[15]	4081	47	Medikament (Gemfibrozil)	5

* Berücksichtigt wurden nur die männlichen Studienteilnehmer

werden von den Präventionsbefürwortern immer wieder zitiert, um ihre Forderung nach einer allgemeinen Bevölkerungsintervention zur Erkennung und Behandlung erhöhter Cholesterinwerte zu rechtfertigen. Um die Ergebnisse der Studien besonders eindrucksvoll erscheinen zu lassen, wurde der bereits bekannte statistische Trick der »betrügerischen Basis« verwendet. So wurde verkündet, daß die Zahl koronarer Todesfälle infolge der Behandlung um 21 bzw. 27 % gesenkt werden konnte. In absoluten Zahlen ausgedrückt betrug der Rückgang der Sterblichkeit nur 0,4 bzw.

0,3 %. Die Art, wie Zahlen präsentiert werden, wie sie »eingerahmt« werden, wird im Englischen als *»framing«* bezeichnet. Das »framing« kann darüber entscheiden, ob ein Ergebnis als Erfolg oder Mißerfolg empfunden wird. In bezug auf die Helsinki-Heart-Studie heißt es in einem Artikel des »New England Journal of Medicine«:

»Framing‹ kann in zwei Bereichen auftreten: Ärzte können beeinflußt werden durch die Art, wie Daten in Zeitschriften und von Arzneimittelherstellern präsentiert werden, und Patienten wiederum können ihre Entscheidung davon abhängig machen, wie der Arzt ihnen die Informationen mitteilt. In diesem besonderen Fall können Arzt und Patient, die sich für eine Behandlung entschieden haben, von der es heißt, daß sie die koronare Sterblichkeit um 25 % senkt, die gleiche Behandlung ablehnen, wenn sie so dargestellt wird, daß sie die Chance gesund zu bleiben um nur ein Prozent von 96 auf 97 Prozent erhöht.«[6]

Tatsächlich sind die Ergebnisse der Therapiestudien nicht so ermutigend, wie sie von den Präventionsbefürwortern dargestellt werden. Bei Umrechnung der Daten aus der LRC-Studie und der MRFIT-Studie, auf die später eingegangen werden soll, ergibt sich, daß bei lebenslanger cholesterinsenkender Therapie für den einzelnen eine Verlängerung der Lebenserwartung resultiert, die zwischen drei Tagen und drei Monaten liegt, falls keine weiteren Risikofaktoren vorhanden sind.[7]

Weitaus gravierender ist aber der Einwand, daß durch die cholesterinsenkende Behandlung zwar ein Rückgang der Koronarsterblichkeit festgestellt werden konnte, daß aber die Sterblichkeit insgesamt nicht abgenommen hatte, eine Tatsache, die von Präventionsbefürwortern regelmäßig verschwiegen wird. Die verminderte Sterblichkeit durch tödli-

Tabelle 4 Ergebnisse kontrollierter Studien zur Cholesterinsenkung[9]

Studienbezeichnung	Koronare Todesfälle		Krebstodesfälle		Todesfälle durch Unfälle, Gewalt oder Suizid		Gesamtzahl aller Todesfälle	
	Therapiegruppe	Kontrollgruppe	Therapiegruppe	Kontrollgruppe	Therapiegruppe	Kontrollgruppe	Therapiegruppe	Kontrollgruppe
LA Veterans Administration	41	50	31	17	4	0	174	177
Minnesota coronary survey	39	34	16	12	21	14	158	153
World Health	36	34	42	25	18	15	128	87
Colestipol-Upjohn	9	22	2	2	2	0	17	27
LRC	30	38	16	15	11	4	68	71
Helsinki heart	14	19	11	11	10	4	45	42
Gesamtanzahl Prozent	169 1,36	197 1,59	118 0,95	82 0,66	66 0,53	37 0,30	590 4,74	557 4,50

che Herzanfälle wurde ausgeglichen und teilweise sogar übertroffen durch eine Zunahme von Todesfällen aus anderen Ursachen. In den Therapiegruppen ist durchgängig eine erhöhte Krebssterblichkeit nachweisbar. Das gilt sowohl für diätetisch als auch für medikamentös behandelte Personen, so daß es sich nicht um eine Medikamentennebenwirkung handeln kann. Anlaß zur Besorgnis gibt auch die Feststellung, daß unter Therapie vermehrt Todesfälle durch unnatürliche Ursachen wie Selbstmorde, Unfälle und Gewalttaten beobachtet werden können (siehe Tabelle 4). Die

Wahrscheinlichkeit durch Selbstmord oder Gewalt zu sterben ist unter einer cholesterinsenkenden Therapie doppelt so hoch wie bei unbehandelten Kontrollpersonen. Wodurch dieses Resultat erklärt werden kann, ist nicht eindeutig festzustellen. Neuere Untersuchungen legen den Schluß nahe, daß die Cholesterinsenkung Auswirkungen auf die Funktion des Zentalnervensystems hat. Das Cholesterin im Blut steht in einem ständigen Austausch mit dem Cholesterin in den Nervenzellen. Durch eine Verminderung des Cholesterins soll es zu einer Abnahme sogenannter Serotonin-Rezeptoren in den Nervenzellen kommen.[8] Dies könnte Verhaltensänderungen erklären, die für eine Zunahme von Gewalttaten und Suiziden verantwortlich sind. In einer Untersuchung konnte gezeigt werden, daß ältere Männer mit niedrigen Cholesterinwerten häufiger eine depressive Symptomatik aufweisen als Vergleichspersonen mit hohem Cholesterin.[9] Hier zeigt sich, daß das Cholesterin kein schädliches Gift, sondern ein wichtiger Bestandteil für die Funktion vieler Zellen und Organe ist.

Die dargestellten Ergebnisse der kontrollierten Studien lassen keinen Nutzen einer Cholesterinsenkung bei gesunden Menschen erkennen. Allenfalls demjenigen, der einen Tod durch Krebs oder Gewalt einem tödlichen Herzinfarkt vorzieht, sollte zur Behandlung eines hohen Cholesterinwerts geraten werden. Die Präventionsbefürworter wenden in der Regel ein, daß die Dauer der bisherigen Therapiestudien nicht ausgereicht hätte, um eine Senkung der Gesamtsterblichkeit zu demonstrieren. Allein die Senkung der Häufigkeit koronarer Todesfälle würde eine cholesterinsenkende Behandlung rechtfertigen. Ein solcher Standpunkt zeigt eine bemerkenswerte Diskrepanz in der Wahrnehmung. Die Senkung der Koronarsterblichkeit wird als Erfolg gefeiert, ohne daß der Anstieg der Todesfälle durch andere Ursachen in gleicher Weise als Mißerfolg anerkannt wird. Aus der statistischen Analyse ergibt sich keine Berechtigung, das eine als Therapieergebnis zu begrüßen und das andere als unglücklichen Zufall zu verbuchen. Die Untersucher der LRC-Studie bewerteten die Zunahme von Todesfällen durch Gewalt und Suizid wie folgt:

»So lange kein plausibler Zusammenhang zwischen der Behandlung mit Cholestyramin und den Todesfällen durch Gewalt hergestellt werden kann, ist es schwer anzunehmen, daß dies irgend etwas anderes als ein Zufall ist.«

Natürlich wird die gleichzeitig nachweisbare Abnahme koronarer Todesfälle nicht als Zufall bezeichnet, obwohl dies statistisch nicht einmal signifikant ist! Nachdem sich in der Helsinki-Heart-Studie die gleiche Tendenz gezeigt hatte, stellten die Autoren der Publikation fest, daß eine erhöhte Anzahl von Todesfällen durch Gewalt »auch in anderen Studien beobachtet werden konnte« und weisen dann darauf hin, daß dieses Ergebnis »als Zufallsbefund interpretiert wurde.«[6]

Das Beispiel der Cholesterinprävention zeigt, wie die Ergebnisse von Therapiestudien zurechtgebogen, uminterpretiert oder »geframed« werden, um die ursprüngliche Idee zu verteidigen. Die These, daß eine Cholesterinsenkung bei Gesunden nützlich sei, konnte bisher nicht bestätigt werden und hat deshalb eher den Wert eines Glaubensdogmas als einer wissenschaftlich haltbaren Aussage. Dies hindert die Präventionsmediziner allerdings nicht, eine Aktivität zu entwickeln, als gelte es einen Todfeind zu besiegen. In großen »Konsensus-Konferenzen« treffen sich die Experten und besprechen neue Vereinbarungen, legen Richtwerte für Behandlungen fest und schreiben nieder, was als Lehrmeinung zu gelten hat. Natürlich haben die Ergebnisse von »Konsensus-Konferenzen« nichts mit wissenschaftlicher Wahrheit zu tun. Die Wahrheit wird in Naturwissenschaften selten durch Abstimmungen ermittelt. Die Menge und die Autorität der anwesenden Experten machen es aber nahezu unmöglich, an der Richtigkeit der Beschlüsse zu zweifeln.

Am 19. Juni 1986 wurde auf einer »Konsensus-Konferenz« der Europäischen Atherosklerose-Gesellschaft ein neues »Strategie-Papier zur Prävention der koronaren Herzkrankheit« verabschiedet. Die Verfasser dieses Papiers erklären:

»Eine Reduktion des Serumcholesterins ist mit einer Reduktion des Koronarrisikos verbunden. Deshalb wurde von der Konferenz die Zielmarke für das Gesamtcholesterin auf 200 mg/dl festgelegt.«

Aus welchen Daten diese Zielmarke errechnet werden konnte, ist allerdings völlig rätselhaft. Um dieses Ziel zu erreichen, fordern die Präventionsmediziner, das Verhalten und die Ernährungsgewohnheiten der Menschen im Rahmen einer »Bevölkerungsstrategie« drastisch zu verändern.

»Die Implementierung solcher Ernährungsstrategien erfordert die Zusammenarbeit von Ärzten, Regierungsbehörden und der Ernährungsindustrie. Sie erfordert öffentliche Erziehungsmaßnahmen, geeignete Etikettierung der Nahrungsmittel und ein ernährungswissenschaftlich wünschenswertes Speisenangebot in Restaurants und Kantinen sowie politische Maßnahmen durch nationale und internationale Organisationen.«[10]

Ergänzend zu diesen Maßnahmen sollen natürlich auch Medikamente eingesetzt werden.

Die Empfehlungen der Europäischen Atherosklerose-Gesellschaft wurden für Deutschland in Form einer »Nationalen Cholesterin-Initiative« formuliert. Darin fordern die Autoren:

»Cholesterinwerte sollten, ähnlich wie Blutdruckwerte, bei Arztbesuchen (nicht nur beim Spezialisten) gemessen werden. Jeder Arzt sollte den Cholesterinwert seines Patienten kennen.«

Zu der entscheidenden Frage, ob eine Senkung der Gesamtsterblichkeit durch die Maßnahmen zu erwarten sei, heißt es in dem Papier kurz und bündig:

»Wegen der Kürze der Nachbeobachtungszeit war keine der Interventionsstudien in der Lage, den Einfluß der Interventionsstudien auf die Gesamtsterblichkeit nachzuweisen (das Studiendesign sah das auch nicht vor!).«[11]

Das wirklich wichtige Problem, welchen Nutzen der gesamte Aufwand haben soll, wird hier mit dem Hinweis abgetan, daß es gar nicht geplant gewesen sei, die Frage zu beantworten!

Durch die »Nationale Cholesterin-Initiative« hatten die Präventionsmediziner endgültig die Mehrheit der erwachsenen Bevölkerung als therapiebedürftige Patienten deklariert. Die Cholesterinkampagne erreichte einen neuen Höhepunkt. Inzwischen ist ein Zustand erreicht, der als kollektive Hysterie bezeichnet werden kann. Nahezu jeder Erwachsene hält das Cholesterin für den Hauptfeind seiner Gesundheit. Viele Menschen sind besorgt und haben sich zu einer ärztlichen Untersuchung entschlossen oder wurden dazu vom Hausarzt überredet. Das Eßverhalten der Bevölkerung hat sich erheblich verändert. Fette und cholesterinreiche Nahrungsmittel gelten als ungesund und werden gemieden. Das Frühstücksei kann nur noch mit schlechtem Gewissen verzehrt werden. Die gute Butter wurde längst durch fade und geschmacklose Margarine ersetzt. Die Lebensmittelindustrie bemüht sich, für den »cholesterinbewußten« Konsumenten spezielle Diätspeisen anzubieten. Mittlerweile gibt es bereits Fettersatzstoffe. Das »Deutsche Ärzteblatt« berichtet:

»Die US-Lebensmittelbehörde FDA hat kürzlich den ersten Fettersatzstoff zum Konsum freigegeben. Grundsubstanz dieser Produkte sind Eiklar und Milchprotein, also durchweg gebräuchliche Lebensmittel. Leider sind die Produkte nicht hitzebeständig. Man bietet sie in Form von Desserts an, die freilich bisher sehr unterschiedlich akzeptiert wurden. Es wird angestrebt, den auch bei unserer Bevölkerung noch immer zu hohen Anteil von Fetten im täglichen Nahrungsangebot drastisch herabzusetzen.«[12]

Wahrscheinlich wird es in Zukunft nicht nur »light«-Artikel mit künstlichen Süßstoffen, sondern auch »double-light«-Speisen mit künstlichen Süßstoffen und Fettersatzmitteln geben. Auch über die Produktion cholesterinarmer Eier hat man sich schon Gedanken gemacht. Die Ärztezeitschrift »klinikarzt« berichtet:

»Eier mit geringerem Cholesteringehalt legen Hühner an der amerikanishen Purdue-University, seit ihnen Wissenschaftler den Lipidsenker Lovastatin ins Futter mischen. Bei einigen Tieren nahm der Cholesteringehalt um 15 Prozent im Ei ab. Gefährliche Rückstände des Medikamentes wurden in den Eiern nicht gefunden. Leider ist das Medikament sehr teuer.«[13]

Die Cholesterinkampagne hat natürlich auch den Herstellern cholesterinsenkender Arzneimittel zu einem Boom verholfen. 1990 wurden annähernd 7 Millionen Packungen fettsenkender Medikamente im Wert von 860 Millionen Mark verkauft. Die Verordnungshäufigkeit hat sich im Vergleich zu 1980 annähernd verdoppelt, die Kosten verfünffacht. 75% der Therapie mit fettsenkenden Medikamenten entfielen 1990 auf Patienten über 60 Jahre, die von dieser Maßnahme überhaupt nicht profitieren.[2] Diese Zahlen sind deshalb besorgniserregend, weil die medikamentöse Behandlung der Hypercholesterinämie erhebliche, teilweise schwere, Nebenwirkungen verursachen kann. Bei dem Präparat Gemfibrozil, das in der Helsinki-Heart-Studie verwendet wurde, können nach Angaben des »arznei-telegramms« folgende unerwünschte Wirkungen beobachtet werden: Störungen der Magen- und Darmtätigkeit mit krampfartigen Schmerzen (6%), Durchfall (4,8%) und Übelkeit (4%). Seltener kommt es zu Muskelschmerzen, Lähmungen, Hautreaktionen, Haarausfall, Blutbildveränderungen und Erhöhung der Leberwerte. Im Tierversuch wurde die Entstehung gutartiger und bösartiger Lebertumore beobachtet.[14] Gleiches gilt auch für die übrigen Präparate aus der Fibrat-Gruppe, zu der unter anderem das Medikament Cedur gehört, das in Westdeutschland 1,6 millionenmal im Jahr verordnet wird und damit der »Marktrenner« im Bereich der Fettsenker ist. Eine Neuentwicklung sind die Cholesterin-Synthese-Hemmer, die nachweislich die stärkste cholesterinsenkende Wirkung aufweisen und dank geschickter Werbung innerhalb kürzester Zeit hohe Umsätze verbuchen konnten. Aber auch diese Präparate sind nicht unbedenklich. Nach veröffentlichten Daten treten Kopfschmerzen (9,3%), Magen-Darm-Störungen wie Blähungen (6,4%), Bauchschmerzen und

-krämpfe (5,7%), Durchfall (5,7%) und Hautausschläge (5,2%) häufig auf. Etwa jeder fünfzigste Behandelte erleidet Muskelschmerzen und jeder hundertste Seh- und Geschmacksstörungen.[15] Dies konnte jedoch nicht verhindern, daß das Medikament Mevinacor 1989 mehr als 350000mal verordnet wurde.

Die gesundheitlichen Schäden, die durch die von Ärzten und Pharmaindustrie geschürte Cholesterinhysterie bisher angerichtet wurden, können nur geschätzt werden. Neben den direkten Nebenwirkungen der medikamentösen oder diätetischen Behandlung muß die Verunsicherung und Angst des Betroffenen bedacht werden. Der hohe Cholesterinwert wird als Bedrohung empfunden, als Zeitbombe, die im Organismus tickt und irgendwann Krankheit und Tod auslösen wird. Auf diese Weise werden aus gesunden Menschen ängstliche und verunsicherte Patienten.

Besonders bedenklich ist die Tendenz, auch jüngere Erwachsene und sogar Kinder in die Präventionsprogramme einzubinden. So fordert der Düsseldorfer Kinderarzt Berthold Koletzko eine routinemäßige Bestimmung der Blutfettwerte bereits im Säuglingsalter im Rahmen der Vorsorgeuntersuchung U9.[16] Der Münchener Kinderarzt Professor Detlef Kunze meint, daß eine Untersuchung von Kindern aus »Risikofamilien« im dritten bis vierten Lebensjahr notwendig sei. Bis zum Alter von zehn Jahren sollten dann auch alle übrigen Kinder einmal auf Fettstoffwechselstörungen untersucht werden.[17] Die Cholesterinwelle hat also bereits das Kindesalter erreicht. Bis eine Arteriosklerose der Herzkranzgefäße eintritt, vergehen in der Regel mehr als 50 Jahre. Welchen Einfluß eine Cholesterinsenkung auf den wachsenden Organismus haben kann, vermag dagegen niemand vorherzusagen. In verschiedenen Veröffentlichungen wurde sehr nachdrücklich vor Reihenuntersuchungen mit dem Ziel der Cholesterintherapie bei Kindern gewarnt.[18] Nach den bisherigen Erfahrungen muß aber befürchtet werden, daß auch diese Warnungen ignoriert werden.

Die Cholesterinhysterie ist ein besonders bedrückendes Beispiel dafür, was eine unkritische Medizin bewirken kann. Allein die Feststellung des Cholesterins als Risikofaktor genügte, um eine Entwicklung in Gang zu setzen, die nur als völlig maßlose Überreaktion charakterisiert werden kann. Obwohl in klinischen Studien der Nutzen solcher Maßnahmen nicht belegt werden konnte, wurden groß angelegte Präventionskampagnen zur Cholesterinsenkung gestartet und mit großem propagandistischem Aufwand in der Bevölkerung als lebensrettend verkauft. Man könnte die Cholesterinhysterie als modische Zeiterscheinung abtun und abwarten, bis sich die Wogen geglättet haben, wenn diese Aktivitäten nicht die Gesundheit zahlreicher Menschen bedrohen und Millionenbeträge verschwendet würden, die an anderer Stelle fehlen.

Jahrmarkt der Risikofaktoren

Die unbefriedigenden Ergebnisse der bisherigen Präventionsmöglichkeiten veranlassen die Wissenschaftler, nach neuen Risikofaktoren zu fahnden, deren Therapie erfolgversprechender sein könnte. Dabei hat sich längst herausgestellt, daß es unterschiedliche Cholesterinarten gibt. Während das sogenannte LDL-Cholesterin die Entstehung einer Arteriosklerose fördern soll, wird dem HDL-Cholesterin eine gegenteilige Wirkung zugesprochen. Daneben sind noch weitere Fettstoffe in den Verdacht geraten, eine Arteriosklerose zu begünstigen. Dazu gehört das sogenannte Lipoprotein (a), das von einigen Forschern als Risikofaktor eingeschätzt wird, der in seiner Bedeutung das Cholesterin weit übertrifft.[1]

Die Forschungen der Präventionsmediziner beziehen sich aber nicht nur auf den Fettstoffwechsel. Aus allen Bereichen der Biochemie und Physiologie werden neue Substanzen und Mechanismen präsentiert, die angeschuldigt werden, Auslöser oder Beschleuniger einer Arteriosklerose zu sein. Das Geschehen in der Präventionsmedizin gleicht einem Jahrmarkt, auf dem ständig neue Risikofaktoren verkündet und als großer Fortschritt angepriesen werden. Besondere Aufmerksamkeit widmen die Forscher dabei den Blutbestandteilen, deren Konzentration die Fließeigenschaften des Blutes bestimmen. So wurde beispielsweise das Fibrinogen, ein Stoff, der bei der Bildung von Blutgerinnseln eine entscheidende Rolle spielt, als Risikofaktor identifiziert. Weitere Risikofaktoren sind bestimmte Gerinnungsfaktoren, die Zähflüssigkeit des Blutplasmas und die Aktivitäten der Blutplättchen.[2] Andere Forschungsaktivitäten betreffen das Insulin, das eine wichtige Ursache des Bluthochdrucks und der Arteriosklerose sein soll.[3] In einer finnischen Untersuchung konnte nachgewiesen werden, daß Eisen ein wichtiger Risikofaktor ist, der die Bedeutung des Cholesterins weit übertrifft.[4] Ein Risikofaktor ganz anderer Art ist der Sauerstoff. Der mit der Atmung aufgenommene Sauerstoff bildet sogenannte freie Radikale, die einen »oxidativen Streß« auslösen. Dieser »oxidative Streß« wird von einigen Wissenschaftlern für alle möglichen Alterungsprozesse und insbesondere für das Entstehen einer Arteriosklerose verantwortlich gemacht. Auf einer Veranstaltung im Rahmen der Medizinmesse 1992 in Montreux wurde warnend darauf hingewiesen, daß »durch einen 70jährigen im Laufe seines Lebens 17 Tonnen Sauerstoff gegangen« sind.[5] Der »oxidative Streß« kann durch die Einnahme von Vitamin E und Magnesium verringert werden, weshalb viele Mediziner bereits eine allgemeine Prävention mit Hilfe dieser Substanzen fordern. Die Bedeutung des Vitamins E als Schutz vor Arteriosklerose beweisen auch die Ergebnisse der WHO-Studie MONICA (Multinational Monitoring of Trends and Determinants in Cardiovascular Disease). Dabei konnte in Europa ein Nord-Süd-Gefälle in der Häufigkeit des Auftretens einer koronaren Herzkrankheit nachgewiesen werden. Dieses Ergebnis war nicht durch Unterschiede in der Höhe des Cholesterins erklärbar, wohl aber durch Differenzen in der Blutkonzentration der Substanzen Vitamin E, Vitamin C und Betakarotin, dem Farbstoff der Möhren.[6]

Ein Risikofaktor, der in letzter Zeit zunehmende Aufmerksamkeit erregt, sind Atemstörungen während des Schlafens, das sogenannte *»Schlafapnoesyndrom«*. Zu den Symptomen, durch die der Betroffene auffällt, gehören Schnarchen, Tagesmüdigkeit und Schlafstörungen. Mindestens eine Million Menschen in Deutschland sind »als manifest erkrankt anzusehen«. Menschen mit einem Schlafapnoesyndrom sollen häufiger an Herz- und Kreislaufstörungen erkranken, was eine Verringerung der Lebenserwartung bedingt. Nach Ansicht der Experten ergibt sich daraus die »Notwendigkeit, dieses Krankheitsbild zu kennen, frühzeitig die Diagnose zu stellen und eine Therapie einzuleiten«. Mittlerweile gibt es an mehr als 40 deutschen Kliniken Schlaflabors und Schlafambulanzen, und die Industrie hat Diagnosegeräte mit einem Stückpreis zwischen 10 000 und 15 000 Mark entwickelt, die eine Registrierung der Atemtätigkeit beim Schlafen ermöglichen. Die Präventionsmediziner fordern bereits große Untersuchungsprogramme zur Früherkennung dieser Schlafstörungen. Wenn ein Schlafapnoesyndrom erkannt ist, müssen umfangreiche Behandlungsmaßnahmen eingeleitet werden. Neben einer medikamentösen Therapie mit dem Präparat Theophyllin empfiehlt sich eine Beeinflussung der Schlafposition. Dazu können Tennisbälle in den Schlafanzug eingenäht werden, um eine Rückenlage zu verhindern, oder das Kopfteil des Betts kann hochgestellt werden. Weiterhin können mechanische Hilfen wie Prothesen, Halskrawatten oder Kinnbinden angewendet werden. Die wirksamste Therapie ist das Schlafen mit einer Maske, die ein Atmen gegen Überdruck ermöglicht. Sollte das alles nicht helfen, sind operative Eingriffe im Bereich des Nasen-Rachen-Raums notwendig.[7] Während ein Schnarcher früher allenfalls lästig für seine Mitmenschen war, gilt er heute als Kranker, der unbedingt behandelt werden muß.

Bereits die Anzahl der bisher aufgeführten Risikofaktoren zeigt, welche Blüten der Jahrmarkt der Risikofaktoren treibt. Dabei könnte die Liste aller Risikofaktoren nahezu beliebig verlängert werden. In diesem Dschungel von Risikofaktoren ist für den gesundheitsbewußten Laien und wahrscheinlich auch für viele Ärzte eine Orientierung längst nicht mehr möglich. Niemand weiß mehr so richtig, welcher Risikofaktor denn nun wichtig und welcher weniger wichtig ist und über welche man sich keine Sorgen zu machen braucht.

Neben der Entdeckung von Risikofaktoren für die koronare Herzkrankheit widmet sich die Medizin in letzter Zeit auch verstärkt der Erkennung von Risikofaktoren für andere Krankheiten, wie beispielsweise Brustkrebs oder Knochenentkalkung. Dadurch vergrößert sich die Menge aller bekannten Risikofaktoren noch erheblich, und jeder, der versuchen würde, alle seine persönlichen Risikofaktoren zu bestimmen und, soweit möglich, zu korrigieren, hätte eine zeitfüllende Beschäftigung.

Um den Ärzten den rechnerischen Umgang mit Risiko-

Tabelle 5 Kontrollierte Studien zur Prävention einer koronaren Herzkrankheit durch Beeinflussung multipler Risikofaktoren[16]

Studienbezeichnung	Anzahl Studienteilnehmer	Alter (Jahre)	Studiendauer (Jahre)	Behandlung*
European Collaborative Trial of Multifactorial Prevention of Coronary Heart Disease[17]	60 881	40–59	6	D, R, BD, T, G
Multifactorial Primary Prevention Trial in Göteborg[18]	30 000	47–55	12	D, R, BD
Multiple Risk Factor Intervention Trial (MRFIT)[19]	12 866	35–57	7	D, R, BD
Helsinki-Study[20]	1 222	40–55	5	D, R, BD, T, G
Oslo-Study[21]	1 232	40–49	5	D, R

* D = Diät, R = Raucherentwöhnung, BD = Blutdruckbehandlung, T = Bewegungstraining, G = Gewichtsreduktion

faktoren zu erleichern, wurden spezielle Computerprogramme entwickelt, die sich auf die von der »American Heart Association« herausgegebenen »Risk-Charts« stützen. Für einen Bezugspreis von 87 DM plus Mehrwertsteuer kann ein Arzt die Software bestellen und in seinen Praxis-Computer eingeben. Sie ermöglicht ihm zu errechnen, wie hoch die Wahrscheinlichkeit ist, daß sein Patient innerhalb eines gegebenen Zeitraums Symptome einer koronaren Herzkrankheit aufzeigen wird.[8] Wie hilfreich diese Information für den Patienten ist, wurde bisher nicht untersucht.

Inzwischen sind sich die Präventionsmediziner einig, daß die Behandlung eines einzigen Risikofaktors keinen großen

Tabelle 6 Ergebnisse kontrollierter Studien zur Beeinflussung multipler Risikofaktoren[16]

Studienbezeichnung	Koronare Todesfälle		Gesamtzahl aller Todesfälle	
	Therapiegruppe	Kontrollgruppe	Therapiegruppe	Kontrollgruppe
European Collaborative Trial	482	450*	1325	1341*
Göteborg	462	461	1293	1318
MRFIT	115	124	265	260
Helsinki	4	1	10	5
Oslo	6	13*	16	23*
Gesamt	1015	1049	3009	2947

* angepaßt an den unterschiedlichen Umfang der Therapie- und Kontrollgruppe.

Gewinn bringen kann, wenn gleichzeitig andere Risikofaktoren vorhanden sind. Deshalb muß eine Behandlung aller nachweisbaren Risikofaktoren angestrebt werden. Dabei haben die Mediziner festgestellt, daß bestimmte Risikofaktoren häufig in gleichen Konstellationen auftreten und, so wurde spekuliert, möglicherweise Ausdruck einer einzigen zugrundeliegenden Stoffwechselstörung sind. Besonders die Risikofaktoren Übergewicht, Bluthochdruck, erhöhte Blutfettwerte und erhöhte Insulinwerte werden nicht selten gleichzeitig diagnostiziert. Diese Konstellation wurde deshalb als *»tödliches Quartett«* oder *»Metabolisches Syndrom«* bezeichnet. Die Hoffnungen der Präventionsmediziner richten sich darauf, daß durch Beeinflussung aller vier Risikofaktoren wesentlich mehr erreicht werden kann, als dies bisher der Fall war. Ob dies tatsächlich möglich ist, muß sich erst in weiteren kontrollierten Studien herausstellen.

Die bisher vorliegenden Resultate kontrollierter Therapiestudien sind kein Anlaß zu großem Optimismus.
Insgesamt liegen die Ergebnisse von fünf Studien vor, bei denen eine gleichzeitige Beeinflussung multipler Risikofaktoren versucht wurde. Die Personen in den Therapiegruppen erhielten eine Diätberatung, Anleitungen zum körperlichen Training, Hinweise für eine Reduktion des Körpergewichts und wurden aufgefordert, nicht zu rauchen. Teilweise wurde zusätzlich eine medikamentöse Behandlung des Bluthochdrucks oder erhöhter Cholesterinwerte begonnen (siehe Tabelle 5). Die Zusammenstellung der Studienergebnisse zeigt, daß durch die geschilderten Maßnahmen kein statistisch signifikanter Rückgang der Koronarsterblichkeit und überhaupt keine Verminderung der Gesamtsterblichkeit erreicht werden konnte (siehe Tabelle 6). McCormick und Skrabanek bewerteteten dieses Ergebnis in der Zeitschrift »Lancet« wie folgt:

»Diese Übersicht der vorliegenden experimentellen Daten zur Frage, ob eine Prävention der koronaren Herzkrankheit möglich ist, zeigt keine Ergebnisse, die den Aufwand an Zeit, Energie und Geld, der für diesen Kreuzzug geopfert wird, rechtfertigen. Einige haben argumentiert, daß die Ergebnisse von Interventionsstudien ignoriert werden könnten, da die Intervention innerhalb der gesamten Lebensspanne zu spät käme (. . .). Andere haben argumentiert, daß man nicht abwarten könne, bis definitive Ergebnisse vorliegen, da dies bedeuten würde, daß man Generationen von Menschen die möglichen Wohltaten vorenthalten würde und daß diejenigen, die zur Vorsicht mahnen, ›abscheuliche Unmenschen‹ seien und Feinde der öffentlichen Gesundheit. Dies wäre ein akzeptabler Standpunkt, wenn die Interventionen selbst harmlos wären, aber sie sind es nicht. Die finanziellen und menschlichen Ressourcen, die in diesen möglicherweise unnützen Kreuzzug gesteckt werden, könnten woanders besser verwendet werden. Die Kosten der Medikamente und die Last ihrer Nebenwirkungen, insbesondere in der Behandlung des leicht erhöhten Blutdrucks und des Blutcholesterins, können keinesfalls vernachlässigt werden.«[9]

Die bisher vorliegenden Studienergebnisse geben demnach wenig Anlaß zu der Hoffnung, daß die Intensivierung präventiver Eingriffe unter Einbeziehung einer Vielzahl von Risikofaktoren nützlich sein könnte. Statt dessen wird sich nur die Schädlichkeit der Maßnahmen erhöhen. Der Eifer der Präventionsenthusiasten wird aber verhindern, daß in absehbarer Zeit eine Kurskorrektur der Präventionsmedizin eintreten könnte. Statt dessen wird der Jahrmarkt der Risikofaktoren weiter blühen, und die Forscher werden immer neue Werte und Mechanismen mit der Behauptung präsentieren, daß jetzt der wirkliche Todfeind gefunden wurde.

Lieber lustig länger leben

Fehlende Beweise für die Wirksamkeit präventiver Maßnahmen, Anzeichen begleitender Gesundheitsschäden und Mahnungen zu größerer Vorsicht haben bisher den Optimismus der Präventionsmediziner nicht beeinträchtigen können. Mit großem Nachdruck werden immer intensivere und umfassendere Maßnahmen zur gesundheitlichen Kontrolle der Bevölkerung gefordert. Das Versprechen einer allgemein größeren Gesundheit mit der Aussicht geringerer Krankheitskosten verleitet die verantwortlichen Politiker, den Ratschlägen der Mediziner zu folgen. Kontinuierliche Kampagnen und Öffentlichkeitsarbeit haben dazu beigetragen, daß auch die Mehrheit der Bevölkerung die Maßnahmen der Präventionsmedizin als positiv empfindet. Durch eine gesetzliche Verfügung vom 1. Oktober 1989 wurde in Deutschland eine ärztliche Generaluntersuchung, allgemein als »*Check-up*« bezeichnet, eingeführt, auf die jeder Krankenversicherte, der älter als 35 Jahre ist, alle zwei Jahre Anspruch hat. Um die Teilnahme der Bevölkerung an diesen Untersuchungen zu steigern, hatte die Vertreterversammlung der Kassenärztlichen Bundesvereinigung Anfang 1991 beschlossen, eine landesweite Aufklärungs- und Informationskampagne durchzuführen, für die 5,6 Millionen Mark bereitgestellt wurden. Das Motto dieser Aktion lautete: »Lieber lustig länger leben.« Eine Düsseldorfer Werbeagentur wurde beauftragt, spezielle Anzeigen und TV-Spots zu entwerfen, die in »Bild am Sonntag«, »Bild«, »Bunte«, »Stern«, »RTL-Plus« und »Pro 7« erschienen sind bzw. gesendet wurden.

Natürlich sind solche Reihenuntersuchungen für die Krankenkassen kostspielig, steigern aber die Verdienstmöglichkeiten der Kassenärzte. Daran kann nichts ausgesetzt werden, wenn nicht das Interesse der Ärzte einen entscheidenderen Einfluß auf die Einführung neuer Kassenleistungen hat als Analysen über den Nutzen der Maßnahmen. Im Fall des Check-up muß befürchtet werden, daß das Engagement der Ärzte für diese Präventionsleitung überwiegend von kommerziellen Überlegungen geleitet wurde. Im Wirtschaftsteil der »Ärzte Zeitung« wird vorgerechnet:

»Ginge alles so glatt, hätte eine Praxis nur 1000 anspruchsberechtigte Patienten in der Klientel, wären zirka 70 000 DM Mehrumsatz alle zwei Jahre zu realisieren, also 35 000 DM pro Jahr. Um die 3000 DM pro Monat. Und noch steigerungsfähig, wenn gleichzeitig die Krebsvorsorge gemacht wird. Fein!«[1]

Nach Einführung der zweijährlichen Generaluntersuchungen bemühten sich die Kassenärzte, den Nutzen der teuren Präventionsmaßnahme durch Statistiken zu belegen. Damit sollten auch die letzten Zweifler überzeugt werden. Im Februar 1991 meldete die »Ärzte Zeitung«:

»Das Zentralinstitut für die kassenärztliche Versorgung in der Bundesrepublik ist zufrieden. Denn der erste Bericht über die Untersuchungsergebnisse der im Oktober 1989 eingeführten Gesundheits-Check-ups liegt jetzt auf dem Tisch. Und die Ergebnisse lassen eine gute Effektivität dieser neuen Präventionsleistung erwarten.«

Was hatten die Ärzte bei ihren Untersuchungen herausgefunden?

Nur bei 43 % der Untersuchten wird keine neue Diagnose gestellt.

Damit hat sich bestätigt, was die Präventionsmediziner seit langem wußten: Die Mehrheit der Bevölkerung ist krank und braucht Hilfe. Zu den neuen Diagnosen, die das Check-up zutage förderte, gehörten vor allem die Erhöhung der Blutfette bei 26 % und die Hypertonie bei 13 % der Untersuchten. Die Diagnosen der Reihenuntersuchungen bezeichnen demnach zum weitaus größten Teil keine Krankheiten, sondern Risikofaktoren. Bedenklich und alarmierend ist, daß bei 14 % der untersuchten Personen eine medikamentöse Behandlung eingeleitet wurde.[2]

Das Ergebnis der Generaluntersuchung besteht also darin, daß mehr als die Hälfte der Bevölkerung hinterher als krank gelten muß und jeder siebente Tabletten verordnet bekommt. Mit jeder neuen Untersuchung erhöht sich der Prozentsatz der Kranken. Es ist abzusehen, daß in einigen Jahren, abgesehen von denjenigen, die nicht am Check-up teilnehmen, kaum einer noch als Gesunder gelten kann. Regelmäßige Generaluntersuchungen machen aus einer überwiegend gesunden Bevölkerung ein Kollektiv von Patienten und verwandelt die Gesellschaft in ein großes Lazarett, dessen Insassen scheinbar nur durch die ununterbrochene Fürsorge der Ärzte überleben können. Ob dies tatsächlich so lustig ist, wie die Werbung der Kassenärzte verspricht, mag jeder selbst entscheiden.

Noch schlimmer wird diese Entwicklung durch den Umstand, daß eine gesundheitsbewußte Verhaltensweise, die möglicherweise auch die Teilnahme an Check-ups einschließt, von weiten Teilen der Ärzteschaft geradezu als moralische Verpflichtung angesehen wird. Wer sich der Prävention entzieht, ist nach dieser Auffassung ein Schmarotzer, der durch sein uneinsichtiges Verhalten die Gemeinschaft aller Krankenversicherten belastet. Der Präsident der Bundesärzteschaft, Professor Karsten Vilmar, hat dies wiederholt sehr deutlich ausgedrückt:

»Es ist nicht einzusehen, daß bestimmte Menschen ohne Rücksicht auf die Folgen sich unvernünftig, leichtsinnig, leichtfertig verhalten dürfen und dann mit den Folgen eben die Solidargemeinschaft belasten.«

Als Ausweg empfiehlt Vilmar höhere Krankenversicherungsbeiträge für Dicke, Raucher und andere Menschen mit hohem Gesundheitsrisiko.[3]

Die Forderungen des Ärztepräsidenten, die von vielen seiner Kollegen begrüßt werden, bewirken zweierlei: Zunächst wird der Bevölkerung die Schuld an den ausufernden Kosten des Gesundheitswesens zugeschoben. Wenn ein großer Teil der Bevölkerung unbelehrbar ist und weiterhin hemmungslos ißt, raucht und dann auch noch die Präventionsleistungen der Ärzte ablehnt, dann entstehen eben Krankheiten, deren Beseitigung teuer ist. Diese Schuldzuweisung verdeckt die Tatsache, daß die Ärzte selbst durch die ausufernde Übertherapie den wahrscheinlich größten Beitrag zur Kostensteigerung im Gesundheitswesen zu verantworten haben.

Die andere Folge solcher Argumentation ist die, daß eine ungesunde Lebensweise als moralisch minderwertig erscheint, was autoritäre Eingriffe rechtfertigt. Dabei wird die Forderung, jeder solle selbstverschuldete Risiken auch selber finanzieren, als Verlangen nach größerer Gerechtigkeit dargestellt. Tatsächlich ist es aber eine absurde und unrealisierbare Idee, Krankheitsrisiken zu besteuern. Eine Gefahr für die Gesundheit besteht ja nicht nur, wenn jemand dick ist, raucht oder sein Cholesterin nicht behandeln läßt. Gefährlich und möglicherweise teuer ist es, Sport zu treiben, da bei nahezu jeder Sportart ein Verletzungsrisiko besteht, einen Beruf wie Gerüstarbeiter, Bergführer oder Notarzt zu wählen, mit dem Auto, dem Fahrrad oder Rollschuhen zu fahren, an einer belebten Straße zu wohnen oder bei kaltem Wetter keine warme Kleidung zu tragen. Die Höhe der Krankenkassenbeiträge vom selbstverschuldeten Krankheitsrisiko abhängig zu machen, ist also gar nicht möglich, weil sich ein solcher Wert nicht ermitteln läßt. Das wissen natürlich auch die Befürworter solcher Maßnahmen. Ihre Forderungen können sich deshalb nicht auf alle Krankheitsrisiken, sondern nur auf die von Ärzten diagnostizierbaren, also die Risikofaktoren, beziehen. Mit anderen Worten: Derjenige, der sich nicht nach den Anweisungen der Ärzte richtet, soll Strafe zahlen. Auf diese Weise wird aus der Medizin eine Gesundheitspolizei, die über eine richtige Lebensweise wacht. Ein von den Vorstellungen der Ärzteschaft abweichendes Verhalten wird kriminalisiert und soll bestraft werden. Die Ärzteschaft reklamiert die Verantwortung für die Gesundheit der Bevölkerung für sich und erteilt Verhaltensregeln, die unbedingt beachtet werden müssen und deren Verletzung sanktioniert wird.

Paradox ist in diesem Zusammenhang die Tatsache, daß die Ärzte die Empfehlungen der Präventionsmedizin selbst kaum beachten. Ärzte leben weniger gesundheitsbewußt als die übrige Bevölkerung. In einer Untersuchung der Universität München wurde das Verhalten von 237 Medizinern überprüft, die eine milde Hypertonie aufwiesen. Fast die Hälfte davon war unbehandelt, 19% hatten eine Fettstoffwechselstörung, 46% waren übergewichtig, und 20% rauchten. Zwei Drittel der Raucher verbrauchten am Tag mehr als eine Schachtel Zigaretten.[4] Eine Umfrage der Zeitschrift »Vital« unter Ärzten ergab, daß 34% nach eigenen Angaben übergewichtig sind, mehr als die Hälfte trinkt Alkohol, jeder vierte Mediziner raucht und jeder zweite treibt keinen Sport.[5] Hier zeigt sich, daß die Gesundheitspolizei nicht besser ist als die Sünder, die sie verfolgt.

Utopie vom Menschen ohne Risikofaktoren

Die vorhergehenden Kapitel belegen, mit welchem Nachdruck die Präventivmedizin ihr Anliegen vertritt und durchsetzen will. Es stellt sich die Frage, welchen Motivationen diese Aktivitäten entspringen, da die überprüfbaren Resultate bisher allesamt enttäuschend waren und den betriebenen Aufwand keinesfalls rechtfertigen. In diesem Zusammenhang wäre es außerordentlich verkürzend, die Präventionsmedizin als geschickte Verkaufsstrategie einer gewinnorientierten Ärzteschaft und Industrie zu beschreiben. Natürlich spielt auch dieser Aspekt eine Rolle. Aber viele

Präventionsmediziner handeln nicht aus Geschäftsinteresse, sondern widmen sich ihrer Arbeit mit großer Hingabe und Überzeugung. Darüber hinaus wäre der Boom der Präventionsmedizin nicht denkbar, wenn sie nicht in der Bevölkerung überwiegend positiv aufgenommen würde. Ganz offensichtlich besteht ein großes Bedürfnis nach dieser Form von Medizin, und diese Nachfrage bewirkt ihr unaufhaltsames Wachstum.

Das, was die Präventionsmedizin so unwiderstehlich macht, sind nicht ihre Möglichkeiten oder Erfolge, sondern das Versprechen, das sie beinhaltet: *die Utopie vom gesunden Menschen.* Diese Utopie hat es zu allen Zeiten der Menschheitsgeschichte gegeben, aber jetzt scheint es möglich, ihr mit den Mitteln der naturwissenschaftlichen Medizin näher zu kommen. Inhalt der Utopie ist der Mensch, der, wie es in einer deutschen Ärztezeitschrift heißt »möglichst lange gesund bleiben und dann während einer kurzen Zeitspanne sterben« soll. Krankheit, Siechtum und Schwäche haben in dieser Utopie nichts zu suchen. Dieser Wunschtraum gleicht einer lebenslangen Jugend, denn der im Alter einsetzende körperliche Abbau und das Auftreten altersassoziierter Krankheiten wie Arteriosklerose sind natürlich nicht mit dem Bild des gesunden Menschen vereinbar. Der alte Traum vom Jungbrunnen findet so seine moderne Entsprechung in der Präventionsmedizin.

Utopien von lebenslanger Jugend und Gesundheit haben die wissenschaftliche Medizin bereits lange vor Entstehen der Präventionsmedizin beschäftigt und zu, meist absonderlichen, Versuchen angeregt. Der berühmte Arzt Charles Edouard Brown-Séquard (1817–1894) hoffte durch Injektionen von Hodenextrakten eine Verjüngung zu erreichen und gilt seitdem als einer der Begründer der Endokrinologie. In Wien führte der Physiologe Eugen Steinach in den zwanziger Jahren eine Operation ein, die in der beidseitigen Unterbindung des Samenleiters bestand und bei Männern das vorzeitige Auftreten von Alterserscheinungen verhindern sollte. Zahlreiche Menschen, unter ihnen Sigmund Freud und der irische Dichter William Butler Yeats, kamen in den Genuß dieser Präventionsmaßnahme. In den dreißiger Jahren begründete der Schweizer Chirurg Paul Niehans die Frischzellentherapie und hatte bald so prominente Kunden wie Papst Pius XII., Adenauer und die englische Königin.

Auch aus der jüngsten Gegenwart gibt es Beispiele für Behandlungen, die als neuer Jungbrunnen gepriesen werden. Im Jahr 1990 erschien im »New England Journal of Medicine« ein Bericht über die verjüngende Wirkung eines gentechnologisch hergestellten menschlichen Wachstumshormons.[1] Dieser Artikel erregte in der ganzen Welt großes Aufsehen. Der »Spiegel« berichtete:

»Der kraftlose Mann war so alt, wie er aussah. Schlurfend setzte er bei seinen Spaziergängen durch den Park einen Fuß vor den anderen. Regelmäßig blieb er stehen, rang nach Atem und schöpfte Mut zum Weitergehen. Das war im Herbst letzten Jahres. Als in Milwaukee der Frühling einzog, blühte auch Robert Bensing wieder auf. Munter und unbeschwert wanderte er plötzlich drauflos. Seine Muskeln waren gestärkt, sein Bauchfett war abgeschmolzen, seine Haut gestrafft und sein Aussehen, meinten die, die ihn kennen, einfach frischer und fitter.«[2]

Abgesehen davon, daß eine Versorgung aller Menschen, die unter Altersbeschwerden leiden, mit Wachstumshormon nicht möglich ist, weil eine einzige Ampulle dieser Substanz fast 200 DM kostet, muß erheblich bezweifelt werden, daß diese Behandlung wirksamer ist als eine Frischzellentherapie oder eine Unterbindung der Samenleiter. Auch diese Behandlungen konnten sicher Wunderheilungen der Art, wie sie vom »Spiegel« berichtet wurde, vorweisen.

Die Präventionsmedizin versucht auf ihre Weise die Utopie vom gesunden Menschen zu realisieren. Anders als die oben geschilderten Wunderkuren greift sie weitaus stärker in das Leben der Betroffenen ein und versucht das gesamte Verhalten der Menschen einer gesundheitsbewußten Lebensweise unterzuordnen. Ein neuer Mensch soll entstehen, der Krankheitsrisiken meidet, seine Gesundheit schützt und unter kontinuierlicher ärztlicher Beobachtung steht. Die Utopie vom gesunden Menschen soll durch die möglichst vollständige Elimination von Risikofaktoren möglich werden: Der gesunde Mensch ist der Mensch ohne Risikofaktoren. Es fragt sich allerdings, wie diese neu formulierte Utopie vom gesunden Menschen zu bewerten ist, welcher Leitidee sie folgt. Wie kann man sich einen Menschen, bei dem durch einen umfassenden präventionsmedizinischen Eingriff alle Risikofaktoren beseitigt wurden, vorstellen? Skrabanek und McCormick schildern zwei Parodien auf den idealen Menschen, der ohne Risikofaktoren lebt:

»G. S. Myers hat folgendes Bild eines Menschen mit einem niedrigen Risiko für koronare Herzerkrankung entworfen: Er wäre ›. . . ein verweichlichter städtischer Angestellter oder Leichenbestatter, physisch und geistig träge und ohne Spritzigkeit, Ehrgeiz oder Konkurrenzdenken, der niemals versucht hätte, irgendeinen Termin einzuhalten; ein Mann ohne Appetit, der sich von Obst und Gemüse ernährt, das er mit Maisöl und Walfischtran anmacht; ein Nichtraucher, der den Besitz von Radio, Fernsehen oder Auto verschmäht, mit vollem Haarschopf, aber dürr und unathletisch, doch ständig bestrebt, seine kümmerlichen

Muskeln zu trainieren. Mit niedrigem Einkommen, Blutdruck, Blutzucker, Harnsäurespiegel und Cholesterin, hat er seit seiner prophylaktischen Kastration Vitamin B2 und B6 und über längere Zeit Blutverdünnungsmittel eingenommen.‹ Dr. Howard hat die Person mit möglichst niedrigem Risiko für einen Herzanfall beschrieben als ›eine fahrradfahrende, arbeitslose, untergewichtige Zwergin vor den Wechseljahren, mit niedrigen Beta-Lipoproteinen und Blutfetten, die beengt in einem Zimmer auf der Insel Kreta vor dem Jahr 1925 lebt und sich von geschältem Getreide, Distelöl und Wasser ernährt‹. Kein Zweifel: Sollten sich diese beiden Phantasiewesen jemals begegnen – und erfolgreich paaren –, so wären ihre Nachkommen doppelt gesegnet.«[3]

Diese Parodien illustrieren eine Einsicht über das Wesen der Präventionsmedizin: Die Utopie vom Menschen ohne Risikofaktoren ist unmenschlich, weil eine solche Person keine menschlichen Züge und Eigenschaften mehr aufweisen würde. Die Abwehr von schädlichen Einflüssen und Krankheiten ist für jeden vernünftigen Menschen selbstverständlich, wer aber sein wichtigstes Lebensziel darin sieht, eine möglichst große Sicherheit vor Krankheit und Tod zu erreichen, der reduziert sein Menschsein auf einen einzigen Aspekt und wird dadurch ärmer.

Ein Präventionsmediziner, der seine Aufgabe ernst nimmt, müßte einem Patienten, der eine Konstitution wie die des früheren britischen Premierministers Winston Churchill aufweist, eindringlich empfehlen, das Rauchen einzustellen, abzuspecken und Sport zu treiben. Abgesehen von der Tatsache, daß Churchill auch unter Mißachtung dieser Ratschläge ein hohes Lebensalter erreicht hat, fragt sich, was für eine Persönlichkeit ein schlanker, sportlicher Churchill, der Zigarren verabscheut, gewesen wäre? Könnte es nicht sein, daß dieser gesundheitsbewußte Churchill sein

Amt nicht mit der gleichen Aufopferung und Hingabe hätte wahrnehmen können, weil er zu sehr mit verschiedenen Diäten, Trainingsprogrammen und Arztkonsultationen beschäftigt gewesen wäre? Da die Präventionsmedizin nicht einmal versucht, solche Fragen zu beantworten, muß man ihr das Recht bestreiten, eine gesundheitsbewußte Lebensweise als Ideal allen Menschen vorzuschreiben. Wenn es Menschen gibt, deren Leben erträglicher, zufriedener oder schöpferischer unter den Bedingungen einer ungesunden Lebensweise ist, warum soll die Medizin dann trotzdem die Gesundheit als das vorrangige Gut bestimmen dürfen?

Jeder, der seine Gesundheit vorsätzlich ruiniert oder fahrlässig aufs Spiel setzt, ist ein Dummkopf. Andererseits kann aber auch ein übersteigertes Gesundheitsbewußtsein eine Fehlhaltung sein, die das Leben beeinträchtigt. Wenn alle Handlungen daran gemessen werden, welches Gesundheitsrisiko sie beinhalten, dann wird aus einem natürlichen Streben nach Gesundheit eine morbide Beschäftigung mit dem eigenen Körper und eine lebenslange verzweifelte Todesabwehr, die letztlich doch scheitern muß. In den modernen Industriegesellschaften hat das Gesundheitsbewußtsein nahezu das Ausmaß einer Massenpsychose erreicht. Aerobic, Jogging, Stretching, Walking oder andere Trainingsformen sind in bestimmten gesellschaftlichen Schichten geradezu eine Verpflichtung. Fernsehsendungen, Zeitungsartikel und Bücher über gesundheitsgerechtes Verhalten erreichen ein Millionenpublikum und garantieren für hohe Einschaltquoten bzw. Verkaufszahlen. Jede Frauenzeitschrift preist eigene Wunderkuren zum Abnehmen und gibt Ratschläge, wie die Gesundheit der Familie bewahrt werden kann. Darüber hinaus gibt die Bevölkerung Millionenbeträge für Schlankheitstropfen, pflanzliche oder homöopathische Arzneimittel aus, die von den Krankenkassen nicht erstattet werden. In den USA gibt es Gesundheitscamps, in denen sich verzweifelte Menschen, die auf andere Weise das hohe Ziel eines gesunden Lebens nicht erreichen, von militärisch ausgebildeten Kommandeuren anschreien und zum körperlichen Training zwingen lassen. Bereits seit längerer Zeit ist es in der Industrie üblich, daß Manager in höheren Positionen ihre Fitneß bei einem speziellen Überlebenstraining unter Beweis stellen müssen.

All dies reicht aber nach Ansicht der Mediziner und Gesundheitspolitiker noch nicht aus. Im »Gesundheits- und Sozialsurvey«, der im Auftrag des Berliner Gesundheitssenators erstellt wurde, wird festgestellt, daß die Berliner Bürger zu wenig für ihre Gesundheit tun. Dabei hatten mehr als 80 Prozent der Befragten in den letzten 12 Monaten einen Arzt aufgesucht und mehr als 70 % bekamen bei dieser Gelegenheit mindestens einmal den Blutdruck gemessen. 54 % der Westberliner und 31 % der Ostberliner kannten »ihren« Cholesterinwert. Das sind nach Ansicht des Gesundheitssenators zu wenige, und er kommt deshalb zu dem Schluß: »Der hohe Rang, den Gesundheit im Wertesystem besitzt, spiegelt sich gegenwärtig nicht ausreichend im Gesundheitsverhalten wider und wird nicht entsprechend in ein gesundheitsbewußtes Leben umgesetzt«[4]. Deshalb fordern Präventionsmediziner und Gesundheitspolitiker eine verstärkte Öffentlichkeitsarbeit, wobei besonders die Kinder als neue Zielgruppe von Aufklärungsmaßnahmen entdeckt wurden. Von verschiedenen Seiten wurde die Einrichtung eines Gesundheitsunterrichts an Schulen gefordert. Wenn, so die Überlegungen der Präventionsenthusiasten, die Regeln des gesunden Lebens rechtzeitig gepaukt werden, dann werden sie derartig verinnerlicht, daß der erwachsene Mensch sie nahezu automatisch beherzigt.

Eine Medizin, die den »normalen Menschen« nicht gelten lassen will und sich statt dessen ein utopisches und darüber hinaus unmenschliches Ziel setzt, ist keine Wissenschaft im Dienste der Menschen, sondern eine Weltanschauung oder säkulare Ersatzreligion. Diese Ersatzreligion bedient sich der weitverbreiteten Todesängste und tritt mit dem Versprechen einer lebenslangen Gesundheit und eines langen Lebens an. Mit missionarischem Eifer gehen die Verkünder der frohen Botschaft unter das unwissende Volk und predigen die Lehre vom gesunden Leben, deren Gebote unbedingt beachtet werden müssen. Abweichlern werden die Höllenqualen von Krankheit und Tod ausgemalt, sie werden als Schädlinge gebrandmarkt und notfalls mit Geldstrafen bedroht. Nur wenigen Aufrechten ist es vorbehalten, das hohe Ziel zu erreichen. Die notwendige Askese verbietet reichliches oder fetthaltiges Essen, übermäßigen Alkoholgenuß, Nikotin und alle anderen Rauschmittel. Darüber hinaus sind Bußübungen in Form eines körperlichen Trainings erforderlich, das von besonders Eifrigen bis zur völligen körperlichen Erschöpfung betrieben wird. In regelmäßigen Abständen muß sich der Präventionsgläubige bei seinem Arzt vorstellen, eine Beichte ablegen und seinen Körper untersuchen lassen. Dabei kann festgestellt werden, ob der Körper von bestimmten Todfeinden wie Cholesterin oder Bluthochdruck befallen ist. Eine verstärkte Askese, weitere Bußübungen oder die Einnahme chemischer Substanzen sind dann notwendig, um die bösen Geister auszutreiben, damit der Gläubige Hoffnung auf eine Erlösung von Krankheit und frühem Tod haben darf.

Neben der Präventionsmedizin wird in naher Zukunft noch eine weitere Wissenschaftsdisziplin dazu beitragen, die Utopie vom gesunden Menschen zu realisieren: die Genetik. Im Rahmen des Programms zu Entschlüsselung des menschlichen Erbguts wurden Genstrukturen entdeckt, die als Risikofaktor für das Auftreten einer Arteriosklerose oder verschiedener Krebsarten gelten müssen. Dies könnte dazu benutzt werden, im Rahmen der Schwangerenvorsorge solche Föten zu identifizieren, die ein erhöhtes Risiko aufweisen, im späteren Leben zu erkranken. Die zu dieser Diagnostik notwendigen Fruchtwasseruntersuchungen werden zur Überprüfung anderer Erbmerkmale bereits in großem Umfang eingesetzt und sind tägliche Routine. Es ist – so muß befürchtet werden – nur noch eine Frage der Zeit, bis die ersten Schwangerschaftsabbrüche erwogen werden, weil bei der Fruchtwasseruntersuchung ein Risikogen für Arteriosklerose oder Krebs gefunden wurde. Wenn die Medizin nicht nur Krankheiten behandelt, sondern auch das Risiko einer Krankheit, warum sollte eine Mutter dann nicht auch ein Kind ablehnen, das zwar nicht krank ist, aber die Erbanlagen für das Auftreten von Herzinfarkten oder Brustkrebs in sich trägt? Durch eine solche »Reagenzglas-Eugenik« könnten genetische Risikofaktoren ausgeschaltet werden und die vorgeburtliche Selektion des risikofreien Menschen wäre möglich. Dann wäre der Aufbruch in eine schöne, neue, medizinische Welt möglich, die scheinbar noch weiter entfernt wäre von Krankheit und Tod als unsere heutige. Es fragt sich allerdings, ob dies eine menschlichere und gerechtere Welt sein wird oder lediglich die Fluchtburg einer von panischen Todes- und Vernichtungsängsten getriebenen Menschheit.

Die Krebsvorsorge

Dogma der Früherkennung

Eine Verbesserung der Heilungschancen bei Krebserkrankungen besteht nach Ansicht der Experten nur dann, wenn durch eine zeitliche Vorverlegung der Diagnose mehr Krankheitsfälle in einem Frühstadium erkannt werden können. Aus dieser Überzeugung resultierte die Idee einer allgemeinen Krebsvorsorge, bei der durch Reihenuntersuchungen der gesunden Bevölkerung Krebsfälle festgestellt werden sollen, die noch keine Beschwerden verursachen und ein frühes Krankheitsstadium aufweisen. Eine Vorsorgeuntersuchung bewirkt demnach keine echte Krankheitsprävention, da sie das Auftreten einer Krebskrankheit nicht verhindern kann, sondern sie ist eine Maßnahme zur Früherkennung.

Seit 1970 gibt es in der Bundesrepublik Deutschland ein Krebs-Früherkennungs-Programm der gesetzlichen Krankenversicherungen. Alle zwei Jahre haben die Versicherten Anspruch auf eine Untersuchung, die bei Frauen folgende Maßnahmen beinhaltet:

- ab Beginn des 20. Lebensjahres:
  - Untersuchung des äußeren und inneren Genitales
  - Zellabstrich von der Zervix (Gebärmutterhals)
- vom Beginn des 30. Lebensjahres an zusätzlich:
  - Untersuchung der Brüste
  - Anleitung zur Selbstuntersuchung der Brüste
- vom Beginn des 45. Lebensjahres an zusätzlich:
  - Austastung des Enddarms und Untersuchung des Stuhls auf Blut.

Bei Männern gilt folgendes Untersuchungsprogramm:

– ab Beginn des 45. Lebensjahres:
  - Untersuchung des äußeren Genitales
  - Austastung des Enddarms und Untersuchung des Stuhls auf Blut
  - Untersuchung der Leistenlymphknoten.[1]

Die Krebsarten, die von diesen Vorsorgeuntersuchungen erfaßt werden sollen, sind demnach der Darmkrebs, bei Frauen der Brustkrebs (Mammakarzinom), der Gebärmutterhalskrebs (Zervixkarzinom) und bei Männern der Prostatakrebs (Prostatakarzinom).

Ob eine Früherkennungsmaßnahme überhaupt sinnvoll ist, hängt wesentlich von den Wachstumseigenschaften des Tumors ab. Insbesondere im Fall des Mammakarzinoms muß aber bezweifelt werden, daß durch eine Früherkennung der Krankheitsverlauf wesentlich beeinflußt werden kann. Die Vorstellungen über das Wachstum des Mammakarzinoms, die Grundlage der Vorsorgestrategie sind, wurden vor mehr als 100 Jahren von dem amerikanischen Chirurgen William Stuart Halsted (1852–1922) entwickelt. Danach entsteht das Mammakarzinom an einem bestimmten Punkt in der Brustdrüse und beginnt dort zu wachsen. Bis zu dem Zeitpunkt, wo erstmalig eine Streuung von Krebszellen auftritt, bleibt der Tumor eine lokalisierte Erkrankung und kann durch eine vollständige operative Entfernung geheilt werden. Der Zeitpunkt, an dem es zur Aussaat von Krebszellen und damit zu einer Metastasierung kommt, wird nach Halsted von der Zeitdauer des Wachstums und mechanischen Faktoren, wie Einwachsen des Tumors in ein Blut- oder Lymphgefäß, bestimmt. Es kommt deshalb darauf an, den Tumor zu entdecken, bevor dieser kritische Zeitpunkt erreicht ist. Jede Verzögerung der Behandlung kann nach dieser Auffassung schädlich sein. Halsted empfand jeden neu diagnostizierten Fall von Brustkrebs als Notfall, der sofort operiert werden mußte. Eine möglichst frühzeitige Diagnose der Krebserkrankung ist nach der Halstedschen Hypothese Voraussetzung für eine erfolgreiche Behandlung.

Ergebnisse der medizinischen Grundlagenforschung der letzten Jahrzehnte lassen vermuten, daß die Halsted'sche Hypothese falsch ist. Untersuchungen über das Verhalten von Brustkrebszellen haben gezeigt, daß ein Mammakarzinom sehr früh, möglicherweise von Anfang an, Zellen in die Blutbahn abgibt. Dies bedeutet, daß ein Brustkrebs zu keinem Zeitpunkt eine lokalisierbare Krankheit ist, sondern immer eine Systemkrankheit. Der Krankheitsverlauf wird nicht von der Zeitdauer des Tumorwachstums oder mechanischen Faktoren bestimmt, sondern von den *biologischen Eigenschaften des Tumors.*[2] Auf Grund dieser Forschungsergebnisse muß vermutet werden, daß der Zeitpunkt der Diagnosestellung für den Ausgang der Erkrankung gar nicht entscheidend ist. Das würde wiederum bedeuten, daß die Grundüberlegungen, die zur Einführung der Vorsorgeuntersuchungen geführt haben, im Fall des Mammakarzinoms falsch sind.

Tatsächlich gibt es klinische Studien, die zeigen, daß die frühzeitige Diagnose eines Brustkrebses die Therapiechancen nicht verbessert.[3] Wie lange eine Patientin nach der Entdeckung eines Mammakarzinoms überlebt, hängt nicht von der Größe und dem Alter des Tumors, sondern von dessen Aggressivität und Wachstumseigenschaften ab. Einige Patientinnen können ein Mammakarzinom mehr als 20 Jahre überleben und haben dann eine Lebenserwartung, die ebenso groß ist wie die gesunder Vergleichspersonen. Offenbar gibt es besonders gutartige Krebse, die das Leben der betroffenen Frau kaum bedrohen. Andererseits existieren sehr bösartige Mammkarzinome, die innerhalb kurzer Zeit unabhängig von der Therapie zum Tod der Patientin führen.[4]

Es kann also sein, daß das Konzept der Vorsorgeuntersuchungen auf einer veralteten Vorstellung vom Wachstum eines Krebses beruht und deshalb einen fatalen Denkfehler enthält. Zumindest im Fall des Mammakarzinoms legen die Ergebnisse der medizinischen Grundlagenforschung diesen Schluß nahe.

Eine andere Krebsart, deren Wachstumseigenschaften Früherkennungsmaßnahmen als nutzlos erscheinen lassen, ist das Prostatakarzinom. Die meisten Fälle dieser Krebsart sind relativ gutartig und zeichnen sich durch ein langsames Wachstum und eine fehlende Metastasierung aus. In einer schwedischen Studie wurde der Krankheitsverlauf von 223 Männern beobachtet, bei denen ein Prostatakrebs im Frühstadium festgestellt worden war und die überwiegend unbehandelt blieben. Innerhalb von 10 Jahren starben 124 Patienten, aber nur 15% dieser Todesfälle waren durch die Krebskrankheit verursacht. Bei mehr als der Hälfte aller Patienten konnte innerhalb von 10 Jahren kein Fortschreiten der Tumorerkrankung beobachtet werden. Die Überlebenschancen konnten durch eine radikale operative Tumorentfernung unmittelbar nach Diagnosestellung nicht verbessert werden.[5] Die Autoren der Untersuchung folgern, daß eine routinemäßige Behandlung frühzeitig diagnostizierter Prostatakarzinome nicht gerechtfertigt sei. Wenn eine Therapie nicht erforderlich ist, dann ist natürlich auch keine Vorsorgeuntersuchung sinnvoll, weil sie selbst bei einem positiven Ergebnis keine Konsequenzen hätte.

Die Beispiele des Mammakarzinoms und des Prostatakarzinoms zeigen, daß die Früherkennung von Krebskrankheiten nicht generell nützlich sein muß. Wenn die Prognose einer Krebserkrankung weniger von der Zeitdauer der Erkrankung als von den biologischen Eigenschaften des Tumors abhängt, ist eine frühzeitige Diagnose nicht unbedingt erforderlich. Eine neu diagnostizierte Krebserkrankung wäre dann auch nicht mehr, wie Halsted annahm, ein Notfall, sondern die behandelnden Ärzte könnten die weitere Therapie in aller Ruhe planen. Zeitliche Verzögerungen wären kein Unglück. Wenn der Diagnosezeitpunkt keinen Einfluß auf den Krankheitsverlauf hat, dann ist eine Früherkennung gar nicht wünschenswert, weil sie nur zu *einer Verlängerung der »Krebsjahre« auf Kosten der gesunden Jahre* führt.

Der Wert einer frühzeitigen Krebsdiagnose hat in der Medizin bisher den Rang eines Dogmas, das nicht in Frage gestellt werden darf. Dieses medizinische Dogma ist Grundlage der Vorsorgeprogramme und kann deshalb nicht einfach fallengelassen werden. Zweifel werden nicht zugelassen, und die Öffentlichkeit wird eindringlich ermahnt, regelmäßig an Vorsorgeuntersuchungen teilzunehmen, damit möglichst viele Krebsfälle in einem Frühstadium entdeckt werden können. Es muß allerdings befürchtet werden, daß für viele Betroffene die frühzeitige Diagnose eines Mamma- oder Prostatakarzinoms nur ein vorzeitiges Ende des »gesunden Lebens« bedeutet, ohne daß sich dadurch die Heilungs- oder Überlebenschancen wesentlich verbessert hätten.

Fehler bei Vorsorgeuntersuchungen

Abgesehen von den Wachstumseigenschaften des Tumors, die darüber entscheiden, ob eine Früherkennung überhaupt vorteilhaft ist, wird der Wert einer Vorsorgeuntersuchung durch die Genauigkeit der eingesetzten Methode bestimmt. Durch die Untersuchung muß mit großer Zuverlässigkeit festgestellt werden können, ob der fragliche Krebs vorhanden ist oder nicht. Jeder Fehler ist gefährlich, und größere Ungenauigkeiten können Gesundheitsschäden auslösen, die den Nutzen des gesamten Vorsorgeprogramms beeinträchtigen.

Die Fehler, die im Rahmen von Vorsorgeuntersuchungen eintreten können, sind in Tabelle 7 dargestellt. Das Resultat der Untersuchung kann falsch-negativ sein, das heißt bei dem Patienten liegt ein Krebs vor, der aber nicht entdeckt wurde. Dies entspricht einem Typ-2-Fehler. Die andere Fehlermöglichkeit wäre, daß ein Krebs auf Grund der Testergebnisse vermutet werden muß, der aber tatsächlich nicht vorhanden ist. Bei diesem Typ-1-Fehler liegt ein falsch-positives Ergebnis vor, was der Diagnose einer Nicht-Krankheit entspricht. Die Häufigkeit, mit der falsch-negative oder falsch-positive Ergebnisse auftreten, wird durch die Sensitivität bzw. Spezifität einer Untersuchungsmethode ausgedrückt.

Tabelle 7 Fehlermöglichkeiten bei Vorsorgeuntersuchungen

TESTERGEBNIS	TATSÄCHLICHE SITUATION	
	KRANK	GESUND
POSITIV	Richtig-positiv Patient ist krank	Falsch-positiv Typ-1-Fehler Nicht-Krankheit
NEGATIV	Falsch-negativ Typ-2-Fehler Krankheit übersehen	Richtig-negativ Patient ist gesund
	SENSITIVITÄT	SPEZIFITÄT

Die Sensitivität

Die Sensitivität eines Testverfahrens ist die *Wahrscheinlichkeit, mit der ein Kranker als krank erkannt wird.* Eine hohe Sensitivität bedeutet, daß die Zahl falsch-negativer Befunde gering ist. Je geringer die Sensitivität ist, desto mehr Krankheitsfälle werden übersehen und desto wertloser ist das Untersuchungsverfahren.

Eine geringe Sensitivität weist beispielsweise die Tastuntersuchung zur Früherkennung des Prostatakarzinoms auf. Bei dieser Untersuchungsmethode werden viele Tumore in einem frühen Wachstumsstadium übersehen. Durch eine retrospektive Analyse von Patientendaten konnte nachgewiesen werden, daß Prostatakarzinome zum Diagnosezeitpunkt kein früheres Studium aufweisen, wenn die Betroffenen vorher regelmäßig an Vorsorgeuntersuchungen teilnahmen, als in Fällen, wo die Erkrankten nicht oder nur unregelmäßig untersucht wurden.[1] Die geringe Sensitivität bedeutet, daß die Tastuntersuchung zur Früherkennung des Prostatakarzinoms wenig effektiv ist.

Ebenfalls relativ gering ist die Sensitivität des Testverfahrens, das zur Früherkennung von Darmkrebs dient. Dieser Test beruht auf dem Nachweis geringer, unsichtbarer Blutbeimengungen im Stuhl, was ein Frühsymptom eines Darmkrebses sein kann. Die Sensitivität der Untersuchung beträgt aber nur 10%, so daß die meisten Darmtumore auch bei regelmäßiger Untersuchung übersehen werden. Der Nutzen einer breiten Verwendung dieses Tests im Rahmen von Vorsorgeprogrammen wird deshalb teilweise bezweifelt.[2]

Gering ist auch die Sensitivität von Tastuntersuchungen der weiblichen Brust. Mehr als 50% der röntgenologisch nachweisbaren Mammakarzinome werden bei der klinischen Untersuchung übersehen.[3] Die bisher in Deutschland praktizierte Form der Brustkrebsvorsorge, die aus einer Anleitung zur Selbstuntersuchung und einer ärztlichen Tastuntersuchung alle zwei Jahre besteht, ist also wenig sensitiv und deshalb von geringem Wert. Dies belegen auch die Ergebnisse einer Studie, bei der Patientinnen untersucht wurden, die zur Tumornachsorge in eine westdeutsche Klinik eingewiesen wurden. Bei Vergleich von Patientinnen, die regelmäßig zur Vorsorgeuntersuchung gingen, und Patientinnen, die niemals von diesem Angebot Gebrauch machten, zeigte sich kein Unterschied im Tumorstadium.[4] Die Tastuntersuchung der Brust ist demnach als Methode zur Früherkennung wenig geeignet. Auf Grund dieser Tatsache gab das Londoner Gesundheitsministerium 1991 den umstrittenen Ratschlag, daß Frauen auf regelmäßige Selbstuntersuchungen verzichten sollten.

Die vorgenannten Untersuchungsmethoden zeichnen sich alle durch eine geringe Sensitivität aus. Eine Vorsorge mit Hilfe dieser Tests kann nur einen begrenzten Nutzen haben. Demgegenüber besitzen zwei Untersuchungsverfahren, die zur Früherkennung des Mammakarzinoms und des Zervixkarzinoms eingesetzt werden, eine hohe Sensitivität. Es handelt sich dabei um die Mammographie, eine Röntgenuntersuchung der Brust, und die Entnahme von Abstrichpräparaten aus dem Gebärmutterhals zur mikroskopischen Zellanalyse. Wegen ihrer hohen Sensitivität werden beide Verfahren mit besonderem Nachdruck von den Vorsorgebefürwortern unterstützt. Die hohe Sensitivität bedeutet, daß wenig Krebsfälle übersehen werden. Andererseits hat die Genauigkeit der Untersuchung wiederum negative Auswirkungen, weil zahlreiche unspezifische Gewebeveränderungen entdeckt werden. Auf diesen Zusammenhang soll im nächsten Kapitel näher eingegangen werden.

Trotz der hohen Sensitivität der Mammographie und der Abstrichuntersuchung muß betont werden, daß eine Vorsorgeuntersuchung das Vorliegen eines Krebses nicht mit hundertprozentiger Sicherheit ausschließen kann. Falsch-negative Testergebnisse können aber zu einem verhängnisvollen Gefühl von Sicherheit führen. Viele Patienten glauben, daß ein negatives Untersuchungsergebnis eine Bestätigung der Gesundheit ist. So gibt es Berichte, daß Frauen, die einen Knoten in ihrer Brust entdecken, diesen ignorieren, wenn sie kurz vorher mit negativem Ergebnis mammographisch untersucht wurden. In einem solchen Fall hat die Mammographie nicht zu einer frühen Diagnose beigetragen, sondern sie hat die Diagnose verzögert.

Die Spezifität

Die *Wahrscheinlichkeit, mit der ein Gesunder als gesund erkannt wird,* ist die Spezifität eines Untersuchungsverfahrens. Eine hohe Spezifität bedeutet, daß die Zahl falschpositiver Befunde gering ist. Ein falsch-positives Testergebnis ist gleichbedeutend mit der Diagnose einer Nicht-Krankheit. Weitere Untersuchungen, Feinnadelpunktionen und operative Eingriffe sind erforderlich, um den Verdacht wieder auszuräumen. Neben den dadurch möglichen Gesundheitsschäden wird der Patient in seiner Selbstsicherheit getroffen. Er kommt zu der Überzeugung, daß mit seinem Körper etwas nicht in Ordnung ist, daß er krank ist. Daraus resultiert Angst und oft ein Gefühl der Ohnmacht gegenüber den Handlungen und Entscheidungen der Ärzte.

Bei 1,5 % aller Frauen, die in Deutschland die Möglichkeit der Krebsvorsorge in Anspruch nehmen, ergibt sich der

Verdacht auf Vorliegen eines Mammakarzinoms. Diese Verdachtsdiagnose kann jedoch nur in 3 % aller Fälle bestätigt werden, 97 % aller Verdachtsfälle stellen sich als gesund heraus.[5] Das bedeutet, daß die Spezifität der bisher praktizierten Vorsorgeuntersuchung zur Entdeckung des Mammakarzinoms in Form einer alleinigen Tastuntersuchung miserabel ist. Die überwiegende Mehrheit der Frauen, bei denen ein Krebsverdacht geäußert wird, ist nicht krank, kann aber durch die Verdachtsdiagnose und die daraus resultierenden Eingriffe erhebliche körperliche und seelische Schäden erleiden.

Wegen der schlechten Ergebnisse der Tastuntersuchungen propagieren die Vorsorgebefürworter die Verwendung der Mammographie bei Reihenuntersuchungen zur Früherkennung des Brustkrebses. Die »American Cancer Society« fordert die Durchführung einer Mammographie bei 40- bis 49jährigen Frauen alle zwei Jahre und ab dem 50. Lebensjahr jährlich. Darüber hinaus empfiehlt die »Deutsche Krebshilfe« als Ausgangsbefund eine Mammographie etwa im 30. Lebensjahr und auch bei jüngeren Frauen jährliche Untersuchungen, falls ein erhöhtes Brustkrebsrisiko besteht. In den nächsten Jahren soll die Mammographie Bestandteil des allgemeinen Krebsvorsorgeprogramms der gesetzlichen Krankenkassen in Deutschland werden.

Die Mammographie ist in ihrer Genauigkeit der Tastuntersuchung weit überlegen. In bezug auf die Spezifität läßt die Methode aber zu wünschen übrig. Der prädiktive Wert eines positiven Mammographieergebnisses beträgt 10 %, das bedeutet, daß nur bei einem von 10 Verdachtsfällen tatsächlich ein Krebs vorliegt; 90 % aller zunächst als positiv eingestuften Patientinnen sind gesund, werden aber durch die Verdachtsdiagnose unnötig beunruhigt und müssen weitere Eingriffe, wie zusätzliche Röntgenuntersuchungen, Feinnadelpunktionen und Operationen über sich ergehen lassen, bis der Verdacht wieder ausgeräumt ist.[6]

Auch die Vorsorgeuntersuchung zur Früherkennung des Zervixkarzinoms ist von Unsicherheiten geprägt. Die Abstrichpräparate vom Gebärmutterhals werden vom Pathologen in fünf verschiedene Gruppen eingeteilt, von »unverdächtig« über »zweifelhaft-verdächtig« bis »verdächtig«. Selbst wenn es sich um routinierte Fachkräfte handelt, können Abweichungen zwischen verschiedenen Untersuchern auftreten, da eine eindeutige Zuordnung oft nicht möglich ist. Bei einem freiwilligen Ringversuch zur Überprüfung von Labors für Zelldiagnostik in Deutschland erhielten 33 Teilnehmer jeweils vier Präparate. Eine komplette Übereinstimmung aller vier Befunde ergab sich nur bei 17 der 33 Teilnehmer (51,5 %). 24 Abweichungen unter den 132 Bewertungen (18,2 %) waren als therapierelevant einzustufen.[7] Diese Unterschiede sind nicht unbedingt Ausdruck eines schlechten Qualitätsstandards, sondern liegen in der Methode des Tests. Jedes zweifelhaft-verdächtige und verdächtige Abstrichergebnis muß durch weitere Untersuchungen überprüft werden. Dazu ist ein chirurgischer Eingriff notwendig, bei dem ein Gewebekonus aus dem Gebärmutterhals herausgeschnitten wird. Aus dem Bericht zur Früherkennung 1988 des Zentralinstituts für die kassenärztliche Versorgung in Deutschland geht hervor, daß nur bei 13 % aller Verdachtsfälle die weitergehende Diagnostik tatsächlich krankhafte Gewebeveränderungen im Bereich der Zervix aufdeckte.[5]

Dies zeigt, daß alle Untersuchungsverfahren, die zu Vorsorgezwecken eingesetzt werden, methodische Mängel aufweisen. Eine Früherkennung von Prostata- oder Mammakarzinomen mit Hilfe von Tastuntersuchungen erscheint wenig vielversprechend. Die Mammographie und die Abstrichuntersuchung aus dem Gebärmutterhals sind zwar hochsensitiv, aber durch eine mangelhafte Spezifität belastet. Bereits die Analyse der Testgenauigkeit läßt demnach an dem Nutzen der bisher praktizierten Vorsorge zweifeln. Noch ungünstiger erscheint die Situation, wenn die von den hochsensitiven Untersuchungsmethoden erkannten Gewebeanomalien hinsichtlich ihrer wirklichen Bedeutung analysiert werden. Dann zeigt sich, daß die empfindlichen Untersuchungsverfahren Veränderungen aufdecken, von denen gar nicht sicher ist, welche Bedeutung sie haben und wie sie behandelt werden müssen.

Das Vorsorgedilemma

Das Ziel einer Vorsorgeuntersuchung besteht darin, möglichst frühe Tumorstadien zu entdecken. Die hochsensitiven Untersuchungsverfahren, die Mammographie und die Abstrichuntersuchung vom Gebärmutterhals, sind in der Lage, diese Aufgabe zu erfüllen. Häufig werden aber auch Gewebeveränderungen festgestellt, die im *Grenzbereich zwischen Gutartigkeit und Bösartigkeit* liegen. Solche Gewebeveränderungen werden als »*Carcinoma in situ*« oder »*Dysplasien*« bezeichnet. Die Mediziner gehen davon aus, daß es sich hierbei um Vorstufen einer Krebserkrankung handelt, die später in einen »richtigen« Krebs übergehen können. Tatsächlich muß aber davon ausgegangen werden, daß nur ein geringer Prozentsatz dieser Krebsvorstufen entartet und in ein invasives Karzinom übergeht. Eine sichere Unterscheidung von bedeutsamen Krebsvorstufen, die eine echte Gefahr darstellen, und unbedeutsamen Krebsvorstufen, die sich niemals bemerkbar machen werden, ist nicht möglich. Die Entdeckung zahlreicher unbedeutender Gewebeanomalien führt zu einer erheblichen

Übertherapie von Menschen, die auch ohne Vorsorge niemals krank geworden wären.

Die Übertherapie wird noch durch den Umstand gesteigert, daß eine unbekannte Anzahl gutartiger Gewebeveränderungen als bösartig überdiagnostiziert werden. In Zweifelsfällen geht ein Pathologe »lieber auf Nummer sicher« und entscheidet sich für Bösartigkeit. Auch für diesen Bereich der Medizin gilt, daß ein Typ-1-Fehler immer einem Typ-2-Fehler vorgezogen wird. Lieber eine Behandlung zu viel als eine übersehene Diagnose. Eine überflüssige Amputation der Brust kann sich später nicht mehr als Kunstfehler herausstellen. Wenn im weiteren Leben kein Wiederauftreten des Brustkrebses stattfindet, wird die Patientin die Operation als erfolgreich einstufen und von einer Heilung ausgehen. Anders ist dies im Fall einer übersehenen Erkrankung. Wenn ein Monat nach einer feingeweblichen Untersuchung an gleicher Stelle ein Tumor gefunden wird, wird die Patientin dies als Kunstfehler empfinden und möglicherweise einen Prozeß beginnen.

In großen Mammographie-Studien liegt die Häufigkeit von Krebsvorstufen, die entdeckt werden, bei etwa 20 % [1], in einigen sogar bei 50 %.[2] Über das richtige Vorgehen bei diesen Gewebeveränderungen besteht Uneinigkeit. Es ist bekannt, daß nur wenige dieser Fälle später in einen richtigen Krebs entarten. Dennoch raten die meisten Mediziner aus Gründen der Vorsicht zu einer Behandlung.[3] Unnötige Therapiemaßnahmen werden aber nicht nur durch Krebsvorstufen mit ungewisser Bedeutung ausgelöst. Auch richtige Krebsfälle werden entdeckt und behandelt, die ohne Früherkennung bedeutungslos geblieben wären. Bei Autopsie-Untersuchungen verstorbener Frauen können in einem hohen Prozentsatz krebsartige Gewebeveränderungen in den Brüsten festgestellt werden, die zu Lebzeiten unbemerkt blieben.[4] Das bedeutet, daß zahlreiche Fälle von Brustkrebs nie in Erscheinung treten, weil andere Krankheiten für die Lebenserwartung entscheidend sind. Je mehr Vorsorgeuntersuchungen stattfinden, desto mehr Krebsfälle werden entdeckt und behandelt, die sonst niemals bemerkt worden wären.

Der Einsatz der Mammographie als Methode zur Früherkennung führt demnach zur Behandlung bedeutungsloser Krebsvorstufen und von Krebsfällen, die sonst im Leben der Betroffenen keine Rolle gespielt hätten. Beide Faktoren addieren sich zu der geringen Spezifität, was insgesamt eine beträchtliche Übertherapie zur Folge hat. Für gesunde Frauen, die an einer Mammographievorsorge teilnehmen, besteht eine erhebliche Gefahr, eine überflüssige Operation, Chemotherapie oder Bestrahlung zu erleiden. Aus den Ergebnissen von Mammographiestudien ergibt sich, daß für jeden Todesfall, der durch die Vorsorgeuntersuchung möglicherweise verhindert werden kann, 7000 Mammographieuntersuchungen durchgeführt werden müssen, 200 Frauen werden mit einem falsch-positiven Testergebnis in Angst und Schrecken versetzt und müssen weitere Untersuchungen über sich ergehen lassen, bei 30 Patientinnen wird die Krebsdiagnose früher festgestellt, ohne daß dies Einfluß auf den Ausgang der Erkankung hat, und 10 zusätzliche Krebsfälle werden entdeckt und behandelt, die sonst nicht in Erscheinung getreten wären.[5]

Ähnlich ist die Situation bei der Vorsorge des Zervixkarzinoms. Hier werden weitaus mehr Krebsvorstufen als tatsächliche Krebsfälle festgestellt und behandelt. Es muß vermutet werden, daß die meisten aus einer Vorsorgeuntersuchung resultierenden Behandlungen absolut überflüssig sind. Dies ergibt sich aus einer Gegenüberstellung der Häufigkeit von Anomalien, die bei der Vorsorgeuntersuchung festgestellt werden, und der Anzahl tatsächlich auftretender Zervixkarzinome. Die Häufigkeit von krebsartigen Zellveränderungen im Bereich der Zervix, die bei genauer Untersuchung gesunder Frauen feststellbar sind, wurde in einer englischen Studie mit 11 % angegeben.[6] Aus der Anzahl tatsächlich diagnostizierter Zervixkarzinome kann errechnet werden, daß die Häufigkeit bedeutsamer Zellveränderungen im Gebärmutterhals, die später in ein invasives Karzinom übergehen, allenfalls bei 0,3 % liegen kann. Das bedeutet, daß nahezu 40mal mehr unbedeutende als wirklich bedeutsame Zellveränderungen durch Abstrichuntersuchungen diagnostiziert werden.[7] Die dadurch bedingte Anzahl unnötiger Operationen und Gesundheitsschäden ist nicht bekannt, dürfte aber beträchtlich sein. In einem Artikel der Zeitschrift »Lancet« wird die Situation in England wie folgt dargestellt:

»Die Zahl der Zervixabstriche beträgt mittlerweile mehr als 3 Millionen pro Jahr, doppelt so viel wie 1964, und die Gesamtzahl aus den letzten 20 Jahren beziffert sich auf 40 Millionen. Von diesen wurden 5 pro 1000 als positiv für das Vorliegen einer zervikalen intraepithelialen Neoplasie (CIN) eingestuft, was zu 200 000 Konisationen (Herausschneiden eines kegelförmigen Gewebestücks aus der Zervixoberfläche) führte, mit der Konsequenz, daß vielleicht 1000 (von insgesamt 45 000) Todesfälle durch Zervixkarzinome in diesem Zeitraum verhindert werden konnten. Auf diese Weise wurden 40 000 Abstrichpräparate und 200 Entnahmen von Gewebsproben durchgeführt für jedes gerettete Leben – eine kümmerlich schlechte Kosten-Nutzen-Bilanz.«[8]

Die genaue Analyse der Vorsorgepraxis zeigt demnach ein nahezu unlösbares Dilemma. Wenn die Sensitivität des Testverfahrens gering ist, wie bei Tastuntersuchungen der Prostata und der weiblichen Brust, kann der Krebs nicht mit ausreichender Sicherheit erkannt werden, und die Vorsorge hat nur einen geringen Wert. Wenn andererseits die Sensitivität der Methode hoch ist, führt dies zur Diagnose zahlreicher Gewebeveränderungen mit zweifelhafter Bedeutung, was eine erhebliche Übertherapie zur Folge hat. Entweder ist die Vorsorgeuntersuchung unsicher und zahlreiche Krebsfälle werden übersehen, oder sie ist sicher und führt dann aber zu einer Zunahme überflüssiger Eingriffe und Therapiemaßnahmen. *Die Sicherheit, mit der eine Vorsorge Schutz vor fortgeschrittenen Krebskrankheiten bieten soll, wird durch Gesundheitsschäden bei eigentlich gesunden Menschen erkauft.* Aus dieser Situation ergibt sich ein ethisches Problem: Selbst wenn Vorsorgeuntersuchungen für einige Menschen vorteilhaft sein könnten – ist es deshalb gerechtfertigt, eine wesentlich größere Anzahl von Menschen in Gefahr zu bringen oder tatsächlich zu schädigen?

Gefahren von Vorsorgeuntersuchungen

Das Dilemma der Vorsorgeuntersuchungen bedeutet, daß mit Hilfe der gegenwärtig verfügbaren Methoden zur Früherkennung das Krebsproblem nicht gelöst oder auch nur wesentlich gebessert werden kann. Für einige häufige Krebsarten, wie Lungenkrebs oder Magenkrebs, stehen bisher gar keine Vorsorgeuntersuchungen zur Verfügung. Eine Senkung der Krebssterblichkeit insgesamt ist deshalb durch die bisher praktizierte Vorsorge nicht zu erwarten und konnte bisher auch nicht registriert werden. Die Vorsorgebefürworter nehmen aber für ihre Maßnahmen in Anspruch, daß eine Senkung der Sterblichkeit zumindest bei den Krebsarten möglich sei, wo sensitive Früherkennungsuntersuchungen zur Verfügung stehen. Dabei wird besonders das Zervixkarzinom als Beispiel hervorgehoben.

Tatsächlich konnte in den letzten Jahrzehnten eine Abnahme der Gebärmutterhalskrebs-Sterblichkeit beobachtet werden. Diese Entwicklung hatte jedoch bereits eingesetzt, bevor die heute übliche Vorsorge praktiziert wurde. Worauf die Veränderung der Krankheitshäufigkeit zurückzuführen ist, bleibt unklar. Eine ähnliche Entwicklung zeigt auch das Magenkarzinom, das in den letzten 20 Jahren erheblich seltener geworden ist, obwohl in diesem Fall keine Vorsorge stattfindet. Die Abnahme der Häufigkeit von Zervixkarzinomen darf keinesfalls als Argument für Früherkennungsmaßnahmen herangezogen werden. Eine Überprüfung der Wirksamkeit der Zervixkarzinom-Vorsorge in Form einer kontrollierten Studie wurde bisher versäumt. Auf diese Unterlassung hat insbesondere A. L. Cochrane hingewiesen:

»Eine Sünde kann darin bestehen, etwas auszulassen oder etwas zuzulassen. Eine der traurigsten Sünden der letzteren Art ist die Einführung des Vorsorgeprogramms durch Abstrichpräparate der Zervix, in der Hoffnung, dadurch das Entstehen von Zervixkarzinomen verhindern zu können. Dies zeigt sehr klar, was passiert, wenn man eine Hypothese einfach als richtig akzeptiert und in die klinische Routine umsetzt, bevor die Ergebnisse randomisierter klinischer Studien vorliegen. (. . .) Die Sterblichkeit durch Zervixkarzinome hat abgenommen, bevor die Methode der Abstrichpräparate eingeführt wurde, und ist danach weiterhin mit nahezu gleicher Geschwindigkeit in den meisten Gegenden geringer geworden. Bisher sind keine überzeugenden Daten veröffentlicht worden, die einen größeren Abfall der Sterblichkeit in Gegenden beweist, in denen ein großer Teil der weiblichen Bevölkerung untersucht worden ist, als in Gegenden, wo wenig Vorsorge stattfand. (. . .) Es erscheint mir immer noch möglich, daß die Untersuchung von Abstrichen einen präventiven Effekt hat, aber wir können dies nicht wissen, und die Gesundheitssysteme auf der Welt werden Tausende von Millionen Pfund in der Hoffnung ausgeben, eine relativ seltene, aber schwere Erkrankung zu verhindern, deren Sterblichkeitsrate relativ schnell sinkt.«[1]

Es muß befürchtet werden, daß die Zervixkarzinomvorsorge insgesamt eher schädlich als nützlich ist. Die überwiegende Mehrheit aller chirurgischen Eingriffe, die aus einem unsicheren Abstrichergebnis resultieren, sind überflüssig. Die Gefahren solcher Eingriffe für die Gesundheit dürfen nicht verharmlost werden, wie dies oft durch Befürworter der Krebsvorsorge geschieht. Auch die Entnahme einer Gewebsprobe aus der Gebärmutteröffnung, die zur Überprüfung jedes unbefriedigenden Abstrichresultats vorgenommen werden muß, ist kein risikoloser Eingriff. In einer Zuschrift an das »British Medical Journal« schilderte eine Dozentin für medizinische Soziologie ihre persönlichen Erfahrungen:

»Alles begann damit, daß mich meine Hausärztin anrief und mir mitteilte, daß im letzten Abstrichpräparat der Zervix abnormale Zellen vorhanden seien. Sie hatte für mich einen Termin zur kolposkopischen Untersuchung vereinbart und sagte mir, daß ich behandelt werden müsse. (. . .) Zum Zeitpunkt, als ich zu meiner kolposkopischen Untersuchung ging, hatte ich mein Selbstbewußtsein halbwegs wiedergewonnen. (. . .) Als ich neun Tage nach der Gewebeentnahme zu bluten begann, nahm ich zunächst an, daß es die Periode sei, obwohl alles dagegen sprach. Am siebten Tag wurde die Blutung schwallartig, und am Abend kam ein Blutklumpen heraus, der so groß war wie eine Faust. Ich hatte extreme Angst, da ich bisher niemals so stark geblutet hatte, und es schien kein Ende zu nehmen. (. . .) Morgens mußte ich über eine Stunde auf ein Taxi warten, und als ich in der Notaufnahme eintraf, brach ich in Tränen aus. (. . .) In der Nacht verschorfte ein Frauenarzt die Wunde und führte eine Dilatation und Kürettage in Vollnarkose durch. (. . .) Beim Verlassen des Krankenhauses wurde mir nicht gesagt, wie ich mich zu verhalten hätte, ausgenommen, daß ich eine Woche Ruhe bräuchte. Es dauerte wesentlich länger, bis ich mich erholt hatte, aber, viel entscheidender, ich war wiederum völlig unvorbereitet, als ich ein zweites Mal zu bluten begann. Ich erkannte sofort, daß es keine Periodenblutung war und hatte wegen der vorausgegangenen schrecklichen Ereignisse Angst, daß alles von vorn beginnen könnte. (. . .) Die Laserbehandlung wurde einige Wochen später in der gleichen Klinik in Vollnarkose durchgeführt. (. . .) Zwei Nächte später befand ich mich wieder auf der Toilette, und Blutklumpen strömten aus mir heraus. Glücklicherweise war die Krise in wenigen Stunden vorüber und ließ mich nahezu leblos für mehrere Tage zurück.«[2]

Es wäre tröstlich, wenn man annehmen könnte, daß die geschilderte Tortur wenigstens sinnvoll war, um einen späteren Krebstod zu verhindern. In Anbetracht der Diskrepanz zwischen der Häufigkeit unbedeutender und der Seltenheit bedeutsamer Gewebsveränderungen ist dies aber eher unwahrscheinlich.
Anders als beim Zervixkarzinom ist die Situation im Fall des Mammakarzinoms. Hier wurden verschiedene kontrollierte Studien durchgeführt, die Aufschluß geben können über die Auswirkungen einer Mammographievorsorge. Insgesamt gibt es vier Studien, deren Daten eine relativ verläßliche Aussage erlauben (siehe Tabelle 8). Von den Vorsorgebefürwortern werden insbesondere die Ergebnisse der Health-Insurance-Plan- (HIP) und der Two-Counties-Studie zitiert,

Tabelle 8 Kontrollierte Studien zur Brustkrebsvorsorge durch Mammographie

Studien-bezeichnung	Anzahl untersuchter Frauen		Alter (Jahre)	Studiendauer (Jahre)
	Mammogra-phiegruppe	Kontroll-gruppe		
Health Insurance Plan[22,23]	31 000	31 000	40–64	10
Two Counties (Schweden)[24]	78 085	56 782	40–74	7
Malmö[25]	21 088	21 195	45–69	9
United Kingdom[26]	45 841	127 117	45–64	7

um den Wert der Mammographie zu belegen. In diesen Studien konnte ein Rückgang der Brustkrebssterblichkeit um 24 bzw. 30 Prozent festgestellt werden. Dieser Unterschied ist statistisch signifikant, also aller Wahrscheinlichkeit nicht durch einen Zufall bedingt. Allerdings erscheinen die genannten Zahlen durch den üblichen Trick der »betrügerischen Basis« bedeutsamer, als sie tatsächlich sind. In absoluten Zahlen ausgedrückt betrug der Rückgang der Brustkrebssterblichkeit 0,14 bzw. 0,05 Prozent (siehe Tabelle 9). Daraus kann errechnet werden, daß durch eine Mammographievorsorge möglicherweise eine von 10 000 Frauen jedes Jahr gerettet werden könnte. Verglichen mit anderen Risiken ist dies nicht allzu viel. Die erhöhte Sterblichkeit eines Bauarbeiters gegenüber einem Universitätsprofessor beträgt beispielsweise 135 von 10 000 pro Jahr, und ein Autofahrer, der täglich eine Strecke von 14 km zurücklegt, trägt ein Risiko von 8 zu 10 000 für das Ereignis eines tödlichen Unfalls.[3]

Tabelle 9 Ergebnisse kontrollierter Studien zur Brustkrebsvorsorge durch Mammographie

Studienbezeichnung	Veränderung der Brustkrebssterblichkeit (Prozent)		Veränderung der Gesamtsterblichkeit (Prozent)		Zunahme der Brustkrebsdiagnosen (Prozent)	
	relativ	absolut	relativ	absolut	relativ	absolut
Health Insurance Plan	– 24	–0,14	+ 6	+ 0,37	+ 1	+ 0,02
Two Counties	– 30	– 0,05	+ 1	+ 0,08	+ 23	+ 0,3
Malmö	– 3	– 0,01	– 1,5	– 0,12	+ 23	+ 0,6
United Kingdom	– 14	– 0,04	nicht mitgeteilt	nicht mitgeteilt	+ 27	+ 0,5

Dennoch wären die Mediziner natürlich auch dann zu einer Vorsorge verpflichtet, wenn der Nutzen nur gering wäre. Aber selbst daran bestehen erhebliche Zweifel. Wenn man die Auswirkungen der Mammographievorsorge auf die Gesamtsterblichkeit betrachtet (siehe Tabelle 9), dann zeigt sich, daß diese nicht gesenkt werden konnte. In den beiden Studien, in denen der größte Rückgang der Brustkrebssterblichkeit gemessen werden konnte, kam es sogar zu einem leichten Anstieg der Gesamtsterblichkeit. Möglicherweise war der Beobachtungszeitraum nicht ausreichend, um die Auswirkung der verminderten Brustkrebssterblichkeit auf die Gesamtsterblichkeit feststellen zu können. Andererseits wäre es aber auch möglich, daß die verminderte Brustkrebssterblichkeit durch Gesundheitsschäden infolge der Vorsorgemaßnahmen ausgeglichen wird und deshalb eine unveränderte Gesamtsterblichkeit resultiert.

Die schädlichen Auswirkungen einer Mammographievorsorge werden verursacht durch die Übertherapie unbedeutender Gewebeveränderungen und von Krebsfällen, die sonst nie aufgetreten wären. In fast allen Mammographiestudien kann deshalb eine Zunahme der Häufigkeit von Brustkrebsdiagnosen festgestellt werden, die in den neueren Studien zwischen 0,3 und 0,6% absolut bzw. 23 und 27% relativ liegt (siehe Tabelle 9). Lediglich in der älteren HIP-Studie verursachte die Mammographievorsorge keine Vermehrung der Brustkrebsfälle. Möglicherweise ist dies Ausdruck der Tatsache, daß 1963, als diese Studie begonnen wurde, noch nicht so empfindliche, hochsensitive Aufnahmegeräte zur Verfügung standen. Alle sonst vorliegenden Untersuchungen deuten darauf hin, daß eine Mammographievorsorge zu einer erheblichen Überdiagnostik mit resultierender Übertherapie führt. Im schwedischen Landkreis Kopparberg, wo ein Teil der Two-Counties-Studie durchgeführt wurde, lag die Häufigkeit von Brustoperationen bei etwa 140 im Jahr. Nach Beginn der Mammographievorsorge steigerte sich die Operationshäufigkeit auf 260 je Jahr, also auf nahezu doppelt soviel wie vorher.[3]

Seit Einführung der Mammographie als Früherkennungsmaßnahme hat sich in den USA ein dramatischer Anstieg in der Diagnosehäufigkeit von Mammakarzinomen gezeigt. Die Brustkrebssterblichkeit ist demgegenüber unverändert geblieben. Die Tatsache, daß die Mammographie für die Zunahme der Diagnosehäufigkeit verantwortlich ist, ergibt sich aus drei Anhaltspunkten:

1. Die Zunahme von Mammakarzinomfällen betrifft hauptsächlich kleine Tumore mit einer Größe von weniger als 2 cm. Die Häufigkeit größerer Tumore ist nahezu unverändert geblieben.
2. Die Anzahl von Krebsvorstufen oder unspezifischen Ge-

webeveränderungen, die festgestellt werden, ist in den letzten Jahren erheblich angestiegen.

3. Die Zunahme der Diagnosehäufigkeit ereignete sich in etwa parallel mit der zunehmenden Verwendung der Mammographie.[4]

In den USA konnte in den Jahren von 1970 bis 1975, nachdem die Brustkrebsvorsorge verstärkt propagiert wurde, ein erheblicher Anstieg der Operationszahlen verzeichnet werden. In den beiden Jahren 1974 und 1975 wurden insgesamt 50 000 Brustamputationen mehr ausgeführt, als aufgrund der Zahlen der vorausgegangenen Jahre zu erwarten war. Ein nennenswerter Rückgang der Brustkrebssterblichkeit konnte dadurch nicht erreicht werden. Bei Vergleich mit der Situation in Großbritannien zeigt sich, daß die Brustkrebssterblichkeit in diesem Zeitraum dort nicht höher lag als in den USA, obwohl im britischen staatlichen Gesundheitswesen mit weitaus größerer Zurückhaltung Brustkrebsvorsorge betrieben wurde. Demgegenüber bestehen erhebliche Unterschiede in der Operationshäufigkeit. Die Anzahl von Brustamputationen in den USA lag 1980 bei Frauen im Alter zwischen 45 und 64 Jahren um 70% und bei Frauen oberhalb eines Alters von 65 Jahren um 102% über den Vergleichszahlen aus Großbritannien.[5]

Je intensiver eine Brustkrebsvorsorge betrieben wird, desto größer ist die Anzahl diagnostizierter Mammakarzinome und daraus resultierender Operationen, ohne daß dies die Sterblichkeit wesentlich beeinflussen kann. Eine Vorsorge, die in dieser Weise betrieben wird, ist absurd. Weitaus mehr gesunde Frauen werden durch die Eingriffe krank gemacht, als kranke Frauen durch rechtzeitige Behandlung gesund werden. Eine Brustoperation ist für jede Frau ein traumatisierendes Erlebnis, das weitreichende Auswirkungen auf die Wahrnehmung des eigenen Körpers und auf das Selbstwertgefühl hat. Die Medizin verfehlt ihre Aufgabe, wenn sie ausschließlich die Krankheitssterblichkeit im Blick hat und in ihrem vergeblichen Bemühen diese zu senken, zahllose Frauen unnötigerweise seelisch verletzt oder körperlich verkrüppelt. Eine vorsichtige, kritische Medizin müßte versuchen, neben einer Reduktion der Sterblichkeit auch möglichst vielen Frauen das Schicksal einer Brustoperation zu ersparen.

Besonders die seelischen Schäden durch Früherkennungsmaßnahmen werden von den Vorsorgebefürwortern völlig verkannt oder ignoriert. Jedes unklare oder fraglich positive Untersuchungsresultat löst Ängste aus, die auch dann noch anhalten können, wenn der Verdacht durch eine weitergehende Diagnostik bereits ausgeräumt wurde.

Psychologische Untersuchungen von Frauen, bei denen ein unnormaler Zervixabstrich gefunden wurde, ergaben, daß durch den Krebsverdacht das Erleben von Sexualität erheblich und nachhaltig beeinträchtigt wurde. Bei Befragung der betroffenen Frauen zeigte sich, daß die Häufigkeit sexueller Kontakte deutlich abgenommen hatte. Es bestand eine verminderte Erregbarkeit bis hin zu Orgasmusstörungen und eine vermehrte Abneigung oder sogar Feindseligkeit gegenüber dem Partner.[6] Frauen, denen im Rahmen einer Brustkrebsvorsorge ein unnormales Mammographieergebnis mitgeteilt wurde, berichteten bei einer psychologischen Untersuchung von Ängsten, die bei 26% zu einer Verschlechterung des Befindens und bei 17% der Fälle zu einer Beeinträchtigung der täglichen Arbeit führten.[7]

Die in diesem Kapitel erörterten Fragen und Feststellungen berechtigen zu der Vermutung, daß die bisher üblichen Vorsorgeuntersuchungen eher schädlich als nützlich sind. Das grundsätzliche Dilemma der Vorsorge macht es zudem unwahrscheinlich, daß in naher Zukunft eine Änderung durch Einführung neuer Methoden möglich ist. Die Ärzte wären deshalb gut beraten, wenn sie beim Einsatz von Früherkennungsmaßnahmen zurückhaltender sein würden. Leider ist dies nicht der Fall. Im Gegenteil: Die Notwendigkeit von regelmäßigen Vorsorgeuntersuchungen wird unverändert betont, ohne daß gleichzeitig auf die Risiken hingewiesen wird. Noch schlimmer ist, daß einige Vorsorgeenthusiasten die Teilnahme an Vorsorgeprogrammen geradezu als moralische Pflicht betrachten.

Vorsorge als moralische Verpflichtung

Es besteht ein grundsätzlicher Unterschied, ob ein Arzt einen kranken Patienten oder eine gesunde Person behandelt. Im ersten Fall ist die Behandlung notwendig oder wünschenswert, damit der Erkrankte seine Gesundheit wiedererlangt. Anders ist dies, wenn Ärzte Vorsorgemaßnahmen anbieten. Dann werden Gesunde zum Objekt medizinischer Eingriffe. Nur sehr wenige Vorsorgeteilnehmer können von einer Untersuchung zur Krebsfrüherkennung profitieren, denn die Zahl von unerkannten Krebsfällen in der gesunden Bevölkerung ist gering. Nur eine von 1200 Frauen im Alter von 40 Jahren erkrankt innerhalb eines Jahres an Brustkrebs. Alle Vorsorgeteilnehmer sind aber gleichermaßen durch die Risiken des Untersuchungsverfahrens gefährdet und können dadurch ein wertvolles Gut verlieren: ihre Gesundheit. Die Sorgfalt, die bei der Behandlung kranker Menschen notwendig ist, um unnötige Schäden zu vermeiden, muß bei medizinischen Eingriffen an Gesunden noch sehr viel nachdrücklicher gefordert werden. Völlig abwegig ist es, die Bevölkerung durch falsche und unhaltbare Versprechungen zur Teilnahme an Vorsorgeuntersuchungen zu überreden. Statt dessen sollte jeder Teilnehmer vor der Untersuchung umfassend über die Risiken und möglichen Gesundheitsschäden informiert werden. Petr Skrabanek meint sogar, daß Vorsorge nur stattfinden darf, wenn der Nutzen für den einzelnen garantiert werden kann:

»Versprechungen führen zu Verpflichtungen. Die Ethik der Krebsvorsorge ist eine andere als die einer einfachen medizinischen Konsultation. Bei der vom Patienten initiierten Begegnung schützt sich der Arzt, bevor er sich auf invasive Untersuchungen oder Behandlungen einläßt, indem er den Patienten auffordert, ein Papier zu unterschreiben, das ein informiertes Einverständnis bestätigt. Bei der von Ärzten initiierten Vorsorge sollten die Patienten genauso beschützt werden durch eine schriftliche Garantie über den Nutzen. Wenn der Arzt dies ehrlicherweise nicht unterschreiben kann, sollte er eine solche Behandlung nicht anbieten. Falls der Arzt die Bedingungen der unterschriebenen Garantie nicht erfüllen kann, macht er sich des Vertragsbruchs schuldig.«[1]

Leider mißachtet der größte Teil der Ärzteschaft das Gebot zur Vorsicht und Zurückhaltung bei der Empfehlung und Durchführung medizinischer Eingriffe an gesunden Menschen. Statt dessen werden Vorsorgeprogramme mit völlig übertriebenen und unrealistischen Erwartungen propagiert und mit Unterstützung der Gesundheitspolitiker in die ärztliche Praxis eingeführt. Zweifel werden unterdrückt und Warnungen Andersdenkender als gefährlich und schädlich abgetan, weil sie zu einer »Verunsicherung der Bevölkerung« führen könnten. Besonders schlimm ist es, wenn Vorsorge eine moralische Dimension bekommt. Personen, die das Angebot einer Vorsorgeuntersuchung ablehnen, werden als verantwortungslos bezeichnet, und ihnen wird vorgeworfen, die Gemeinschaft zu belasten. Im Extremfall werden sogar Sanktionen gefordert, um eine Teilnahme am Vorsorgeprogramm zu erzwingen. In einem Leitartikel des »Deutschen Ärzteblattes« fragt beispielsweise der Mannheimer Frauenarzt Professor Peter Stoll nach den Gründen, warum so wenig Frauen an den Vorsorgeuntersuchungen teilnehmen. Er schreibt:

»Der Grund ist, daß wir mit der Vorsorgemedizin in einen Bereich eingetreten sind, in dem vom einzelnen Bürger neben Aufklärung weit mehr Verantwortungsbewußtsein, Bürgersinn, Pflichtgefühl und Rücksichtnahme auf die Gesamtheit verlangt werden muß, als dies in der kurativen Medizin je der Fall war. Damit scheint der Wert der Freiwilligkeit einer Teilnahme an Vorsorgeuntersuchungen fraglich, mindestens so fraglich wie der Versuch, die Steuerzahlung auf freiwilliger Basis zuzulassen. Sollte es so sein, daß die Vorsorge mit dem Wunsch nach hoher Beteiligung sich ohne einen Appell an den gesunden Menschenverstand nicht erreichen läßt? Erfordert sie milde Zwangsmaßnahmen, sei es durch die Einführung eines Gesundheitspasses, aus dem regelmäßige Untersuchungsdaten ersichtlich sind, sei es durch die Übernahme der vollen Krankenhauskosten nur dann, wenn regelmäßige Vorsorgeuntersuchungen nachgewiesen werden, sei es, daß Prämien für regelmäßige Teilnahme an der Vorsorgeuntersuchung am Ende eines Jahres ausgezahlt werden, also Prämien für eingesparte kurative Kosten bei Behandlungen im Vorsorgesektor?«[2]

In einer wenig späteren Ausgabe des Ärzteblattes bekräftigt der Autor seinen Standpunkt, nachdem in einem besorgten Leserbrief der Sinn von »milden Zwangsmaßnahmen« bestritten wurde:

»Leider ist eben nicht jeder Bundesbürger so weit aufgeklärt und gegenüber sich selbst und seiner sozialen Gemeinschaft verantwortungsbewußt, daß er die gesetzlich eingeführte regelmäßige Vorsorgeuntersuchung in Anspruch nimmt. Leider gilt dies insbesondere für die Frauenheilkunde (. . .). Meine Frage nach »milden Zwangsmaßnahmen« stützt sich im wesentlichen auf die Erfahrung totalitärer Staaten, bei denen etwa eine berufliche Einstellungsuntersuchung stets von einer ärztlichen Vorsorgeuntersuchung begleitet wird. Eine Nötigung wird dort in dieser Maßnahme nicht gesehen.«[3]

Kein Arzt darf einen kranken Menschen ohne dessen Einwilligung behandeln. Dieser Grundsatz der Freiwilligkeit muß noch entschiedener betont werden, wenn gesunde Menschen zu präventiven Maßnahmen veranlaßt werden sollen, die riskant und potentiell schädlich sind. Die Forderung nach »milden Zwangsmaßnahmen« offenbart eine Mißachtung der freien Willensentscheidung des einzelnen. Ein Zwang zur Vorsorge bedeutet, daß durch gesetzliche Anordnung die körperliche Unversehrtheit des einzelnen gefährdet oder sogar verletzt werden darf. Bisher durfte der Staat nur mit gemeingefährlichen Menschen oder Verbrechern auf diese Weise umgehen. Eine ungesunde Lebensweise oder die Verweigerung von Vorsorgeuntersuchungen sind aber nicht kriminell. Die Entscheidung des einzelnen, ob er den Empfehlungen der Ärzte Vertrauen schenkt und sie befolgt oder ob er das nicht tut, darf keine Frage der Moral werden. Nur wenn die Medizin mit dem Anspruch einer Weltanschauung oder Religion auftritt, weil sie glaubt, das wahre Glück der Menschen zu kennen, erhalten ihre Regeln und Gesetze eine moralische Bedeutung, und diejenigen, die sie nicht befolgen, sind Verbrecher oder Sünder. Eine solche Medizin, die versucht, ihre Erkenntnisse mit allen Mitteln durchzusetzen, ermächtigt sich zum Richter und gleichzeitig zum Polizisten der Menschheit. Petr Skrabanek schreibt über die Weltanschauung der Vorsorgemedizin:

»Die Ideologie, die hinter der gegenwärtigen Rhetorik der Gesundheitspromotion steckt, ist eine ungesunde Mischung aus Utopie und totalitärem Denken. Wenn Massen gesunder Menschen unter dem falschen Versprechen der Krebsprävention durch die Mühlen der Vorsorge gedreht werden, hört der Arzt auf, Anwalt des Patienten zu sein und verwandelt sich in einen Agenten staatlicher Politik. Seine Verantwortlichkeit für den einzelnen Patienten wird aufgegeben und durch das Diktat selbsternannter Gesundheitsmanipulateure ersetzt.«[1]

Die Präventionsmedizin, gleich ob sie die Entdeckung und Behandlung von Risikofaktoren betreibt oder Vorsorgeprogramme durchführt, beinhaltet demnach eine bedrohliche Tendenz: Sie neigt dazu, autoritär zu werden und den Menschen vorzuschreiben, wie sie sich zu verhalten haben. Solange die Erkenntnisse der Präventionsforscher nur Empfehlungen und die Behandlungen der Ärzte nur Angebote sind, können sie für viele Menschen eine Orientierung und wertvolle Hilfe sein. Wenn aber Dicke, Raucher und Vorsorgeverweigerer als unsoziale Parasiten ausgegrenzt und sanktioniert werden, dann wird die Medizin totalitär. Jeder Mensch sollte das Recht haben, selbst zu entscheiden, wie er leben will, solange er keine Gesetze verletzt. Niemand sollte sich vor der Gemeinschaft dafür verantworten müssen, weil er zu viel oder ungesund ißt, raucht, seine Vorsorgetermine verpaßt oder keinen Sport treibt. Die Argumentation, daß bestimmte Menschen zu teuer für die Gemeinschaft sind, wird in diesem Zusammenhang nur vorgeschoben, um den Gesundheitsutopien der Präventionsmedizin stärkeren

Nachdruck zu verleihen. Tatsächlich ist dieses Argument in mehrfacher Hinsicht falsch oder irreführend. Menschen, die ungesund leben, sind nicht teurer als gesundheitsbewußte Menschen. Durch eine ungesunde Lebensweise können Krankheiten und Tod frühzeitiger auftreten, während der Gesundheitsbewußte möglicherweise erst im fortgeschrittenen Lebensalter krank wird und verstirbt. Die Krankheitskosten für einen ungesund lebenden Menschen werden lediglich zu einem früheren Zeitpunkt fällig, sie brauchen aber nicht unbedingt höher zu sein als bei demjenigen, der später stirbt. Darüber hinaus ist es absurd, die individuellen Gesundheitsrisiken zu sanktionieren und die weitaus gravierenderen kollektiven Gesundheitsrisiken, wie die zunehmende Umweltverschmutzung, den ausufernden Straßenverkehr und die Bedrohung durch Arbeitslosigkeit und Armut einfach als unveränderlich hinzunehmen. Und schließlich wäre genug Geld für die notwendigen und sinnvollen medizinischen Aktivitäten vorhanden, wenn erreicht werden könnte, daß die kostspielige und teure Übertherapie von Kranken, Menschen mit funktionellen Störungen und Gesunden beseitigt wird.

Die Bilanz der Medizin

Das autistische Denken in der Medizin

Die vorliegende Untersuchung belegt, daß die Medizin nicht nur Gesundheit produziert, sondern auch in einem bedenklichen Ausmaß deren Gegenteil: Gesundheitsschäden, die nicht Krankheitsfolge sind, sondern das Resultat überflüssiger und nutzloser ärztlicher Behandlungen. Betroffen sind nicht nur Kranke, sondern auch Menschen mit funktionellen Störungen und vollständig Gesunde.

Die Übertherapie von Krankheiten folgt aus dem Bemühen, alle Erkrankungen, auch die in den Industrieländern vorherrschenden Gefäß- und Krebsleiden, wirksam behandeln zu können. Durch eine Intensivierung therapeutischer Eingriffe wird versucht, den Erfolg zu erzwingen. Mit dieser Zielsetzung werden immer aufwendigere und in den Organismus eingreifendere Behandlungs- und Operationsverfahren entwickelt und in die klinische Praxis eingeführt. Obwohl die überprüfbaren Resultate bisher in der Regel enttäuschend waren, entschieden sich Ärzte und Politiker für eine massive Unterstützung dieser Methoden. Auf diese Weise wurde die Koronar- und Karotischirurgie etabliert, der apparative Ausbau der Überwachungsstationen ermöglicht und die Lyse- und Zytostatikabehandlung in großem Umfang eingeführt. Gemeinsames Merkmal all dieser Therapieverfahren ist ihre außerordentliche Ineffektivität. Dennoch beanspruchen sie mittlerweile einen erheblichen Teil der medizinischen Kapazitäten und Ressourcen und sind für Engpässe verantwortlich, die sinnvolle und unbedingt notwendige Therapieverfahren beeinträchtigen bzw. verhindern.

Ohne »richtig krank zu sein«, geraten Menschen mit funktionellen Störungen in die Mühlen der Medizin und müssen zahllose Untersuchungen und Behandlungen erdulden, die keine echte Hilfe darstellen, aber aus harmlosen Beschwerden richtige Krankheiten machen können. Durch die diagnostische Tätigkeit der Ärzte werden gesellschaftliche Konflikte und Krisen als Krankheiten gedeutet und am einzelnen therapiert. Auf diese Weise verhindert die Medizin, daß körperliche und seelische Alarmreaktionen von den Betroffenen in ihrer tatsächlichen Bedeutung erkannt werden.

Besonders erschreckend ist, daß auch die gesunde Bevölkerung einer immer intensiveren ärztlichen Kontrolle unterstellt wird. Die Mediziner definieren Risikogruppen und -personen, verunsichern diese Menschen in ihrem Vertrauen auf ihre Gesundheit und machen sie zu Objekten präventiver Behandlungen, deren Nutzen völlig ungewiß sind. Während die Gefahren präventiver Eingriffe verschwiegen oder verharmlost werden, wird die Teilnahme an Check-up- oder Vorsorgeuntersuchungen als moralische Verpflichtung dargestellt. Menschen, die sich der Präventionsmedizin verweigen, werden als unsozial getadelt. Mit finanziellen Sanktionen wird gedroht.

Natürlich ist die Übertherapie nicht auf die dargestellten Beispiele beschränkt oder konzentriert. Die vorliegende Untersuchung hat nicht den Anspruch auf Vollständigkeit. Das zu behandelnde Gebiet wäre viel zu groß. Weitere Untersuchungen sind notwendig, um zu zeigen, in welchem Ausmaß Übertherapie bei harmlosen Erkrankungen stattfindet, die infolge der Selbstheilungskräfte des Organismus auch ohne jede Therapiemaßnahme vollständig ausgeheilt wären. Wie viele grippale Infekte oder andere Viruserkrankungen werden mit Antibiotika überbehandelt? Wie viele harmlose Sportverletzungen werden erst durch Gipsverbände, Schienungen oder Injektionen gefährlich? Außerordentlich bedroht durch unnötige Therapiemaßnahmen sind auch Patienten mit chronischen, aber nicht lebensbedrohlichen Krankheiten. Ein Beispiel sind die zahllosen Patienten mit Rückenschmerzen, die häufig jahrelang mit sinnlosen, wirkungslosen und gefährlichen Injektionen behandelt werden oder Operationen erdulden müssen, die überflüssig und kaum begründet sind.

Die Forderung nach einer systematischen Überprüfung der gegenwärtig praktizierten Medizin hinsichtlich ihrer Wirksamkeit ist also nicht ungerechtfertigt oder grundlos. Die Hinweise für eine zunehmende Übertherapie in allen Bereichen der Medizin werden immer deutlicher. Nach Schätzungen des »alarm-telegramms« werden mehr als die Hälfte der Arzneimittelausgaben der Krankenkassen für Medikamente verwendet, deren Wirksamkeit fraglich oder unbewiesen ist.[1] Mit über 400 Erstoperationen auf eine Million Einwohner werden in Deutschland weltweit die meisten Herzschrittmacher implantiert. Im Vergleich dazu erhalten nur 26 Japaner und 350 Amerikaner einen Schrittmacher.[2] Mehr als zwei Drittel aller Blinddarmoperationen bei jungen Frauen sind Folge einer Fehldiagnose.[3] Untersuchungen in sechs großen englischen und walisischen Krankenhäusern kommen zu dem Schluß, daß mindestens ein Fünftel aller Röntgenuntersuchungen überflüssig ist.[4] In Westdeutschland werden jährlich 75 Millionen Röntgenuntersuchungen durchgeführt, umgerechnet auf die Bevölkerungszahl sind das mehr als in jedem anderen westeuropäischen Land. Selbst Radiologen räumen ein, daß bei kritischer Überprüfung 20 bis 30 % aller Röntgenuntersuchungen eingespart werden könnten.[5] Solche Zahlen dürfen nicht bagatellisiert werden. Es gibt keinen einzigen ärztlichen Eingriff, der harmlos ist und den Standpunkt »lieber zu viel als zu wenig«

rechtfertigen könnte. Eine amerikanische Untersuchung kam zu dem Ergebnis, daß 3,7 % aller im Krankenhaus behandelten Patienten Gesundheitsschäden durch fehlerhafte Behandlung oder Pflege erleiden. Hochgerechnet auf die Stadt New York ergibt sich, daß jedes Jahr nahezu 100 000 stationär behandelte Patienten zu Opfern vermeidbarer Gesundheitsschäden werden. Ungefähr 13 % dieser Behandlungs- oder Pflegefehler haben den Tod des Patienten zur Folge.[6] Eine weitere amerikanische Untersuchung zeigte, daß mindestens 10 % aller Herzstillstände im Krankenhaus, die Wiederbelebungsmaßnahmen erforderlich machen, Folge fehlerhafter oder unnötiger ärztlicher Eingriffe sind.[7] Das Auftreten einer bestimmten Anzahl von Behandlungsfehlern und unerwünschten Nebenwirkungen ist unvermeidbar und kann auch durch die größtmögliche Sorgfalt der Mediziner nicht verhindert werden. Aber die Fehler und Nebenwirkungen *unnötiger Behandlungen* sind *alle* vermeidbar und überflüssig.

Ärzte weigern sich beharrlich, die schädlichen Auswirkungen ihrer Tätigkeit wahrzunehmen. Während medizinische Erfolge von Ärzten und Medien gefeiert werden, bleiben die gleichzeitig ununterbrochen selbstproduzierten Krankheiten weitgehend unbeachtet. Die Opfer der Medizin erregen allenfalls dann Aufmerksamkeit, wenn sich ein sogenannter Kunstfehler nachweisen läßt. Die alltäglich auftretenden Gesundheitsschäden durch ärztliche Maßnahmen, die sich als notwendige Folgen der Überbehandlung einstellen – so wie Unfalltote im Autoverkehr –, diese Konsequenz von Medizin wird nicht wahrgenommen.

Eine Medizin, die Übertherapie in großem Ausmaß produziert, nähert sich irgendwann einem Punkt, wo der Schaden den Nutzen überwiegen muß. Auf diesen Zusammenhang hat Ivan Illich sehr deutlich hingewiesen:

»Wenn die Intensität der biomedizinischen Intervention eine kritische Grenze überschreitet, läßt sich die klinische Iatrogenesis nicht mehr als Irrtum, Unfall oder Versagen entschuldigen, sondern wird zu einer unheilbaren Entartung der medizinischen Praxis.«[8]

Der ausufernde Medizinbetrieb und die dargestellten Tendenzen lassen befürchten, daß die kritische Grenze bereits überschritten wurde. Dies würde bedeuten, daß jede weitere Steigerung der Gesundheitsausgaben nicht nur unnütz, sondern sogar schädlich für die Gesundheit der Bevölkerung wäre.

Eine Erforschung der klinischen Iatrogenese, das heißt der durch ärztliche Eingriffe verursachten Gesundheitsstörungen, ist deshalb dringend erforderlich. Die genannten Beispiele belegen, daß eine Disziplin, die sich dieser Aufgabe widmen würde, ein weites, bisher unbearbeitetes Feld vorfinden würde. Anstatt immer aufwendigere, teurere und dennoch ineffektive Behandlungen zu entwickeln, sollte zunächst das bisher Erreichte kritisch überprüft und analysiert werden. Der Schwerpunkt der Forschung muß sich auf die bereits vorhandenen Therapieverfahren konzentrieren und sich um eine Analyse der Wirksamkeit und Effektivität jeder einzelnen Maßnahme bemühen. Falls eine Beschränkung der Medizin auf wirksame Behandlungsmethoden erreicht werden könnte, würde sich das Ausmaß vermeidbarer Gesundheitsschäden auf ein Minimum begrenzen lassen. Der resultierende Gewinn für die Gesundheit wäre wahrscheinlich größer als der, der auf absehbare Zeit durch die Entwicklung neuer Therapieverfahren erzielt werden könnte.

Durch die Aufgabe unwirksamer und nutzloser medizinischer Aktivitäten könnten große Geldsummen eingespart werden, so daß die Finanzierbarkeit des Gesundheitssystems nicht mehr in Frage gestellt wäre. Der drohende Verteilungskampf oder eine Rationierung von Medizin könnten abgewendet werden. Eine notwendige medizinische Behandlung wäre für jeden garantiert, auch für ältere Menschen, Sozialhilfeempfänger, chronisch Kranke und Behinderte.

Eine Einschränkung der gegenwärtig praktizierten Übertherapie wird allerdings so lange nicht stattfinden, wie unrealistische Hoffnungen und Illusionen die kritische Auseinandersetzung mit der Medizin blockieren. Die Übertherapie ist das Produkt des Wunschdenkens von Ärzten und Patienten. In ihren Entscheidungen zur Durchführung von Therapiemaßnahmen orientieren sich die Ärzte mehr an den unerfüllbaren Erwartungen ihrer Patienten als an wissenschaftlichen Daten über Wirksamkeit und Effektivität. Diese Besonderheit des ärztlichen Denkens hat der Züricher Psychiater Eugen Bleuler bereits 1919 in seinem Buch »Das autistisch-undisziplinierte Denken in der Medizin« diagnostiziert. Dieses Buch, das nach Ansicht Gottfried Benns »den Stoff enthielte, ein sensationelles Kulturdokument zu sein«, erregte für kurze Zeit die damalige Fachwelt, ist aber heute nahezu in Vergessenheit geraten. Die letzte Ausgabe erschien vor 30 Jahren und lagert meist ungelesen in den Bibliotheken.[9] Bleuler beschreibt das Wunschdenken der Mediziner als ein Denken,

»das keine Rücksicht nimmt auf die Grenzen der Erfahrung und das auf eine Kontrolle der Resultate an der Wirklichkeit und eine logische Kritik verzichtet, d. h. analog und in gewissem Sinne geradezu identisch ist mit dem Denken im Traume und dem des autistischen Schizophrenen, der, sich um die Wirklichkeit möglichst wenig kümmernd, im Größenwahn seine Wünsche erfüllt und im Verfolgungswahn seine eigene Unfähigkeit in die Umgebung projiziert. Es ist deshalb das autistische Denken genannt worden. Dieses hat seine besonderen, von der (realistischen) Logik abweichenden Gesetze, es sucht nicht Wahrheit, sondern Erfüllung von Wünschen: zufällige Ideenverbindungen, vage Analogien, vor allem aber effektive Bedürfnisse ersetzen ihm an vielen Orten die im strengen realistisch-logischen Denken zu verwendenden Erfahrungsassoziationen, und wo diese zugezogen werden, geschieht es doch in ungenügender, nachlässiger Weise.«

Bleuler führt aus, warum die autistische Denkweise gerade in der Medizin besonders häufig ist:

»In den Gebieten, die zwischen den ganz unbekannten und den ganz übersehbaren liegen, gehen unsere Wünsche nach Erkenntnis und Eingreifen kaum irgendwo so weit über unser Können hinaus, wie auf dem der Abwendung von körperlichen und seelischen Leiden, von Krankheit und Tod, wo man direkt Unmögliches verlangt, denn niemals werden sich alle Krankheiten verhüten oder heilen lassen, und dem Tod kann man nur vorübergehend ausweichen. Kein Wunder, daß die Medizin, zum Unterschied von allen anderen Wissenschaften, noch am meisten autistisches Denken enthält. (. . .) Das dringende momentane Bedürfnis des Auftraggebers macht es ferner dem Mediziner schwer zu sagen, hier vermöge seine Wissenschaft nichts, und es sei am besten, wenn man für unmögliche Ziele weder Zeit noch Geld verschwende. Und der Wunsch zu helfen, läßt ihn auch da gewöhnlich noch etwas ›versuchen‹ oder gestützt auf eine mögliche, aber gar nicht zwingende Überlegung anwenden, wo eigentlich nichts zu helfen ist.«[10]

Die Tätigkeit des Arztes wird also in besonderer Weise von Hoffnungen und Wünschen beeinflußt, die weit über das hinausgehen, was die naturwissenschaftliche Medizin zu leisten vermag. Der Arzt, der versucht, den Erwartungen seiner Patienten zu entsprechen, ist gezwungen, die Grenzen seines Wissens und seiner Möglichkeiten im dunkeln zu lassen. Er muß unbegründete Hoffnungen wecken, den Anschein von Kompetenz und Sicherheit aufrechterhalten, Unmögliches versuchen und immer wieder plausibel klingende Erklärungen, Ausflüchte und Tröstungen finden. In den modernen Industriegesellschaften verbinden sich nahezu utopische Hoffnungen mit den Leistungen der Medizin. Die Wissenschaften und die Technik sind für die Menschen des 20. Jahrhunderts Ausdruck ihrer eigenen Fähigkeiten und Macht. Sie vermitteln ihm die Illusion, daß er die ihn umgebende Welt steuern und beherrschen kann. Der Glaube an die Wissenschaft und besonders an eine nahezu allmächtige Medizin ist notwendig, um die übermächtig vorhandenen Ängste von Verletzlichkeit und Sterblichkeit zu bannen. Der Psychoanalytiker Horst-Eberhard Richter hat dazu festgestellt:

»Der Arzt befindet sich in der fatalen Situation, daß ihm ein Hauptteil der unserer Kultur noch verbliebenen magischen Omnipotenzerwartungen zugeteilt wird. Täglich findet er sich mit einer Überschätzung seiner Fähigkeiten belastet, an der er die verzweifelte Abwehr der verbreiteten Ohnmachts- und Sterbeängste ablesen kann. Er ist quasi von Berufs wegen zur Drachentötung verpflichtet – und kann mit seiner Rolle paradoxerweise dann noch am besten auskommen, wenn er sich zum Schauspieler des ihm aufgenötigten unerfüllbaren Ideals macht und obendrein die Tatsache seines Schauspielerns verdrängt.«[11]

Das Arbeitsgebiet der Medizin liegt in einem Spannungsfeld

zwischen utopischen Heilserwartungen und wissenschaftlichem Selbstverständnis. Ein Arzt muß zwei Rollen ausfüllen: die des Magiers und die des Wissenschaftlers. Da die beiden Rollen einander teilweise widersprechen, kann er nicht beiden gleichmäßig gerecht werden. In seinen Handlungen versucht der Arzt einen Ausgleich zu schaffen. Dort, wo es ihm nötig erscheint, verläßt er den Boden wissenschaftlicher Denkweise, um den Erwartungen seiner Patienten zu entsprechen. Wenn es darum geht, seine Methoden zu verteidigen, zieht er sich auf naturwissenschaftliche Erklärungsversuche und Daten klinischer Studien zurück. Falls es zu einem Widerspruch zwischen Wunschdenken und überprüfbaren Therapieergebnissen kommt, werden Studienergebnisse ignoriert, Zahlen frisiert oder durch Rechenkunststücke so dargestellt, daß sie doch noch günstig erscheinen. Alle Faktoren gemeinsam bewirken, daß die Erfolge der Medizin weitaus glänzender und großartiger erscheinen, als sie tatsächlich sind.

Hier stellt sich die Frage, welche Chancen vorhanden sind, daß eine Änderung stattfindet, die einen vernünftigeren Umgang mit den Möglichkeiten der naturwissenschaftlichen Medizin beinhaltet. Welche Aussichten bestehen, daß die Übertherapie beseitigt werden kann und eine Medizin praktiziert wird, die ihre Methoden kritisch überprüft und ihre Grenzen respektiert? Ist eine Heilung der Medizin möglich?

Bereits Bleuler hat darauf hingewiesen, daß es nahezu unmöglich ist, ein autistisches Wunschdenken zu korrigieren, da die Antriebe teilweise im Unterbewußten liegen und dem Betroffenen nicht zugänglich sind. Auch die Aufdeckung einiger Irrtümer wird so wenig nützen »wie dem Hysterischen die einfache Erkenntnis«, daß er das Opfer »irgendeiner Autosuggestion ist.« Bleuler folgert deshalb, »dem momentanen Erfolg meiner Anregungen stellt diese Konstatierung keine gar günstige Prognose, sogar für den Fall, daß sie in allen Teilen richtig wären.«[12]

Mit dieser Prognose hat Bleuler zweifelsohne recht gehabt, denn seit der Veröffentlichung seines Buches hat sich nicht viel geändert. Das autistische Wunschdenken der Mediziner ist unverändert vorherrschend und produziert eine Voreingenommenheit, die sich überall nachweisen läßt. Die vorhergehenden Buchkapitel enthalten zahlreiche Beispiele dafür, wie medizinische Maßnahmen als erfolgreich dargestellt werden, obwohl alle wissenschaftlichen Daten dagegen sprechen. Analysen von medizinischen Publikationen haben ergeben, daß ohnehin nur solche Arbeiten eine Chance haben veröffentlicht zu werden, die von Therapieerfolgen berichten. Die Ergebnisse von Studien, bei denen kein Behandlungserfolg nachweisbar ist, werden in der Regel nicht publiziert.[13]

Ein Abbau der Übertherapie scheitert natürlich nicht nur an der Voreingenommenheit der Mediziner. Die Denkweise und Handlungen der Ärzte sind ja nur das Resultat der überzogenen Hoffnungen und Erwartungen, die sich mit ihrer Arbeit verbinden. Der Vorwurf des autistischen Denkens, den Bleuler gegen die Mediziner richtet, gilt ebenso für das Wunschdenken der Bevölkerung in bezug auf medizinische Erfolge und Fähigkeiten. Viele Ärzte sehen die Möglichkeiten ihres Fachgebietes weitaus kritischer, als die Patienten, die sie täglich behandeln. Einige Ärzte geraten dadurch in einen belastenden und unlösbaren Zwiespalt.

Gegenüber den Patienten und der Bevölkerung wird diese Verunsicherung aber in der Regel nicht angesprochen. Die Illusion von einer überaus erfolgreichen und wirksamen

Medizin, die nahezu Wunderdinge vollbringen kann, darf nicht in Frage gestellt werden.

Auf diese Weise vereinigen sich der Wunsch der Menschen nach Sicherheit vor Krankheit und Tod, das Bemühen der Mediziner, den Erwartungen ihrer Patienten zu entsprechen und das Verkaufsinteresse der medizinischen Industrie zu einer unheiligen Allianz und bewirken gemeinsam die unaufhaltsame und bedrohliche Expansion des Medizinbetriebs. Gegen diese Kräfte zu arbeiten und eine Beschränkung der Medizin auf nachweisbar wirksame Verfahren zu fordern erscheint nahezu aussichtslos. In den letzten Jahren haben sich jedoch Tendenzen ergeben, die eine drastische Veränderung der bisherigen Praxis im Gesundheitswesen erzwingen könnten. Dazu gehören:

1. Die Verknappung der Mittel im Gesundheitswesen

Die Kostenexplosion wird dazu führen, daß in einigen Jahren die Medizin in der bisherigen Form nicht mehr bezahlbar ist. Ohne eine Selbstbeschränkung auf die wirksamen und notwendigen Therapieverfahren wird unser Gesundheitssystem dann in eine Klassenmedizin degenerieren, oder eine Rationierung wird tatsächlich unausweichlich sein. Beide Entwicklungen wären verhängnisvoll und würden mit großer Wahrscheinlichkeit auf Widerstand stoßen.

2. Die Angst vor der Apparatemedizin

Viele Menschen empfinden die Intensivierung und Technisierung medizinischer Behandlungsmethoden als beängstigend und bedrohlich. Die Tatsache, daß viele Sterbende ihre letzten Tage auf einer Intensivstation verbringen, deren Atmosphäre eher der Schaltzentrale eines Atomkraftwerks ähnelt als einem Ort für Kranke, löst bei vielen Angehörigen Abneigung und Trauer aus. Medizinische Eingriffe wie die Langzeitbeatmung von Hirnverletzten, die niemals wieder das Bewußtsein erlangen werden, der Versuch, einen Fötus in einer hirntoten Frau heranwachsen zu lassen oder Praktiken der Transplantationsmedizin wie die Verpflanzung von Tierorganen, lösen ebenfalls Ablehnung und Protest aus.

3. Der Unmut über die Entmündigung durch die Medizin

Die zunehmende Kontrolle durch die Medizin wird inzwischen von vielen als Entmündigung empfunden. Permanente Mahnungen zu einer gesunden Lebensweise, Tadel für die eigene Lebensführung bei jedem Arztbesuch und kontinuierliche Aufforderungen zur Teilnahme an Vorsorgeuntersuchungen sind für zahlreiche Menschen keine willkommene Hilfe mehr, sondern eine lästige Bevormundung.

Es gibt also Tendenzen, die Ärzte und Gesundheitspolitiker zu einem Umdenken zwingen und den Weg frei machen könnten für eine neue, kritische Medizin.

Das Prinzip Hoffnung

Die Sorge um die Finanzierbarkeit notwendiger Therapieverfahren, der Unmut über die Bevormundung durch eine autoritäre Medizin und die Beunruhigung über die furchteinflößende Apparatemedizin sind die Faktoren, die eine prinzipielle Veränderung im Umgang mit den Mitteln der Medizin bewirken könnten. Allerdings besteht die Gefahr, daß die genannten Tendenzen zu einer grundsätzlichen Ablehnung der naturwissenschaftlichen Medizin und einer Hinwendung zu alternativen Heilverfahren führen könnten. Eine solche Entwicklung wäre aber verhängnisvoll. Die naturwissenschaftliche Medizin hat zahlreiche Behandlungsmethoden entwickelt, die viele Kranke vor Schmerzen und anderen Leiden bewahren können und teilweise eine Rettung vor dem sicheren Tod bedeuten. Andere Formen der Heilkunde haben sich bei lebensbedrohlichen Gesundheitsstörungen nicht als gleichermaßen wirkungsvoll erwiesen. Wer an einem durchbrochenen Blinddarm, Herzrhythmusstörungen, Lymphdrüsenkrebs oder Nierenversagen erkrankt, wäre schlecht beraten, wenn er die Hilfe der naturwissenschaftlichen Medizin ablehnen würde. Der Verzicht auf eine wissenschaftliche Medizin würde vielen Kranken die einzig wirksame Hilfe nehmen. Eine antiwissenschaftliche Haltung führt zudem in die Regellosigkeit einer Paramedizin, in der alles erlaubt ist und alles versprochen werden darf. Bei einer solchen Entwicklung, die ansatzweise bereits beobachtet werden kann, kommt es zu einem Aufleben magischer Methoden, von der Geistheilung über Wunderkuren bis zu scheinwissenschaftlichen Verfahren wie Irisdiagnostik, Fußsohlenreflexmassagen oder Elektroakupunktur. Die Kritik an der Medizin darf nicht zu einem Relativismus führen, der alle Heilmethoden als gleichberechtigt gelten läßt.

Das Ziel der Kritik kann deshalb nicht die Beseitigung der Naturwissenschaft in der Medizin sein, sondern die Beschränkung der Medizin auf die Grenzen und Möglichkeiten einer Naturwissenschaft. *Aus einer säkularen Ersatzreligion muß wieder eine Wissenschaft werden.* Das ist die Voraussetzung für eine kritische Medizin, die am besten der Erhaltung oder Wiederherstellung von Gesundheit dient.

Ob eine solche Entwicklung möglich sein wird, hängt wesentlich davon ab, wie sich die Menschen in den Industriegesellschaften der existentiellen Bedrohung durch Krankheit und Tod stellen werden. Wenn deren Bewältigung weiterhin eine Angelegenheit der Wissenschaften bleibt, für die durch intensive Forschung eine möglichst endgültige Lösung gefunden werden muß, dann wird die autistische Fehlhaltung von Ärzteschaft und Bevölkerung nicht zu beseitigen sein. Nur wenn Krankheit und Tod als Aufgabe jedes einzelnen und der Gemeinschaft begriffen werden, denen niemand trotz der Existenz eines hochgerüsteten Gesundheitswesens ausweichen kann, besteht die Chance, daß aus der Medizin wieder eine Wissenschaft wird. Die Angst, die wir als sterbliche Wesen in einer bedrohlichen Welt empfinden, darf nicht dazu führen, daß wir uns blind einer höheren Autorität anvertrauen und dadurch unmündig werden. Wir müssen es deshalb, wie Max Horkheimer geschrieben hat, »der Angst verbieten, daß sie einem die Denkfähigkeit verkümmern läßt.«

Damit ein vernünftigerer Umgang mit den Mitteln der modernen Medizin möglich wird, ist ein Umdenken bei Ärzten und Patienten erforderlich. Die Mediziner müssen selbstkritischer gegenüber den eigenen Möglichkeiten und Kompetenzen werden. Nur eine Medizin, die den Nutzen ihrer Behandlungsmethoden realistisch einschätzt, kann sich von den Zwängen befreien, die Prinzipien der eigenen Fachdisziplin permanent zu verletzen, Forschungsergebnisse zu ignorieren und überflüssige Therapien durchführen zu müssen. Mit anderen Worten: *eine Heilung des autistischen Denkens kann nur in einer kritischen Medizin gelingen.* Dazu gehört auch, daß die Öffentlichkeit besser als bisher über Nutzen und Gefahren medizinischer Eingriffe informiert wird. Die »medizinische Aufklärung«, die zur Zeit in den Massenmedien stattfindet, hat eher den Charakter eines pädagogischen Unternehmens, das zu einem gesünderen Leben anleiten soll. Gegen eine solche Gesundheitserziehung wäre nichts einzuwenden, wenn sie nicht die einzige Art medizinischer Information für die Bevölkerung wäre. Nach Möglichkeit sollte aber ein Wissen vermittelt werden, das der einzelne benötigt, um selbst darüber entscheiden zu können, ob er einen bestimmten medizinischen Eingriff für wünschenswert hält oder nicht. Medizinische Sachverhalte sind nicht so kompliziert, daß sie nicht allgemeinverständlich dargestellt werden könnten. Das übliche Fachkauderwelsch und das elitäre Verhalten im Wissenschaftsbetrieb stehen bisher der notwendigen Kommunikation zwischen Experten und Öffentlichkeit im Wege.

Innerhalb der Bevölkerung müssen überzogene Erwartungen in bezug auf die Fähigkeiten der Medizin abgebaut werden. Der wissenschaftliche Fortschritt entbindet uns nicht von der Einsicht, daß die Medizin bei *vielen* gesundheitlichen Störungen keine wirkungsvolle Hilfe leisten kann und nur einen höchst unsicheren Schutz für unsere Gesundheit bietet. Es ist deshalb erforderlich, daß die Menschen mehr als bisher bereit sind, Verantwortung für die Krisen- und Grenzsituationen des eigenen Lebens zu übernehmen. Natürlich ist es bequemer und einfacher, wenn alle persönlichen Konflikte und Probleme an professionelle Helfer delegiert werden können. Ein solches Verhalten bewirkt aber, daß der einzelne vollständig abhängig von der Unterstützung diverser Experten wird, deren Urteile und Eingriffe er ohnmächtig akzeptieren muß.

Ein Umdenken bei Ärzten und in der Bevölkerung, das zur Etablierung einer kritischen Medizin führen würde, wäre ein langdauernder Prozeß, dessen Ergebnisse erst in einigen Jahren oder Jahrzehnten sichtbar werden könnten.

Aus der Kenntnis der geschilderten Übertherapie ergeben sich aber auch Forderungen, die von der Medizin sofort umgesetzt werden sollten. Die wichtigsten Maßnahmen wären:

- Alle Behandlungen kranker Menschen, für deren Wirksamkeit es keine ernsthaften Anhaltspunkte gibt, sollten unterlassen werden. Im Zweifelsfall lieber keine Therapie als eine möglicherweise schädliche. Die Wirksamkeit neuer Behandlungsmethoden sollte nach Möglichkeit in kontrollierten Therapiestudien überprüft werden.
- Bei Menschen, deren Beschwerden mit großer Wahrscheinlichkeit funktioneller Natur sind, müssen die Risiken weiterer diagnostischer und therapeutischer Maßnahmen und der potentielle Nutzen gegeneinander abgewogen werden. Ist die Wahrscheinlichkeit, daß vermeidbare Gesundheitsschäden entstehen, größer als die Wahrscheinlichkeit, daß eine bisher unentdeckte und behandelbare Krankheit gefunden wird, sollten keine weiteren medizinischen Eingriffe stattfinden.
- Check-ups oder regelmäßige Generaluntersuchungen gesunder und beschwerdefreier Menschen sollten unterlassen werden. Eine Behandlung von Risikofaktoren darf nur dann erfolgen, wenn der präventive Nutzen durch eine Reduktion der Gesamtsterblichkeit in kontrollierten Studien nachgewiesen wurde und keine schweren Nebenwirkungen festgestellt werden konnten. Die Krebsvorsorge in der bisherigen Form ist in den erörterten Fällen schädlich und sollte eingestellt werden. Die Teilnahme an Präventionsmaßnahmen muß absolut freiwillig bleiben. Gesunde Menschen, die sich präventiver Untersuchungen und Behandlungen unterziehen wollen, sollten ausführlich über die Risiken informiert werden. Alle

Versuche, eine ungesunde Lebensweise als soziales Stigma zu werten oder sogar zu sanktionieren, müssen abgewehrt werden.

Gegen die Selbstbeschränkung einer kritischen Medizin wird häufig das Argument vorgebracht, daß dadurch zahlreichen Menschen, besonders Kranken, eine große Hoffnung auf verantwortungslose Weise zerstört würde. Insbesondere bei der Behandlung Sterbenskranker, für die es keine Rettung mehr gibt, müsse dennoch von ärztlicher Seite der Eindruck erweckt werden, daß man den Patienten noch nicht aufgegeben habe. Deshalb könne sich die Medizin nicht auf nachweislich wirksame Behandlungen beschränken, sondern müsse in verzweifelter Situation auch Therapien wagen, für die es keine strenge wissenschaftliche Begründung gäbe. In solchen Fällen müsse eben, wie Professor Schmähl dies formuliert hat, nach dem »Prinzip Hoffnung« gehandelt werden. Wir sollten uns aber fragen, was für eine Hoffnung auf diese Weise vermittelt und den Sterbenden angeboten wird. Was für ein Trost liegt denn in den chemischen Substanzen, die der Todkranke schlucken muß, in den Spritzen, die in den Körper gestochen werden, oder den chromglänzenden Maschinen einer Intensivstation? Kann es nicht sein, daß das Los eines Todkranken in dem technisierten Gesundheitssystem unserer Zeit ungleich trostloser ist, als das Schicksal eines Sterbenden vor 200 Jahren, der im Kreis seiner Familie Abschied nehmen konnte? Wenn die Hoffnung, die von der modernen Medizin ausgeht, die einzige wäre, die uns in dieser Welt noch geblieben ist, dann hätte es tatsächlich keinen Wert, über eine Beschränkung der Medizin nachzudenken. Die wirkliche Hoffnung übersteigt aber die Tatsachenwelt der Naturwissenschaften und lebt nicht von dem, was ist, sondern von dem, was sein könnte. Wirkliche Hoffnung entsteht nur durch das Unentschiedene, Offene. Sie bezieht sich auf den Horizont der Zeit und was sich dort erscheinend zeigt. Dieses Mögliche beinhaltet Hoffnung, da es eben auch die Möglichkeit zum Besseren ist. Eine solche Hoffnung muß Inhalt unseres Denkens und Arbeitens sein bis zum Zeitpunkt des Todes. Das ist das »Prinzip Hoffnung«, so wie es Ernst Bloch formuliert hat:

»Die Aura des stets bedrohten, ungeheuren Versuchs eines Heilenden, Geheuren lebt in der Tendenz-Latenz des Weltprozesses, so lange dieser überhaupt dauert und dauern kann. Das noch Offene hält ihn dialektisch in Gang, kritisiert alle seine Entfremdungs- und Fremdgestalten, speist die wichtigsten Quellen des Lebensmuts, über den Tod hinaus, läßt den Horizont des Wohin und Wozu produktiv noch hinreichend unverstellt, auch für Aufgang. Die so beschaffene Aura hat noch nicht mehr, doch auch nicht weniger als einen Vor-Schein von Tag; was sie derart der Welt verspricht, haben die Menschen der Welt zu halten.«[1]

Wenn es Hoffnung gibt, weil die Möglichkeit zur Besserung vorhanden ist, dürfen wir auch an die Chance einer Heilung der Medizin glauben. Dann werden wieder die Bedürfnisse kranker Menschen im Mittelpunkt ärztlicher Handlungen stehen und nicht mehr wirklichkeitsfremde Utopien eines gesünderen Lebens.

Literatur

Einleitung

1 Krämer, W.: Wer soll leben? klinikarzt 20 (1991): 3.
2 Krämer, W.: Die Krankheit unseres Gesundheitswesens. Die Fortschrittsfalle der modernen Medizin. Frankfurt a. M. 1989. S. 245.
3 Montaigne, M.: Essais. Insel Taschenbuch. Frankfurt a. M. 1976. S. 233.
4 Molière: Der eingebildete Kranke. Diogenes Taschenbuch, Zürich 1988. S. 73.
5 Zitiert nach: Ridder P.: Im Spiegel der Arznei. Stuttgart 1990. S. 42.
6 Cochrane, A. L.: Effectiveness and efficiency. Random Reflections on Health Services. Nuffield Provincial Hospitals Trusts 1972. S. 5.
7 Bleuler, E.: Das autistisch-undisziplinierte Denken in der Medizin und seine Überwindung. Berlin, Göttingen, Heidelberg 1962. S. 18.

Warum leben wir länger als unsere Vorfahren?

1 McKeown, Th.: Die Bedeutung der Medizin. Frankfurt a. M. 1982.
2 McKeown (Anm. 1), S. 140.

Wieviel Gesundheit produziert die Medizin?

1 Illich, I.: Die Nemesis der Medizin. Hamburg 1981. S. 142.
2 Krämer, W.: Die Krankheit des Gesundheitswesens. Die Fortschrittsfalle der modernen Medizin. Frankfurt a. M. 1989. S. 15 f.

Das medizinische Experiment

1 Benn, G.: Essays und Reden. Fischer-Taschenbuch, Frankfurt a. M. 1989. S. 169.

Mit dem Skalpell gegen den Herztod

1 Zitiert n. Mannebach, H.: Hundert Jahre Herzgeschichte. Berlin, Heidelberg, New York 1988. S. 33.
2 The Veterans Administration Coronary Artery Bypass Surgery Cooperative Study Group: Eleven year survival in the Veterans Administration randomized trial of coronary bypass surgery for stable angina. New Engl. J. Med. 311 (1984): 1333.
3 CASS Principal Investigators and Their Associates: Coronary Artery Surgery Study (CASS): A randomized trial of coronary artery bypass surgery. Survival data. Circulation 68 (1983): 939.
4 European Coronary Surgery Study Group: Long-term results of pro-

spective randomised study of coronary atery bypass surgery in stable angina pectoris. Lancet 1982/II: 1173.

5 European Coronary Surgery Study Group: Twelve year follow-up of survival in the randomized European coronary surgery study. New Engl. J. Med. 319 (1988): 332.

6 Peduzzi, P., Hultgren, H., Thomsen, J., Detre, K.: Ten-year-effect of medical and surgical therapy on quality of life: Veterans Administration Cooperative Study on Coronary Artery Surgery. Amer. J. Cardiol. 59 (1987): 1017.

7 Ekeström, S., Forssell, G., Jonasson, R., Orinius, E.: Effort dyspnea after coronary bypass grafting. Int. J. Cardiol. 11 (1986): 287.

8 Cashin, W. L., Sanmarco, M. E., Nessim, S. A., Blankenhorn, D. H.: Accelerated progression of artherosclerosis in coronary vessels with minimal lesions that are bypassed. New Engl. J. Med. 311 (1984): 824.

9 Walton, K. P., Holt, J. L.: Rheumatic symptoms after cardiac surgery: a prospective study. Brit. Med. J. 297 (1988): 21.

10 Freeman, A. M. et al: Cognitive function after coronary bypass surgery: effect of decreased cerebral blood flow. Am. J. Psychiatry 142 (1985): 110.

11 Bates S. M.: A critical perspective on coronary artery disease and coronary bypass surgery. Soc. Sci. Med. 30 (1990): 249.

12 Morgan P. P., Cohen L.: The Ottawa Heart Institute: It's good, but can we afford it? Can. Med. Assoc. J. 142 (1990): 616.

13 Immer noch lange Warteschlangen in der Herzchirurgie. Dtsch. Ärztebl. 87 (1990): B-1232.

14 Herzchirurgie/Leitende Medizinalbeamte fordern: Ausbau von Kapazitäten in den neuen Bundesländern muß Priorität haben, in: Ärzte Zeitung vom 4. 5. 1992. S. 4.

15 Dorros, G., Cowley, M. J., Simpson, J., Bentivoglio, L. G., Block, P. C., Bourassa, M., Detre, K., Gosselin, A. J., Grüntzig, A. R., Kelsey, S. F., Kent, K. M., Mock, M. B., Mullin, S. M., Myler, R. K., Passamani, E. R., Stertzer, S. H., Williams, D. O.: Percoutaneous transluminal coronary angioplasty. Report of complications from the National Heart, Lung and Blood Institute PTCA Registry. Circulation 67 (1983): 723.

16 McBride, W., Lange, R. A., Hillis, L. D.: Restenosis after successful coronary angioplasty. Pathophysiology and prevention. New Engl. J. Med. 318 (1988): 1734.

17 PTCA muß bei jedem dritten bald wiederholt werden, in: Ärzte Zeitung vom 25. 11. 1992. S. 10.

18 Fitzgerald, S. T., Becker, D. M., Celentano, D. D., Swank, R., Brin-

ker, J.: Return to work after percutaneous transluminal coronary angioplasty. Amer. J. Cardiol. 64 (1989): 1108.
19 Herzchirurgische Kapazitäten decken noch immer nicht den Bedarf, in: Ärzte Zeitung vom 21. 2. 1991. S. 4.

Gehört ein Infarktpatient in das Krankenhaus?
1 Cochrane, A. L.: Effectiveness and Efficency. Random Reflections on Health services. 1971. S. 51.
2 Mather, H. G., Pearso, W. G., Read, K. L. Q., Shaw, D. B., Steed, G. R., Thorne, M. G., Jones, S., Guerrier, C. J., Eraut, C. D., McHugh P. M., Chowdhury, N. R., Jafary, M. H., Wallace, T. J.: Acute myocardial infarction: home and hospital treatment. Brit. med. J. 3 (1971): 334.
3 Cochrane (Anm. 1), S. 53.

Hilflosigkeit beim Herzinfarkt
1 Yusuf, S., Collins, R., Peto, R., Furberg, C., Stampfer, M. J., Goldhaber, S. Z., Hennekens, C. H.: Intravenous and intracoronary fibrinolytic therapy in acute myocardial infarction: Overview of results on mortality, reinfarction and side-effects from 33 randomized controlled trials. Europ. Heart J. 6 (1985): 556.
2 Gruppo Italiano per lo Studio della Streptochinasi nell'Infarto miocardico: Effectiveness of intravenous treatment in acute myocardial infarction. Lancet (1986)/I: 397.
3 Gruppo Italiano per lo Studio della Streptochinasi nell'Infarto miocardica (GISSI): Long-term effects of intravenous thrombolysis in acute myocardial infarction: final report of the GISSI-study. Lancet 1987/II: 871.
4 Wilcox, R. G., von der Lippe, G., Olsson, C. G., Jensen, G., Skene, A. M., Hampton, J. R.: Trial of tissue plasminogen activator for mortality reduction in acute myocardial infarction. Anglo-Scandinavian study of early thrombolysis (ASSET). Lancet 1988/II: 525.
5 Chaitman, B. R., Thompson, B., Wittry, M. D., Stump, D., Hamilton, W. P., Hillis, L. D., Dwyer, J. G., Salomon, R. E., Knatterud, G. L.: The use of tissue-type plasminogen activator for acute myocardial infarction in the elderly: results from thrombolysis in myocardial infarction phase I, open label studies and the thrombolysis in myocardial infarction phase II pilot study. J. Amer. Coll. Cardiol. 14 (1989): 1159.
6 The TIMI II-A Investigators: Comparison of immediate invasive, delayed invasive and conservative strategies after tissue-type plasminogen activator. Results of the thrombolysis in myocardial infarction (TIMI) phase II-A trial. Circulation 81 (1990): 1457.
7 The TAMI study group: A randomized trial of immediate versus de-

layed elective angioplasty after intravenous tissue plasminogen activator in acute myocardial infarction. New Engl. J. Med. 317 (1987): 581.
8 The European Cooperative Study Group for recombinant tissue-type plasminogen activator: Thrombolysis with tissue plasminogen activator in acute myocardial infarction: no additional benefit from immediate percutaneous coronary angioplasty. Lancet 1988/I: 197.
9 Third International Study of Infarct Survival Collaborative Group: ISIS-3. Lancet 1992 (339): 753.
10 Herzinfarkt – Jede Minute ist kostbar, in: Welt am Sonntag vom 3. 11. 1991. S. 11.

Kann eine Operation Schlaganfälle verhindern?

1 Marx, P.: Karotisendarteriektomie. Ein vertretbares Risiko zur Prophylaxe ischämischer Insulte? Fortschr. Med. 107 (1989): 727.
2 Dyken, M. D.: Carotid endarterectomy studies: a glimmering of science. Stroke 17 (1986): 355.
3 Barnett, H. J. M.: Symptomatic carotid endarterectomy trials. Stroke 21 (1990) Suppl. III: III 2.
4 Hennerici, M., Rautenberg, W., Diener, H. C.: Operative Behandlung asymptomatischer Carotisstenosen. Dtsch. med. Wschr. 111 (1986): 1619.
5 The CASANOVA study group: Carotid surgery versus medical therapy in asymptomatic carotid stenosis. Stroke 22 (1991): 1229.
6 North American Symptomatic Carotid Endarteriectomy Trial Collaborators: Beneficial effect of carotid endarteriectomy in symptomatic patients with high-grade carotid stenosis. New Engl. J. Med. 325 (1991): 445.
7 European Carotid Surgery Trialists' Collaborative Group: MRC European Carotid Surgery trial. Interim results for symptomatic patients with severe (70–99 %) or with mild (0–29 %) carotid stenosis. Lancet 337 (1991): 1235.
8 Diener, H. C., Busse, O., Hacke, W., Hennerici, M.: Carotis-Endarteriektomie. Eine kritische Analyse aktueller Studien. Dtsch. med. Wschr. 117 (1992): 72.
9 Chambers, B. R., Norris, J. W.: The case against surgery for asymptomatic carotid stenosis. Stroke 1984 (15): 964.
10 Krämer, G.: Karotis-Thrombendarteriektomie. Wirksamkeit bei symptomatischen Stenosen. Dt. Ärztebl. 89 (1992): C-2245.
11 Winslow, C. M., Solomon, D. H., Chassin, M. R., Kosekoff, J., Merrick, N. J., Brook, R. H.: The appropriateness of carotid endarterectomy. New Engl. J. Med. 318 (1988): 721.

12 Brott, G. T., Labutta, R. J., Kempczinski, R. F.: Changing patterns in the practice of carotid endarterectomy in a large metropolitan area. J. Amer. med. Ass. 255 (1986): 2609.
13 Bördlein I.: Viel zu wenige Patienten mit Carotisstenosen werden operiert, in: Ärzte Zeitung vom 3./4. 5. 1992. S. 3.
14 Dringender Bedarf an Operation der Karotis-Stenose, in: Ärzte Zeitung vom 5. 5. 1992. S. 3.

Kampf gegen Krebs
1 Berdel, W. E., Fink, U.: Internistische Tumortherapie. Stand, Probleme, Perspektiven der Chemotherapie. Münch. med. Wschr. 126 (1984): 1166.
2 Hiddemann, W., Büchner, Th., van de Loo, J.: Grundlagen der Rezidivtherapie bei akuter myeloischer Leukämie. Dtsch. med. Wschr. 114 (1989): 599.
3 Martz, G.: Übertherapie in der internistischen Onkologie. Münch. med. Wschr. 127 (1985): S. 385.
4 Bailar, J. C., Smith, E. M.: Progress against cancer? New Engl. J. Med. 314 (1986): 1226.
5 Becker, N., Smith, E. M., Wahrendorf, J.: Time trends in cancer mortality in the Federal Republic of Germany: progress against cancer? Int. J. Cancer 43 (1989): 245.
6 Milsted, R. A. V., Fox, R. M. Tattersall, M. H. N., Woods, R. L.: Cancer chemotherapy – what have we achieved? Lancet 1980/I: 1343.
7 Ein gnadenloses Zuviel an Therapie. Teil I – III. Der Spiegel. Nr. 26 (1987): 128; Nr. 27 (1987): 128; Nr. 28 (1987): 138.
8 Abel, U.: Die zytostatische Chemotherapie fortgeschrittener epithelialer Tumoren. Eine kritische Bestandsaufnahme. Stuttgart 1990. S. 72.
9 Schmähl, D.: Die Januskopfigkeit der Chemotherapie: Eine Stellungnahme zu den Thesen von Abel. Klin. Wschr. 69 (1991): 49.
10 »Da gibt es kein Schwarzweiß.« Professor Dieter Kurt Hossfeld über Nutzen und Nachteile der Chemotherapie, in: Der Spiegel 35 (1990): 203.

Kranke ohne Krankheit
1 von Uexküll, Th. (Hrsg.): Lehrbuch der Psychosomatischen Medizin. München, Wien, Baltimore 1981: 458.
2 von Uexküll (Anm. 1), S. 457.
3 Köhle, K.: Funktionelle Syndrome in der inneren Medizin. Internist 32 (1991): 3.
4 von Uexküll (Anm. 1), S. 467.

5 Csef, H.: Klinik und Differentialdiagnose der phobischen Herzneurose. Dtsch med. Wschr. 115 (1990): 629.
6 Adler, G., Schüffel, W.: Funktionelle Syndrome im gastrointestinalen Bereich. Internist 32 (1991): 19.
7 Hettenkofer, H. J. (Hrsg.): Rheumatologie. Stuttgart 1989. S. 261.

Sinn und Unsinn einer Diagnose
1 Illich, I.: Die Nemesis der Medizin. Hamburg. 1987. S. 51.

Nicht-Krankheiten und Pseudodiagnosen
1 Bakwin, H.: Pseudodoxia Pedriatica. New Engl. J. Med. 232 (1945), 691.
2 Siegenthaler, W., Kaufmann, W., Hornbostel, H., Waller, H. D. (Hrsg.): Lehrbuch der Inneren Medizin. Stuttgart, New York 1987. S. 1149.
3 Haack, H-P.: Die larviert verlaufende Depression. Dtsch. Med. Wschr. 110 (1985), 507.
4 Altmann K.: Einige Patienten mit »Wohngiftsyndrom« haben geradezu eine Odyssee durch Arztpraxen hinter sich, in: Ärzte Zeitung vom 16. 11. 1992. S. 2.
5 Kubitschek J.: »Umwelt-Krankheit« bedeutet Leben in Einsamkeit und Schmerz, in: Ärzte Zeitung vom 12. 9. 1991. S. 3.
6 Eisele R.: Chronisches Ermüdungssyndrom macht als »Mystery of the 90's« Furore, in: Ärzte Zeitung vom 20./21. 9. 1991. S. 2
7 Tod durch Überarbeitung, in: tageszeitung vom 18. 12. 1991. S. 20.

Erfinden neuer Krankheiten
1 Skrabanek, P., McCormick, J.: Torheiten und Trugschlüsse in der Medizin. Mainz 1991. S. 61 f.
2 Hart, F. D.: Rheumatologie. Köln 1985. S. 135.

Die Mühlen der Medizin
1 Skrabanek, P., McCormick, J.: Torheiten und Trugschlüsse in der Medizin. Mainz 1991. S. 75 f.
2 Sloth, H., Jörgenesen, L. S.: Chronic non-organic abdominal pain: diagnostic safety and prognosis of gastrointestinal and non-intestinal symptoms. A 5- to 7-year follow-up study. Scand. J. Gastroenterol. 23 (1988): 1275.
3 von Uexküll, Th. (Hrsg.): Lehrbuch der Psychosomatischen Medizin. München, Wien, Baltimore 1981. S. 460.
4 Börsch, G., Großmann, R.: Kardiale Komplikationen bei Endoskopien. Dtsch. med. Wschr. 113 (1988): 1850.

5 Kontrastmittelnebenwirkungen. Fragen aus der Praxis. Dtsch. med. Wschr. 112 (1987): 280.
6 Bach, R., Kiesewetter, H., Jung, F., Heisel, A., Stoll, H. P., Vogel, W., Kotitschke, G., Schieffer, H.: Strategie zur Früherkennung der koronaren Herzerkrankung. CorVas 4 (1991): 192.

Bittere Medizin
1 Pommer, W., Glaeske, G., Molzahn, M.: Analgetika-Verbrauch in der Bundesrepublik Deutschland. Dtsch. med. Wschr. 112 (1987): 787.
2 Stellungnahme der Arbeitsgemeinschaft für Klinische Nephrologie. Maßnahmen gegen Schmerzmittelmißbrauch. Dtsch. med. Wschr. 111 (1986): 1414.
3 Mihatsch, M. J., Molzahn, M., Ritz, E.: Analgetika-Abusus – ist das Phenacetinverbot ausreichend? Dtsch. med. Wschr. 111 (1986): 1416.
4 Schwabe, U., Paffrath, O.: Arzneiverordnungsreport 90. Stuttgart 1990. S. 340.
5 Böning, J., Schrappe, O.: Benzodiazepin-Abhängigkeit: Klinik der Entzugs-Syndrome. Dtsch. Ärztebl. 81 (1984): 279.
6 Kornhuber, H. H.: Das Risiko Benzodiazepin. Dtsch. Ärztebl. 85 (1988): B-405.
7 Glaeske, G.: Benzodiazepin-Verschreibungen – nur wenige Ärzte sind verantwortlich. Der Internist 32 (1991): M57.

Bedeutung von Risikofaktoren
1 Skrabanek, P., McCormick, J.: Torheiten und Trugschlüsse in der Medizin. Mainz 1991. S. 105.
2 Oppolzer A.: Wenn Du arm bist, mußt Du früher sterben. Hamburg 1988.
3 Skrabanek, McCormick (Anm. 1), S. 35 f.

Jagd auf Hypertoniker
1 Sturm, A., Wiechmann, H. W.: Müssen Grenzwerthypertonie und milde Hypertonie behandelt werden? Dtsch. med. Wschr. 113 (1988): 535.
2 Ammon, H. P. T. (Hrsg.): Arzneimittelneben- und -wechselwirkungen. Stuttgart 1986.
3 Cruickshank, J. M. Thorp, J. M., Zacharias, F. J.: Benefits and potential harm of lowering high blood pressure. Lancet 1987/I: 581.
4 Arrhythmierisiko bei Blutdrucktherapie, in: Ärzte Zeitung vom 25. 12. 1992. S. 1.
5 Bloom, J. R., Monterossa, S.: Hypertension labelling and sense of well-being. Amer. J. publ. Hlth 71 (1981): 1228.

6 Haynes, R. B., Sackett, D. L., Taylor, D. W., Gibson, E. S., Johnson, A. L.: Increased absenteeism from work after detection and labelling of hypertensive patients. New Engl. J. Med. 299 (1978): 741.
7 Mancia, G., Bertinieri, G., Grassi, G., Parati, G., Pomidossi, G., Ferrari, A., Gregorini, L., Zanchetti, A.: Effects of blood-pressure measurement by the doctor on patient's blood pressure and heart rate. Lancet 1983/II: 695.
8 Härtel, U., Keil, U., Hense, H-W.: Hypertoniediagnose und Hypertonietherapie in der Praxis von niedergelassenen Ärzten. Ergebnisse einer Ärztebefragung in München im Rahmen des WHO-Projektes »Hypertension Control and Management«. Dtsch. Ärztebl. 84 (1987): B-485.
9 Schwing C.: Jeder dritte »Gelegenheits«-Hochdruck ist bei Langzeitmessung nicht beweisbar, in: Ärzte Zeitung vom 19. 11. 1992. S. 24.
10 Wissenschaft – für den Menschen. Dtsch. Ärztebl. 88 (1991): B-92.

Todfeind Cholesterin

1 Martin, M. J., Hulley, S. B., Browner, W. S., Kuller, L. H., Wentworth, D.: Serum cholesterol, blood pressure and mortality: implications from a cohort of 361 662 men. Lancet 1986/II: 933.
2 Empfehlungen zur Behandlung erhöhter Blutfettwerte. arznei-telegramm 12/91: 111.
3 Windler, E., Greten, H.: Können und sollen wir unsere LDL-Rezeptoren manipulieren? Dtsch. med. Wschr. 113 (1988): 123.
4 Nationale Cholesterin-Initiative. Ein Strategie-Papier zur Erkennung und Behandlung von Hyperlipidämien. Dtsch. Ärztebl. 87 (1990): B-991.
5 Muldoon, M. F., Manuck, S. B., Matthews, K. A.: Lowering cholesterol concentrations and mortality: a quantitative review of primary prevention trials. Brit. med. J. 301 (1990): 309.
6 Brett, A. S.: Treating hypercholesterolemia. How should practicing physicians interpret the published data for patients? New Engl. J. Med. 321 (1989): 676.
7 Taylor, W. C., Pass, T. M., Shepard, D. S. Komaroff, A. L.: Cholesterol reduction and life expectancy. Ann. Intern. Med. 106 (1987): 605.
8 Engelberg, H.: Low serum cholesterol and suicide. Lancet 339 (1992): 727.
9 Morgan, R. E., Palinkar, C. A., Barrett-Connor, E. C., Wingard, D. C.: Plasma cholesterol and depressive symptoms in older men. Lancet 341 (1993): 75.
10 Assmann, G., Schettler, G.: Die Prävention der koronaren Herzkrankheit. Dtsch. Ärztebl. 84 (1987): B-389.

11 Siehe 4.
12 Fett-Ersatzstoffe: Ein Vorgeschmack auf die Zukunft? Dtsch. Ärztebl. 88 (1991): B-1306.
13 Lipid-Senker im Hühnerfutter reduziert Cholesterin. klinikarzt 19 (1990): 386.
14 Lipidsenker Gemfibrozil. arznei-telegramm 1991, Nr. 7: 54.
15 Neues zu Cholesterin-Synthese-Hemmern. arznei-telegramm 1991, Nr. 4: 39.
16 Plädoyer für Cholesterin-Tests bei Kindern im Vorschulalter, in: Ärzte Zeitung vom 16. 7. 1991. S. 4.
17 Bei Zehnjährigen sollte der Lipidstatus bekannt sein, in: Ärzte Zeitung vom 18. 7. 1991. S. 10
18 Newman, T. B., Browner, W. S., Hulley, S. B.: The case against childhood cholesterol screening. JAMA 264 (1990): 3039.

Jahrmarkt der Risikofaktoren

1 Mayer, J., Brauer, P., Solleder, E. M.: Diagnostische Bedeutung von Lipoprotein (a). Dtsch. med. Wschr. 117 (1992): 1845.
2 Willich, S. N.: Klassische sowie neue hämostaseologische Risikofaktoren der koronaren Herzkrankheit. Dtsch. med. Wschr. 117 (1992): 749.
3 Ritz, E.: Insulin – Nebenursache oder gar Ursache der Hypertonie? Dtsch. med. Wschr. 116 (1992): 1930.
4 Salonen, J. T., Nyyssönen, K., Korpela, H., Tuomilehto, J., Seppänen, R., Salonen, R.: High stored iron levels are associated with excess risk of myocardial infarction in eastern Finnish men. Circulation 86 (1992): 803.
5 Magnesium kombiniert mit Vitamin E beugt Alterungsprozessen vor, in: Ärzte Zeitung vom 4. 8. 1992. S. 1.
6 Antioxidantienschutz gegen Atherosklerose ist offenbar sehr wichtig, in: Ärzte Zeitung vom 29. 10. 1992. S. 4.
7 Wiemann, J., Sanner, B., Sturm, A.: Schlafapnoesyndrom. Dtsch. med. Wschr. 117 (1192): 1928.
8 So läßt sich Patienten schnell das persönliche KHK-Risiko aufzeigen, in: Ärzte Zeitung vom 29. 1. 1991. S. 19
9 McCormick, J., Skrabanek, P.: Coronary heart disease is not preventable by population interventions. Lancet 1988/II: 839.

Lieber lustig länger leben

1 Alles, B.: Der Patient will nicht beichten und büßen – er will fundierte Information, in: Ärzte Zeitung vom 28. 2. 1991. S. 20.
2 Engelmohr, I.: Check-up fördert bei fast jedem zweiten eine neue Diagnose zutage, in: Ärzte Zeitung vom 13. 2. 1991. S. 3.

3 Halter H.: Ein Schaf im Schafspelz? Der Spiegel 30 (1991): 173.
4 Trotz hohen Blutdrucks meiden viele Kollegen weder Nikotin noch Fett, in: Ärzte Zeitung vom 22. 7. 1991. S. 1.
5 Für ihre eigene Gesundheit tun Ärzte arg wenig, in: Ärzte Zeitung vom 2./3. 10. 1992. S. 9.

Utopie vom Menschen ohne Risikofaktoren

1 Rudmann, D., Feller, A. G., Nagraj, H. S., Gergans, A., Lalitha, P. Y., Goldberg, A. F., Schlenker, R. A., Cohn, L., Rudmann, I. W., Mattson, D. E.: Effects of human growth hormone in men over 60 years old. New Engl. J. Med. 323 (1990): 52.
2 Dicke Haut, in: Der Spiegel Nr. 29/1990: 158.
3 Skrabanek, P., McCormick, J.: Torheiten und Trugschlüsse in der Medizin. Mainz. 1991: S. 118.
4 Gesundheitsförderndes Verhalten kommt zu kurz, in: Ärzte Zeitung vom 20. 1. 1993. S. 8.

Dogma der Früherkennung

1 Zentralinstitut für die kassenärztliche Versorgung in der Bundesrepublik Deutschland. Krankheitsfrüherkennung Krebs Männer und Frauen. Aufbereitung und Interpretation der Untersuchungsergebnisse aus den gesetzlichen Früherkennungsmaßnahmen 1987 und 1988. Köln. 1990.
2 Fisher, B.: Laboratory and clinical research in breast cancer – a personal adventure: The David A. Karnofsky Memorial Lecture. Cancer Res. 40 (1980): 3863.
3 Bloom, H. J. G.: The influence of delay on the natural history and prognosis of breast cancer: a study of cases followed for five to twenty years. Br. J. Cancer 19 (1965): 228.
4 Henderson, C., Canellos, G. P.: Cancer of the breast. The past decade. (First of two parts). New Engl. J. Med. 302 (1980): 17.
5 Johansson, J.-E., Adami, H.-O., Andersson, S.-O., Bergström, R., Holmberg, L., Krusemo, U. B.: High 10-year survival rate in patients with early, untreated prostatic cancer. JAMA 267 (1992): 2191.

Fehler bei Vorsorgeuntersuchungen

1 Friedman, G. D., Hiatt, R. A., Quesenberry, C. P., Selby, J. V.: Case-control study for prostatic cancer by digital rectal examinations. Lancet 337 (1991): 1526.
2 Ransohoff, D. F., Lang, C. A.: Screening for colorectal cancer. New Engl. J. med. 325 (1991): 37.
3 Rodes, N. D., Lopez, M. J., Pearson, D. K., Blackwell, C. W., Land-

ford, H. D.: The impact of breast screening on survival. A 5-to 10-year follow-up study. Cancer 57 (1986): 581.
4 Leonhardt, A.: Die klinische Erkennung von 2511 Mammakarzinomen der Jahre 1977 bis 1986. Geburtsh. u. Frauenheilk. 48 (1988): 92.
5 Zentralinstitut für die kassenärztliche Versorgung in der Bundesrepublik Deutschland. Krankheitsfrüherkennung Krebs Männer und Frauen. Aufbereitung und Interpretation der Untersuchungsergebnisse aus den gesetzlichen Früherkennungsmaßnahmen 1987 und 1988. Köln 1990.
6 Schmidt, J. G.: The epidemiology of mass breast cancer screening – a plea for valid measuere of benefit. J. Clin. Epidemiol. 43 (1990): 215.
7 Pfitzer, P., Hanke, R.: Qualitätssicherung auf dem Gebiet der Zytologie. Erste freiwillige Ringstudie. Dtsch. Ärztebl. 84 (1987): B-1308.

Das Vorsorgedilemma
1 Baker, E.: Brest cancer detection demonstration project: Five-year summary report. CA 32 (1982): 194.
2 Moskowitz, M., Pemmaraju, S., Fidler, J. A. et al.: On the diagnosis of minimal breast cancer in a screened population. Cancer 37 (1976): 2543.
3 Ketcham, A. S., Moffat, F. L.: Vexed surgeons, perplexed patients, and breast cancers which may not be cancer. Cancer 65 (1990): 387.
4 Nielsen, M., Jensen, J., Andersen, J.: Precancerous and cancerous breast lesions during lifetime and at autopsy. Cancer 54 (1984): 612.
5 Schmidt, J. G.: The epidemiology of mass breast cancer screening – a plea for a valid measure of benefit. J. Cli. Epidemiol. 43 (1990): 215.
6 Giles, J. A., Hudson, E., Crow, J., Williams, D., Walker, P.: Colposcopic assessment of the accuracy of cervical cytology screening. Brit. med. J. 296 (1988): 1099.
7 Smith, A.: Cervical cytology screening. Brit. med. J. 296 (1988): 1670.
8 Cancer of the cervix: death by incompetence. Lancet 1985/II: 363.

Gefahren von Vorsorgeuntersuchungen
1 Cochrane, A. L.: Effectiveness and efficiency. Random reflections on health services. 1971. S. 26ff.
2 Britten, N.: Personal view . Brit. med. J. 296 (1988): 1191.
3 Schmidt, J. G.: The epidemiology of mass breast cancer screening – a plea for a valid measure of benefit. J. Clin. Epidemiol. 43 (1990): 215.
4 Harris, J. R., Lippman, M. E., Verenesi, U., Willett, W.: Breast cancer (First of three parts). New Engl. J. Med. 327 (1992): 319.

5 Greenberg, R., Stevens, M.: Recent trends in breast surgery in the United States and United Kingdom. Brit. med. J. 292 (1986): 1487.
6 Campion, M. J., Brown, J. R., McCance, D. J., Atia, W. Edwards, R., Cuzick, J., Singer, A.: Psychosexual trauma of an abnormal cervical smear. Brit. J. Obst. Gynaecol. 95 (1988): 175.
7 Lerman, C., Trock, B., Rimer, B. K., Boyce, A., Jepson, C., Engstrom, P. F.: Psychological and behavioral implications of abnormal mammograms. Ann. Intern. Med. 114 (1991): 659.

Vorsorge als moralische Verpflichtung

1 Skrabanek, P.: The physician's responsibility to the patient. Lancet 1988/I: 1155.
2 Stoll, P.: Vorsorgemedizin: Krebsfrüherkennung bei Frauen. Dtsch. Ärztebl. 81 (1984): 1794.
3 Stoll, P.: Schlußwort. Dtsch. Ärztebl. 81 (1984): 2496.

Das autistische Denken in der Medizin

1 alarm-telegramm. Berlin 1989. S. 209.
2 Nicht indizierte Implantation von permanenten Herzschrittmachern. Dtsch. Med. Wschr. 113 (1988): 879.
3 Hontschik, B.: Indikation zur Appendektomie – in der Praxis zu wenig restriktiv? Chir. Praxis 40 (1989): 221.
4 Royal College of Radiologists Working Party: A multicentre audit of hospital referral for radiological investigation in England and Wales. Brit. Med. J. 303 (1991): 809.
5 Schwing, C.: Gut ein Viertel aller Röntgenuntersuchungen sind überflüssig, in: Ärzte Zeitung vom 4. 3. 1992. S. 15.
6 Brennan, T. A., Leape, L. L., Laird, N. M. Hebert, L., Localio, A. R., Lawthers, A. G., Newhouse, J. P., Weiler, P. C., Hiatt, H. H.: Incidence of adverse events and negligence in hospitalized patients. New Engl. J. Med. 324 (1991): 370.
7 Bedell, S. E., Deitz, D. C., Leeman, D., Delbanco, T. L.: Incidence and characteristics of preventable iatrogenic cardiac arrests. JAMA 265 (1991): 361.
8 Illich, I.: Die Nemesis der Medizin. Hamburg 1987, S. 49.
9 Bleuler, E.: Das autistisch-undisziplinierte Denken in der Medizin und seine Überwindung. Springer Verlag Berlin, Göttingen, Heidelberg 1962. S. 1.
10 Bleuler (Anm. 9), S. 9.
11 Richter, H-E.: Der Gotteskomplex. Die Geburt und die Krise des Glaubens an die Allmacht des Menschen. Hamburg 1990. S. 153.
12 Bleuler (Anm. 9), S. 95.

13 Easterbrook, P. J., Berlin, J. B., Gopalan, R., Matthews, D. R.: Publication bias in clinical research. Lancet 337 (1991): 867.

Das Prinzip Hoffnung

1 Bloch, E.: Tübinger Einleitung in die Philosophie. Frankfurt a. M. 1970. S. 375.

Tabellen

1 Holzgreve H.: Milde Hypertonie – eine kritische Analyse der Interventionsstudien. Internist 29 (1988): 232.
2 Amery, A. Birkenhäger, W., Brixko, P., Bulpitt, C., Clement, D., Deruyttere, M., De Schaepdryver, A., Dollery, C., Fagard, R., Forette, F., Forte, J., Hamdy, R., Henry, J. F., Loossens, J. V., Leonetti, G., Lund-Johansen, P., O'Malley, K., Petrie, J., Strasser, T., Tuomilheto, J., Williams, B.: Mortality and morbidity results from the European Working Party on High Blood Pressure in the Elderly trial. Lancet 1985/I: 1349.
3 Hypertension Detection and Follow-up Program Cooperative Group. The effect of treatment on mortality in »mild« hypertension. New Engl. J. Med. 307 (1982): 976.
4 Helgeland, A.: Treatment of mild hypertension. A five year controlled drug trial. The Oslo Study. Am. J. Med. 69 (1980): 725.
5 McFate, Smith, W.: Treatment of mild hypertension. Results of a ten-year intervention trial. U.S. Public Health Service Hospitals Cooperative Study Group. Circ Res 40 (1977): <Suppl 1> 98.
6 Veterans Administration Cooperative Study Group on Antihypertensive Agents. Effects of treatment on morbidity in hypertension. II. Results in patients with diastolic blood pressure averaging 90 through 114 mmHg. J. Amer. med. Ass. 213 (1970): 1143.
7 Management Committee of the Australian Therapeutic Trial in Mild Hypertension. Lancet 1982/I: 1261.
8 Medical Research Concil Working Party. MRC trial of treatment of mild hypertension: principal results. Br. Med. J. 291 (1985): 97.
9 Muldoon, M. F., Manuck, S. B. Matthews, K. A.: Lowering cholesterol concentrations and mortality: a quantitative review of primary prevention trials. Brit. med. J. 301 (1990): 309.
10 Dayton, S., Pearce, M. L., Hashmoto, S., Dixon, W. J., Tomiyasu, U.: A controlled clinical trial of a diet thigh in unsaturated fat in preventing complications of atherosclerosis. Circulation 39–40, (1949): Suppl II, 1.
11 Frantz, I. D., Dawson, E. A., Ashman, P. L. et al.: Test of effect of lipid lowering by diet on cardiovascular risk. Arteriosclerosis 9 (1989): 129.

12 Committee of Principal Investigators. A co-operative trial in the primary prevention of ischaemic heart disease using clofibrate. Brit. Heart J. 40 (1978): 1069.
13 Dorr, A. E., Gundersen, K., Schneider, J. C., Spencer, T. W., Martin, W. B.: Colestipol hydrochloride in hypercholesterolaemic patients – effect on serum cholesterol and mortality. J. Chronic Dis. 31 (1978): 5.
14 Lipid Research Clinics Program. The Lipid Research Clinics coronary primary prevention trial results. J. Amer. Med. Ass. 251 (1984): 351.
15 Frick, M. H., Elo, O., Haapa, K. et al.: Helsinki heart study: primary prevention trial with gemfibrozil in middle-aged men with dyslipidemia. N Engl. J. Med. 317 (1987): 1237.
16 McCormick, J., Skrabanek, P.: Coronary heart disease is not preventable by population interventions. Lancet 1988/II: 839.
17 WHO European Collaborative Group. European collaborative trial of multifactorial prevention of coronary heart disease: final report on the 6-year results. Lancet 1986/I: 869.
18 Wilhelmson, L., Berglund, G., Elmfeldt, D. T., et al.: The multifactorial primary prevention trial in Göteborg, Sweden. Eur. Heart J. 7 (1986): 279.
19 Multiple Risk Factor Intervention Trial Research Group. Multiple risk factor intervention trial. Risk factor changes and mortality results. J. Amer. Med. Ass. 248 (1982): 1465.
20 Miettinen, T. A., Huttunen, J. K., Naukkarinen, V., et al.: Multifactorial primary prevention of cardiovascular diseases in middle-aged men. J. Amer. Med. Ass. 254 (1985): 2097.
21 Hjermann, I., VelveByre, K., Holme, I., Leren, P.: Effect of diet and smoking intervention on the incidence of coronary heart disease. Report from the Oslo study group of a randomed trial in healthy men. Lancet 1981/II: 1303.
22 Shapiro, S.: Determining the efficacy of breast cancer screening. Cancer 63 (1989): 1837.
23 Shapiro, S., Venet, W., Strax, P., Venet, L., Roeser, R.: Ten- to forteen-year effect of screening on breast cancer mortality. J. nat. Cancer Inst. 69 (1982): 349.
24 Tabar, L., Fagerberg, G., Gad, A., Baldetorp, L., Holmberg, H., Gröntoft, O., Ljunquist, U., Lundström, B., Maanson, J. C., Eklund, G., Petterson, F., Day, N. E.: Reduction in mortality from breast cancer after mass screening with mammography. Lancet 1958/I: 829.
25 Andersson, I., Aspengren, K., Janzon, L.: Mammographic screening and mortality from breast cancer: the Malmö mammographic screening trial. Brit. med. J. 297 (1988): 943.

26 Chamberlain, J., Coelman, D., Ellman, S. M.: First results on mortality reduction in the UK trial of early detection of breast cancer. Lancet 1988/II: 411.

ULLSTEIN REPORT

bisher erschienen:

»Die meistzitierte und -diskutierte Buchreihe Deutschlands« *Die Welt*

Werner Bruns
Sozialkriminalität in Deutschland

Ullstein Buch 36615, DM 19,90

Sozialbetrüger erschleichen sich jährlich rund 10 Milliarden Mark. Trotzdem ist das Thema in der Öffentlichkeit ein Tabu.

Wolfgang Kowalsky
Rechtsaußen . . .
und die verfehlten Strategien der deutschen Linken

Ullstein Buch 36601, DM 19,90

»Vor Wolfgang Kowalskys als ›Report‹ getarnter Polemik muß gewarnt werden.«
Frankfurter Rundschau

Peter Scherer
Das Netz
Organisiertes Verbrechen in Deutschland

Ullstein Buch 36610, DM 19,90

»Die Lektüre dieses Buches läßt einem kalte Schauer über den Rücken fließen.«
DIE WELT

Uwe Greve
Parteienkrise
CDU am Scheideweg

Ullstein Buch 36612, DM 24,90

Unter Mitgliedern und Wählern der CDU formiert sich massive Unzufriedenheit. Hat die CDU als Volkspartei eine Zukunft?

ULLSTEIN REPORT

bisher erschienen:

»Die meistzitierte und -diskutierte Buchreihe Deutschlands« *Die Welt*

Manfred Wilke/
Hans-Hermann Hertle

Das Genossenkartell

Die SED und die IG Druck und Papier/IG Medien

Ullstein Buch 36603, DM 29,80

»Der Reporter wagt sich an ein heikles Thema. Schon dies ist ein Verdienst.«

Stuttgarter Zeitung

Helmut Müller-Enbergs/
Heike Schmoll/
Wolfgang Stock

Das Fanal

Das Opfer des Pfarrers Brüsewitz und die evangelische Kirche

Ullstein Buch 36616, DM 24,90

Die Autoren »geben einen schmerzhaften Einblick in das unselige Zusammenspiel von SED, STASI, Führungskreisen der evangelischen Kirche sowie westdeutschen Kirchenjournalisten.«

WELT am SONNTAG

Ralf Georg Reuth

IM-Sekretär

Die »Gauck-Recherche« und die Dokumente zum »Fall Stolpe«

Ullstein Buch 36604, DM 19,80

»Ein längst überfälliger Beitrag, der die ganze Dimension der Stasi-Affäre um Stolpe erhellt.«

Freya Klier

Wolfgang Brinkschulte/
Hans Jürgen Gerlach/
Thomas Heise

Freikaufgewinnler

Die Mitverdiener im Westen

Ullstein Buch 36611, DM 19,90

»In dem aufwendig recherchierten Buch kommt vieles zur Sprache, was manchem der einst Handelnden heute peinlich sein dürfte.«

Deutschlandfunk

ULLSTEIN REPORT

bisher erschienen:

»Die meistzitierte und -diskutierte Buchreihe Deutschlands« *Die Welt*

Alfred Mechtersheimer

Friedensmacht Deutschland

Plädoyer für einen neuen Patriotismus

Ullstein Buch 36609, DM 29,90

»Das Buch dürfte von links wie von rechts als provozierend empfunden werden, doch es ist eine Provokation von der Art, die massiv das eigene Denken anregt.«

Märkische Allgemeine

Shridath Ramphal

Das Umweltprotokoll

Ullstein Buch 36602, DM 29,80

»Das Herumkurieren an Symptomen wird nicht ausreichen. Vielmehr müssen wir, und dazu will dieses Buch einen Beitrag leisten, das Prinzip Verantwortung als moralischen und ethischen Auftrag begreifen.«

Willy Brandt

Heinrich Lummer

Asyl

Ein mißbrauchtes Recht

Ullstein Buch 36606, DM 19,80

»Ein schmerzhaftes, aber notwendiges Buch.«

Lothar Späth

Charles F. Allen/
Jonathan Portis

Bill Clinton

Hoffnung Amerikas

Ullstein Buch 36608, DM 29,90

»Die beiden Autoren haben sich in guter Reportermanier darauf beschränkt, gründlich zu recherchieren und weitgehend wertfrei zu berichten.«

Die Zeit